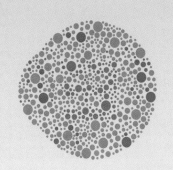

"十二五"职业教育国家规划立项教材
国家卫生健康委员会"十三五"规划教材
全国高职高专规划教材

供眼视光技术专业用

低视力助视技术
第2版

主　编　亢晓丽

副主编　陈大复　刘　念　于旭东

编　者（以姓氏笔画为序）

于旭东　温州医科大学
亢晓丽　上海交通大学附属新华医院
朱剑锋　上海市眼病防治中心
刘　念　广州市商贸职业学校
齐　备　中国眼镜协会视光师分会
张艳玲　深圳市龙华区妇幼保健院
陈大复　厦门大学附属厦门眼科中心
崔丽红　沈阳市第四人民医院
董凌燕　上海交通大学医学院

主编助理　章　翼

数字资源负责人　陈大复

人民卫生出版社

图书在版编目（CIP）数据

低视力助视技术 / 亢晓丽主编. —2 版. —北京：
人民卫生出版社, 2019
　ISBN 978-7-117-28660-2

　Ⅰ. ①低… Ⅱ. ①亢… Ⅲ. ①弱视－眼科学－医学院
校－教材　Ⅳ. ①R777.4

　中国版本图书馆 CIP 数据核字（2019）第 133994 号

人卫智网	www.ipmph.com	医学教育、学术、考试、健康，购书智慧智能综合服务平台
人卫官网	www.pmph.com	人卫官方资讯发布平台

低视力助视技术

第 2 版

主　　编：亢晓丽
出版发行：人民卫生出版社（中继线 010-59780011）
地　　址：北京市朝阳区潘家园南里 19 号
邮　　编：100021
E - mail：pmph @ pmph.com
购书热线：010-59787592　010-59787584　010-65264830
印　　刷：北京汇林印务有限公司
经　　销：新华书店
开　　本：889 × 1194　1/16　印张：12
字　　数：322 千字
版　　次：2012 年 3 月第 1 版　　2019 年 8 月第 2 版
　　　　　2025 年 5 月第 2 版第 12 次印刷（总第 20 次印刷）
标准书号：ISBN 978-7-117-28660-2
定　　价：49.00 元

全国高职高专院校眼视光技术专业
第二轮国家卫生健康委员会规划教材（融合教材）修订说明

　　全国高职高专院校眼视光技术专业第二轮国家卫生健康委员会规划教材，是在全国高职高专院校眼视光技术专业第一轮规划教材基础上，以纸质为媒体，融入富媒体资源、网络素材、慕课课程形成的"四位一体"的全国首套眼视光技术专业创新融合教材。

　　全国高职高专院校眼视光技术专业第一轮规划教材共计13本，于2012年陆续出版。历经了深入调研、充分论证、精心编写、严格审稿，并在编写体例上进行创新，《眼屈光检查》《验光技术》《眼镜定配技术》《眼镜维修检测技术》和《眼视光技术综合实训》采用了"情境、任务"的形式编写，以呼应实际教学模式，实现了"老师好教，学生好学，实践好用"的精品教材目标。其中，《眼科学基础》《眼镜定配技术》《接触镜验配技术》《眼镜维修检测技术》《斜视与弱视临床技术》《眼镜店管理》《眼视光常用仪器设备》为高职高专"十二五"国家级规划教材立项教材。本套教材的出版对于我国眼视光技术专业高职高专教育以及专业发展具有重要的、里程碑式的意义，为我国眼视光技术专业实用型人才培养，为促进人民群众的视觉健康和眼保健做出历史性的巨大贡献。

　　本套教材第二轮修订之时，正逢我国医疗卫生和医学教育面临重大发展的重要时期，教育部、国家卫生健康委员会等八部门于2018年8月30日联合印发《综合防控儿童青少年近视实施方案》（以下简称《方案》），从政策层面对近视防控进行了全方位战略部署。党中央、国务院对儿童青少年视力健康高度重视，对眼视光相关工作者提出了更高的要求，也带来了更多的机遇和挑战。我们贯彻落实《方案》、全国卫生与健康大会精神、《"健康中国2030"规划纲要》和《国家职业教育改革实施方案》（职教20条），根据教育部培养目标、国家卫生健康委员会用人要求，以及传统媒体和新型媒体深度融合发展的要求，坚持中国特色的教材建设模式，推动全国高职高专院校眼视光技术专业第二轮国家卫生健康委员会规划教材（融合教材）的修订工作。在修订过程中体现三教改革、多元办学、校企结合、医教协同、信息化教学理念和成果。

　　本套教材第二轮修订遵循八个坚持，即①坚持评审委员会负责的职责，评审委员会对教材编写的进度、质量等进行全流程、全周期的把关和监控；②坚持按照遴选要求组建体现主编权威性、副主编代表性、编委覆盖性的编写队伍；③坚持国家行业专业标准，名词及相关内容与国家标准保持一致；④坚持名词、术语、符号的统一，保持全套教材一致性；⑤坚持课程和教材的整体优化，淡化学科意识，全套教材秉承实用、够用、必需、以职业为中心的原则，对整套教材内容进行整体的整合；⑥坚持"三基""五性""三特定"的教材编写原则；⑦坚持按时完成编写任务，教材编写是近期工作的重中之重；⑧坚持人卫社编写思想与学术思想结合，出版高质量精品教材。

　　本套教材第二轮修订具有以下特点：

　　1. 在全国范围调研的基础上，构建了团结、协作、创新的编写队伍，具有主编权威性、副主编代表性、编委覆盖性。全国15个省区市共33所院校（或相关单位、企业等）共约90位专家教授及一线教师申报，最终确定了来自15个省区市，31所院校（或相关单位、企业等），共计57名主编、副主编组成的学习型、团结型的编写团队，代表了目前我国高职眼视光技术专业发展的水平和方向，教学思想、教学模式和教学理念。

2．对课程体系进行改革创新，在上一轮教材基础上进行优化，实现螺旋式上升，实现中高职的衔接、高职高专与本科教育的对接，打通眼视光职业教育通道。

3．依然坚持中国特色的教材建设模式，严格遵守"三基""五性""三特定"的教材编写原则。

4．严格遵守"九三一"质量控制体系确保教材质量，为打造老师好教、学生好学、实践好用的优秀精品教材而努力。

5．名词术语按国家标准统一，内容范围按照高职高专眼视光技术专业教学标准统一，使教材内容与教学及学生学习需求相一致。

6．基于对上一轮教材使用反馈的分析讨论，以及各学校教学需求，各教材分别增加各自的实训内容，《眼视光技术综合实训》改为《眼视光技术拓展实训》，作为实训内容的补充。

7．根据上一轮教材的使用反馈，尽可能避免交叉重复问题。《眼屈光检查》《斜视与弱视临床技术》《眼科学基础》《验光技术》，《眼镜定配技术》《眼镜维修检测技术》，《眼镜营销实务》《眼镜店管理》，有可能交叉重复的内容分别经过反复的共同讨论，尽可能避免知识点的重复和矛盾。

8．考虑高职高专学生的学习特点，本套教材继续沿用上一轮教材的任务、情境编写模式，以成果为导向、以就业为导向，尽可能增加教材的适用性。

9．除了纸质部分，新增二维码扫描阅读数字资源，数字资源包括：习题、视频、彩图、拓展知识等，构建信息化教材。

10．主教材核心课程配一本《学习指导及习题集》作为配套教材，将于主教材出版之后陆续出版。

本套教材共计13种，为2019年秋季教材，供全国高职高专院校眼视光技术专业使用。

第二届全国高职高专眼视光技术专业
教材建设评审委员会名单

顾　　问

瞿　佳　温州医科大学
赵堪兴　天津医科大学
崔　毅　中国眼镜协会
刘　斌　天津职业大学
齐　备　中国眼镜协会
谢培英　北京大学
高雅萍　天津职业大学

主 任 委 员

王海英　天津职业大学

副主任委员

赵云娥　温州医科大学
贾　松　苏州卫生职业技术学院
亢晓丽　上海交通大学

委　员（按姓氏拼音排序）

边云卓　沧州医学高等专科学校
陈大复　厦门大学
陈丽萍　天津职业大学
陈世豪　温州医科大学
崔　云　长治医学院
丰新胜　山东医学高等专科学校
冯桂玲　唐山职业技术学院
高雅萍　天津职业大学
高玉娟　长治医学院
顾海东　南京远望视光学研究所
郝少峰　长治医学院
胡　亮　温州医科大学
黄小明　温州医科大学
姬亚鹏　长治医学院
贾　松　苏州卫生职业技术学院
姜　珺　温州医科大学
蒋金康　无锡工艺职业技术学院
金晨晖　深圳职业技术学院
金婉卿　温州医科大学
亢晓丽　上海交通大学
李　兵　锦州医科大学
李　捷　天津爱尔眼科医院
李丽娜　包头医学院
李瑞凤　漳州卫生职业学院
李童燕　南京科技职业学院
李延红　上海第二工业大学
刘　念　广州商贸职业学校
刘　宁　郑州铁路职业技术学院
刘　意　郑州铁路职业技术学院

刘科佑	深圳职业技术学院	杨丽霞	石家庄医学高等专科学校
刘院斌	山西医科大学	杨砚儒	天津职业大学
毛欣杰	温州医科大学	叶佳意	东华大学
齐　备	中国眼镜协会	易际磐	浙江工贸职业技术学院
任凤英	厦门医学院	尹华玲	曲靖医学高等专科学校
沈梅晓	温州医科大学	于　翠	辽宁何氏医学院
施国荣	常州卫生高等职业技术学校	于旭东	温州医科大学
王　锐	长春医学高等专科学校	余　红	天津职业大学
王翠英	天津职业大学	余新平	温州医科大学
王海英	天津职业大学	张　荃	天津职业大学
王淮庆	金陵科技学院	张艳玲	深圳市龙华区妇幼保健院
王会英	邢台医学高等专科学校	赵云娥	温州医科大学
王立书	天津职业大学	朱嫦娥	天津职业大学
谢培英	北京大学	朱德喜	温州医科大学
闫　伟	济宁职业技术学院	朱世忠	山东医学高等专科学校
杨　林	郑州铁路职业技术学院		

秘书长

刘红霞　人民卫生出版社

秘　书

朱嫦娥　天津职业大学

李海凌　人民卫生出版社

第二轮教材（融合教材）目录

眼镜店管理（第2版）　　　　　　　　　主　编　李　捷　毛欣杰

　　　　　　　　　　　　　　　　　　　副主编　王翠英　于　翠

眼视光常用仪器设备（第2版）　　　　　主　编　齐　备

　　　　　　　　　　　　　　　　　　　副主编　沈梅晓　叶佳意

眼视光技术拓展实训　　　　　　　　　　主　编　王淮庆　易际磐

　　　　　　　　　　　　　　　　　　　副主编　李童燕　顾海东

获取融合教材配套数字资源的步骤说明

① 扫描封底红标二维码，获取图书"使用说明"。

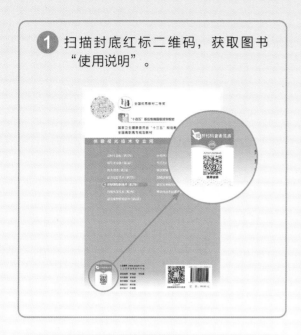

② 揭开红标，扫描绿标激活码，注册 / 登录人卫账号获取数字资源。

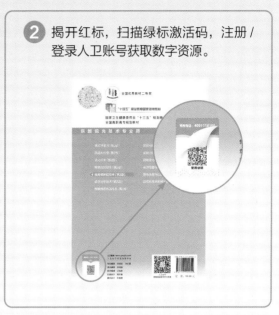

③ 扫描书内二维码或封底绿标激活码随时查看数字资源。

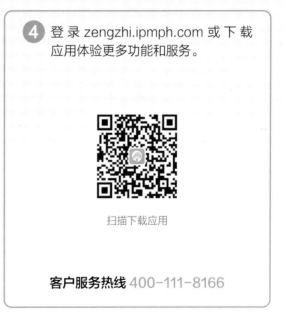

④ 登录 zengzhi.ipmph.com 或下载应用体验更多功能和服务。

扫描下载应用

客户服务热线 400-111-8166

关注人卫眼科公众号
新书介绍　最新书目

前　言

随着近年来我国眼视光学的飞速发展，各地方卫生类、理工类大学相继开设了不同层次、不同模式的眼视光相关专业，教学目的、教学要求及教学计划不尽相同，在此背景下，应人民卫生出版社诚邀，全国相关院校及医院的视光学专业有关专家一起，集各家所长，结合各自在教学中和临床上积累的宝贵经验，编写出版了这套面向全国高职高专院校的、注重实用性和操作性的眼视光技术专业规划教材。

本书是对2012年出版的《低视力助视技术》进行修订后的第2版，在修订过程中编者们充分听取高校师生的反馈意见和建议，对本书的章节、内容和配套材料进行了适当调整。通过减少部分与其他系列教材重叠的理论知识，增加了实训内容，融合教材，使得本课程有了更强的可操作性。本教材力求符合高职高专视光学教学特色，注重理论性与实践性相结合，多角度地反映了低视力各相关内容，同时重点突出助视技术。

此次参加本教材编写工作的各位编者均系具有长期从事视光学和低视力教育及临床医疗工作经验的专家学者，感谢各位资深的专家编者在百忙之中，无私地将自己的知识、精力投入到此次编写工作中来，正是由于各位编者的通力合作，此书才得以顺利出版。

本书的编写得到了上海交通大学附属新华医院眼科同仁们的鼎力支持。主编助理章翼医师在本书的组织联络、编写整理等方面做了大量工作。在此对所有为本教材编写作出贡献的人员表示衷心的感谢。

由于水平与时间所限，本教材如存在不足之处，敬请读者指正。

亢晓丽

2019 年 7 月

目　　录

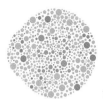

第一章 概　　述

第一节　低视力的定义

低视力（low vision）是指患者的视觉功能减退到一定程度，且不能用常规的屈光矫正方法或手术、药物等治疗来达到期望的视力水平者。视功能减退通常表现为视力下降和（或）视野缺损，还可能伴有对比敏感度、色觉、暗适应、眼球运动或双眼视功能的异常，需要借助其他装置和（或）训练来改善和提高视觉能力和活动能力。因此，低视力并不是指某一种疾病，也不是一种屈光不正，是一个功能性定义，可用于任何因疾病或功能紊乱而影响视觉系统的患者。这一概念并不包括单眼视觉功能下降的患者，而定义中"常规的屈光矫正方法"是指用于矫正屈光不正和（或）近附加不超过 +4.00DS 的眼镜和接触镜。

低视力学是一门年轻的边缘学科，涉及眼科学、视光学、康复医学和社会学等众多领域的综合学科。低视力学就是研究如何开发利用患者的"残余视力"，通过改善环境、借助康复器具等方法使患者参与社会活动及工作的学科。

20 世纪 50 年代，Faye 将低视力定义为：视力及视野均不正常，且视力损害不能用普通眼镜矫正，并由于视功能损害造成日常生活困难。该概念承认患者仍然存在一定的视力，且这个视力不能简单地认为是光感。

1973 年，世界卫生组织（WHO）制定了盲及低视力的诊断标准与分级。当时低视力的诊断标准是，双眼中好眼最佳矫正视力小于 0.3 且大于 0.05。该标准在过后的 20 年中被广泛应用于临床及流行病学的调查和研究中。但是，此标准也存在着一定的局限性，它仅仅考虑到患者的临床常规检查中的视力状态，而忽略了其他的影响因素。许多患者的中心远视力可以达到 0.3 以上，但是视觉功能存在其他缺陷，比如青光眼引起的管状视野、视网膜对比敏感度下降等，这些问题同样严重影响到患者的正常工作和生活。

1992 年 7 月在泰国首都曼谷召开了"儿童低视力处理"的国际研讨会，将低视力的定义进行了合适的修订。使此定义更适用于今后低视力康复与保健工作的开展。现代低视力的定义为：双眼的视觉功能减退达一定程度，不能用手术、药物和常规的屈光矫正方法提高视力，生活和工作能力丧失或部分丧失者。1996 年 7 月，世界卫生组织在西班牙首都马德里召开的"老年人低视力保健"国际研讨会中，重申了定义与标准，称为曼谷—马德里标准，并推荐世界各国在开展低视力保健与康复中应用该标准。

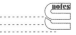

关于低视力的术语较多（表 1-1），它们既不同义也不可以互相换用，代表了由机体功能紊乱所导致的各个方面问题的结果。根据 2011 年世界卫生组织发布的新分类体系——"国际功能、残疾和健康分类"（ICF, International Classification of Functioning, Disability, and Health）分为紊乱（disorder）、损伤（impairment）、活动受限（activity limitation）、参与受限（participation restriction）。紊乱是因疾病或外伤损害视觉器官或视路而导致的结果；损伤是因疾病或外伤所致功能减退，而导致可测量的结果低于正常；活动受限是因疾病或外伤所致患者的活动能力下降而判断的结果；参与受限是因疾病或外伤所致患者的社会能力下降而判断的结果。例如，年龄相关性黄斑变性（疾病导致的紊乱）能导致视力下降和部分中央视野缺失（可测量到的视觉功能上的一种损伤）。活动受限是该个体的活动能力受到限制（该例中是指，不能阅读或认出朋友的脸），参与受限是指个人和社会经济独立的限制。简单来说，低视力源于眼疾病（紊乱），可引起视觉损伤，导致患者的活动受限，如果不能及时康复，最终会形成参与受限。

表 1-1　低视力术语诠释（1985）

术语	诠释	概念
视觉疾病 （ocular disorders）	组织学结构的异常（源于疾病、外伤或先天异常等）	眼科概念
视觉损害 （visual impairments）	视觉功能减退［包括视力、视野、对比敏感度、色觉、暗适应和（或）双眼视功能等］	医学概念
视觉失能 （visual disabilities）	从事某种活动的能力下降［包括阅读、行走和（或）自主行动等］	功能概念
视觉残疾 （visual handicap）	因视觉损害和（或）失能不能履行某种行为（包括个人及社会的行为）	社会概念

第二节　低视力的发展历史

20 世纪 30 年代，由于眼病造成的永久视力下降被称为部分视力及低于正常视力（subnormal vision）。低视力（low vision）一词出现在 20 世纪 50 年代，由美国眼科医生 Fonda 及 Faye 经过讨论并提出，从此被广泛采用。此后，越来越多的专家开始关注低视力矫正及康复方面的内容。1973 年，世界卫生组织（WHO）首次制定了盲及低视力的诊断标准与分级。1979 年，美国国家认证委员会确立了低视力服务的标准。在 1992 年和 1996 年的国际研讨会上，世界卫生组织（WHO）又将低视力的定义进行了适当的修订。1986 年，在加拿大滑铁卢大学举办了第一届国际低视力大会，到 2011 年为止，先后于加拿大、美国、澳大利亚、荷兰、西班牙等地举办了 10 次国际低视力大会，这些国际学术会议对促进全球低视力的发展起到了十分重要的作用。2011 年的吉隆坡国际低视力大会主题是："视力康复—迈向更美好的生活"，大会的主要内容是低视力研究和康复的新进展，还包括发展中国家的低视力流行病学的研究。这也是自 1984 年国际低视力大会成立以来首次在亚洲举办的国际低视力大会。

低视力发展史大事记详见二维码 1-1。

二维码 1-1
低视力的发展历史

第三节　低视力的诊断标准

一、低视力的标准

1973 年世界卫生组织（WHO）提出了视力残疾分级标准，低视力及盲的标准制定不仅是技术问题，还涉及社会福利的提供，而不同发展水平国家的政府所能提供的社会福利不同，因此，WHO 所提出的分级标准是基本标准。各国政府有必要在此基础上提出适合本国国情的低视力及盲的分级标准。我国在 1987 年，在全国范围内开展包括视力残疾在内的五种致残疾病的流行病学调查，并根据世界卫生组织（WHO）1973 标准制定了相应的视力残疾标准（表 1-2）。

表 1-2　我国制定的盲与低视力标准（1987）

类别	级别	最佳矫正视力（双眼中好眼）
盲	一级盲	<0.02～光感，或视野半径<5°
	二级盲	<0.05～0.02，或视野半径<10°
低视力	一级低视力	<0.1～0.05
	二级低视力	<0.3～0.1

注：1. 盲或低视力均指双眼而言；且以视力较好一眼为准。

2. 如仅有一眼为盲或低视力，而另一眼的视力达到或优于 0.3，则不属于视力残疾范围。

3. 最佳矫正视力，是以适当镜片矫正所能达到的最好视力，或以针孔镜所测得的视力。

4. 视野半径<10°者，不论其视力如何均属于盲。

2003 年 9 月 WHO 在日内瓦召开的"制定视力丧失和视功能特征标准"的专家咨询会议上制定了"新的视觉损伤分类标准"（表 1-3）。

表 1-3　新的 WHO 视觉损伤分类标准

分类	日常生活远视力	
	视力低于	视力等于或优于
轻度或无视力损伤 （0）		6/18 3/10（0.3） 20/70
中度视力损伤 （1）	6/18 3/10（0.3） 20/63	6/60 1/10（0.1） 20/200
重度视力损伤 （2）	6/60 1/10（0.1） 20/200	3/60 1/20（0.05） 20/400
盲（3）	3/60 1/20（0.05） 20/400	1/60（指数 1m） 1/50（0.02） 5/300（20/1200）
盲（4）	1/60（指数 1m） 1/50（0.02） 5/300（20/1200）	光感
盲（5）	无光感	
9	未确定或未具体说明	

注：日常生活远视力是指一个人在日常屈光状态下所测远视力，如：受检者未配戴远用矫正眼镜，则检查裸眼视力；受检者配戴远用矫正眼镜，并经常戴用，则检查戴镜后视力；受检者配戴远用矫正眼镜，但并不经常戴用，则检查裸眼视力。

二、低视力诊断的参考因素

当前国际上通用的低视力与盲的诊断标准是依据视力和视野半径。这是由于视野半径不足，患者视物的范围将大大缩小，看物体时，感觉有阴影挡住视线，甚至视野范围某些区

3

域完全黑影，看不到东西。比如青光眼患者会出现管状视野，中心视力可以达到 1.0，但是由于视野狭窄，无法注视周边物体，严重影响患者的生活或者工作。

采用视力检查和视野测量作为诊断标准的优点是，该标准简单实用，容易操作。但是在临床操作中仅仅使用这两个标准来确定患者是否属于低视力或者是否需要低视力康复帮助是远远不够的。不同的患者在同样的视力下，他们的行为表现在细节方面是不一样的。有些视力优于低视力或盲的诊断标准的患者，同样可能存在很多生活障碍，从而也需要进行低视力康复。在实际的诊断过程中，除了视力和视野外，还应当考虑到患者的心理因素，需要更多有辨别力的视力测试来帮助患者，指导他们如何在日常生活中更好的活动。在对视功能进行评估的检查中，还应参考另外一些视觉检查项目。这些项目主要包括：对比敏感度、色觉、光觉、眼球运动或双眼视功能等。这些信息可以提供符合患者实际生活情况的资料，在今后的康复过程中，帮助患者达到最理想的视觉状态。所以只要有临床价值的视觉功能提高都属于低视力康复的范畴。

三、低视力诊断注意事项

1. 低视力是双眼中好眼的矫正视力低于诊断标准，即使一只眼的矫正视力很差，接近盲，但另一只眼的矫正视力超出低视力诊断标准（≥0.3），该患者不属于低视力。

2. 应具有残余视力。

3. 标准的屈光矫正方法是指应用常规眼镜或接触镜，不包括 +4.00DS 以上的近附加，不包括针孔镜、望远镜等。

4. 即使视力在正常范围，但视野半径低于 10°，仍属于盲。

需要指出的是，在低视力诊断中，以视力视野作为依据更适合流行病学调查。但从临床上来分析，视力不应该是唯一的诊断依据，因视觉功能减退所造成的活动能力受限才是根本依据。但活动能力受限很难定量表示，视力的测量在定量分析中更容易实施。

第四节　低视力患者的现状

一、世界低视力患者的现状

根据世界卫生组织（WHO）1973 年的标准统计，估计全世界有盲人 4 000 万～4 500 万，低视力是盲人的 3 倍，高达 1.35 亿人，全世界平均每 5 秒钟就会出现一个盲人，每分钟出现一个盲童。2002 年，视力受损人数约为 1.61 亿，其中 1.24 亿为低视力，3 700 万为盲，而 2011 年统计数据显示，视力受损的人数已经达到 2.84 亿，其中 2.45 亿为低视力，3 900 万为盲。其中 75% 的患者可以通过手术及屈光矫正得以恢复或提高视力，尚有 25% 的低视力患者需要通过配戴低视力助视器及使用视觉康复工具等。

根据世界卫生组织（WHO）2006 年统计，65% 的视力受损者集中在 50 岁以上的老龄人口中，同时，约 90% 的视力受损者生活在发展中国家。老年人低视力的主要病因是年龄相关性白内障、其次是年龄相关性黄斑变性、高度近视、青光眼、糖尿病性视网膜病变、视神经萎缩等。另一个高危人群是 15 岁以下儿童群体，先天性眼病占了病因的绝大多数，如先天性白内障、先天性小眼球小角膜、视网膜色素变性、白化病、先天性视神经萎缩等。从中外文献对比可以看到，发达国家导致低视力的原因主要是青光眼、老年性视网膜黄斑病变及糖尿病性视网膜病变等，而发展中国家主要是沙眼、角膜炎、白内障等疾病。其中，沙眼、白内障、屈光不正等疾病属于可避免盲。可避免盲就是指通过预防或治疗的方式，在盲人中约有 2/3 的人可以复明。可避免盲的发病率与各个国家地区的卫生医疗条件水平密切相关。在医疗卫生体系较为完善，卫生条件水平较高的地区，白内障、沙眼等可避免盲可以得到有效地遏制和改善。

目前，世界卫生组织（WHO）致力于制定防盲的政策和战略，以帮助国家医疗机构治疗眼疾，扩大获得眼保健服务的机会，并加强低视力患者的康复工作。协助各个国家建立和加强卫生系统，开展提高认识活动，加强民间团体参与的国际伙伴关系，为会员国和合作伙伴提供技术援助，检测和评估各种规划。自20世纪90年代初以来，世界卫生组织（WHO）在采取协调一致的公共卫生行动后，由传染病引起的视力损害正在减少。并且各国政府建立了预防和控制视力损害的国家规划，将眼保健服务纳入卫生保健系统。

二、我国低视力患者的现状

1987年，我国开展了首次全国人口抽样调查。结果显示，我国有视力残疾患者约1310万。其中盲约560万，低视力约750万。盲率约0.43%，低视力患病率约0.58%。2006年进行了第二次全国残疾人抽样调查，显示我国有视力残疾患者约1233万，其中盲约408万，低视力约827万。盲率约0.31%，低视力患病率约0.63%。世界卫生组织（WHO）指出，中国是全世界视力损害患者最多的国家，仅盲人数就超过丹麦、芬兰等国家的人口。低视力影响儿童的身心健康发展，影响成人、老人生活质量和独立生活的能力，给患者及其家庭和社会带来沉重的负担。目前全球60岁以上老年人约6亿，我国约1.2亿，占世界老年人人口总数的1/5。全世界视力残疾有1.5亿，而我国视力残疾约有1200万，其中老年人估计有800万左右。我国正面临人口的迅速老龄化，对老年视力损害患者的关注、治疗和康复工作尤为重要。

我国低视力患者的现状与几大因素相关。第一，患者的分布与医疗资源的匹配不均衡。我国的医疗卫生水平分布不均，24 000名眼科医生，80%居住在东部大城市。东部城市医生大大多于西部农村医生，分布不均导致了许多西部农村眼病患者在本地无医可求。第二，医疗消费和百姓支付能力的不平衡。西部农村地区的患者收入低下，无法支付高昂的医疗手术费用。第三，基层眼科手术质量和服务水平的低下。县级医院医生身兼数职，技术不专，并且缺少培训机会。使用的仪器设备质量差。第四，眼科服务的可持续性。各级卫生部门和防盲组织曾开展过很多防盲的免费手术治疗活动。但在给予患者治疗之后，后续的医疗服务能力不足，制约了当地医疗机构自身防盲能力的提高和发展。我国作为世界上最大的发展中国家，在低视力患者的预防、治疗及康复各方面都将面临十分严峻的挑战。

第五节　低视力患者的康复

低视力康复不是治疗疾病本身，也不是提高矫正视力，其目的是减少因视觉损伤对患者生活功能的影响，因而使他们能保持独立有效的活动，提高生活满意度。低视力康复是对低视力患者的残余视力进行仔细检测、评估和充分利用，通过使用光学、非光学和电子的助视器或其他方法帮助患者重新获得独立活动能力的过程。低视力康复不同于一般的医疗康复，是一个系统的工程，需要眼科医生、视光师、职业康复人员、活动指导师、物理治疗师、特殊教育者、患者和患者家庭成员及社会工作者等多方面的参与协作。因此，低视力康复是一个团队工作。低视力的康复内容包括低视力患者的心理疏导、环境和行动训练、各类助视器的应用等，是一种综合性的训练治疗方案。

一、视光师在低视力康复中的工作职责

在低视力康复领域，视光师和眼科医生往往是开展低视力基础保健的关键人员，比较

理想的诊所,还应有其他卫生保健和社会工作的专业人员参与。视光师在低视力康复中负责全面的屈光和视觉功能检查,验配合适的屈光矫正眼镜和助视器,并辅以视觉康复训练,来提高低视力患者的独立活动能力。所以视光师在低视力康复领域当中扮演着重要的角色。在患者出现明显症状之前的早期病理改变阶段,通过全面的基础眼保健检查,及早发现,予以转诊,以便尽快治疗。目的是使患者得到及早的治疗,提高治愈率,避免或尽可能减低永久性损害。如视力损害已不可避免,视光师需采用视光学的方法进行干预和帮助。低视力患者已有的视力损害通常是无法恢复的,但可通过验配有效的屈光矫正眼镜和助视器,充分利用患者的残余视力,提高患者的独立生活能力和改善生活质量。视光师还有义务给予患者生活和心理上的正确指导。例如,视光师需要告知患者如何得到有效的权益保障,随时向患者和他们的家人提供康复意见等。视光师的实际工作范畴可能超越本身的专业领域,但是这会给低视力患者提供更全面和有效的帮助。

二、低视力患者的康复治疗及训练

(一)低视力患者的心理疏导

当今社会,越来越多的人依赖视觉获得信息。低视力患者由于视力受到损害,接受外界刺激的渠道比普通人少,难以接受到大量有用的视觉信息,对事物及周围环境、人物、时间的判断容易出现错误,与社会人群互动比较困难,在日常生活中由于自理困难往往导致情绪障碍。因此低视力患者在社会活动中会失去安全感,从而产生焦虑、自卑、缺乏自信的表现。特别是对于早先视力良好,由于后天外伤等因素而成为低视力的患者,相比先天性或慢性眼病导致的低视力患者,情绪更加容易暴躁、易怒。作为医务人员、患者家属需要及时了解患者的异常心理状态,使患者得到及时积极的疏导和治疗。

患者在暴躁易怒的阶段容易将现存的视力与之前的较好视力作对比,从而无法接受现状,对治疗和康复有一定的排斥。要让低视力患者认识并接受视力低下造成的不便,这需要引导患者以"顺其自然"的心态来对待疾病。在患者接受低视力的事实后,逐步使患者明白通过康复训练,是有可能独立生活并继续从事以前的工作的,只是生活习惯有所改变而已。如果患者在康复过程中能够看到期望的目标,或者完成某些特定的任务,将极大地建立患者配合康复训练的信心,逐步融入正常的生活当中。对于低视力患者由于视觉障碍而产生的各种社会需求,社会各界都应予以指导和帮助,包括其工作、福利、社会地位等,并积极帮助低视力患者改善家庭、单位及社会间的关系。

(二)低视力患者的环境和行动训练

在真实的场景中,培训低视力患者尽快适应日常生活的能力称为环境和行动训练。视光师需要详细了解患者对视力康复的需求,评估低视力情况,为患者制订训练计划,确定训练的预期目标。这些训练必须考虑到患者日常生活的能力。在视觉方面训练的内容主要有定位练习、跟踪练习、搜寻练习和辨认练习等,行动方面的训练主要有日常康复训练、户外定向活动训练等。作为视光师和患者,都应当明确训练的内容、目的和要求,相互配合,共同完成。视光师应做好相应的记录以了解训练情况,进行调整,同时给予患者支持和鼓励,帮助他们提高对生活的勇气。

(三)各类低视力助视器的应用

助视器是改善或提高低视力患者视觉及活动能力的任何一种装置或设备。根据患者的残余视力状况和对视力康复的需求,可以分为远用助视器、中距离助视器和近用助视器等。远用助视器主要帮助患者观察远距离目标,比如行走,开车等户外活动。中距离助视器可以用来观察中距离目标,如打扫房屋、养花等。而放大镜、眼镜式助视器等主要是帮助低视力患者观察近距离目标,比如阅读、写字等。按助视器的类别可分为视觉性助视器和非视觉性助视器两大类。视觉性助视器又分为光学助视器和非光学助视器,前者如手持放大镜,台式放大镜,望远镜,眼镜式助视器等;后者如阅读机、闭路电视助视器、加强对比度、特殊照明系统等。

(四)其他低视力辅助设备

为了提高低视力患者生活质量,除了视觉性助视器,还会运用到一些非视觉性辅助设备。这些设备不依靠视觉或改善视功能,而依靠听觉、触觉、嗅觉等视觉以外的补偿来弥补视觉的不足。如各种有声设备、发声计算器、有声阅读仪、导盲犬等。这些非视觉性辅助设备可以单独运用,也可以与视觉性助视器联合运用。要注意的是,低视力患者因工作、生活及学习有各种不同的需求,常常需要一种以上的助视器。选择低视力助视器时,需要考虑患者的实际需求,了解用眼性质,这是视光师工作的一个重要组成部分。合适的助视器将极大地帮助患者改善活动能力,建立对工作和生活的信心。此外,指导患者正确使用助视器也是工作的重点之一。

第六节 低视力康复工作的展望

一、我国低视力康复现状

我国是世界上视力残疾患者最多的国家之一,视力损害已成为我国乃至全球的严重公共卫生问题。如果不采取有力措施,到 2020 年我国视力残疾人数将为目前的 4 倍。我国作为发展中国家,致盲和产生低视力的主要原因是白内障等可避免盲。近期研究表明,视力受损者面临的社会和经济困境与他们寻求和获取医疗的能力有直接的联系。由此产生的社会经济地位恶化趋势通过可广泛获取的、适当的、经济有效的预防和治疗干预措施可予以逆转。预防白内障、沙眼等可避免盲导致的视力损害可以节约大量的卫生保健和社会开支,节约数额与不再需要医疗或社会帮助的人数成正比。显著减少照料视力损害者的家庭成员承担的义务,也可以节约卫生保健方面的社会资源。

在我国,低视力工作起步较晚,在 20 世纪 80 年代初才逐渐开展起来,比发达国家滞后了 30 年左右。1983 年,孙葆忱教授在北京同仁医院组建了我国第一个低视力门诊,是我国低视力领域的创始人,为我国的低视力康复作出重大贡献。1986 年在北京召开了全国第一个低视力培训班,1986 年研制成功第一套国产助视器,结束了我国无国产助视器的时代。1988 年出版了我国第一部低视力专著"临床低视力学",并奔赴全国各地指导建立低视力门诊。1988 年,我国在中国残疾人联合会的领导下于开始制定全国性低视力康复规划,开始有计划地开展了低视力康复工作。1991 年,将低视力康复计划纳入《中国残疾人事业"八五"计划纲要》,每个五年规划发展纲要都明确了低视力康复任务,配套具体的实施方案与措施,并有中央和地方财政提供资金保障,促使我国低视力康复工作得到长足的发展,至今已是《中国残疾人事业"十三五"发展纲要》。陆续提出的各项规定包括:组织开发、生产、供应、研究助视器,承诺到 2020 年我国将要消灭包括白内障、沙眼、儿童盲、低视力与屈光不正等可避免盲,完善低视力康复服务网络,地级市以上行政区要有至少一家的视力门诊或康复部,建立省级"低视力康复中心",前后为 60 余万名低视力患者配用助视器,盲人定向行走训练 3 万名,培训低视力儿童家长 20 万名,实施 0~6 岁残疾儿童免费抢救性康复项目,三级综合医院眼科和眼科专科医院应普遍提供低视力门诊服务,建立眼科医疗机构与低视力康复机构的合作、转诊工作机制,建立医、防、康复相结合的合作机制。经过多年的努力,低视力康复工作已日益受到我国政府、眼视光专业领域及企业的重视,并在低视力保健与康复工作中取得了很大的进展。但是作为世界上低视力患者人数最多的国家之一,我们仍面临着十分严峻的挑战。社会上宣传力度仍然不够，使得社会各界对低视力工作的认识重视程度不够。低视力康复工作仍然面临专业康复机构少、康复人数少、专业人员匮乏、患者筛查困难、诊断和验配助视器专业服务能力薄弱、缺少康复训练、没有建立低视力康复中心建设标准、社会保障政策不足、未形成有效康复服务工作模式、公众知识缺乏等问题。大力开展低视力康复工作，使广大低视力患者得到康复是今后我国视力残疾康复工作的重点任务之一。

世界卫生组织和多个国际性服务机构都与我国政府或医疗卫生机构合作，开展不同的防盲行动项目。其中最主要的行动是"视觉2020"行动。"视觉2020"的全称是"视觉2020，全球行动消灭可避免盲，享有看见的权利"这是一项到2020年在全世界消灭可避免盲的全球行动。这一运动的发起单位是以世界卫生组织（WHO）为主导与包括国际防盲协会（LAPB）在内的许多从事防盲工作的非政府组织（NGOs）于1999年2月18日共同发起的，目标是到2020年在全世界根除5种可避免盲，这5种可避免盲中便包括了低视力，而且于1999年9月我国卫生部领导代表我国政府在"视觉2020"宣言上签字，作出了庄严承诺，这说明了全球及我国在2020年之前要根除5种可避免盲之一的低视力。

我国卫生主管部门还同国际狮子总会合作，推行"视觉第一中国行动"计划。国际狮子总会于1917年成立，是全世界最大的国际性服务团体。狮子会主要关怀及服务失明及低视力人群。目前，狮子会的服务已发展至从防盲工作做起，在各地进行多项有建设性的服务。1990年狮子会开展国际性的"视觉第一"计划，这个计划的参与成员包括世界知名的眼科专家、防盲团体、各地政府及狮子会义工，协力制订长远方案，杜绝一些可导致失明而却可预防或挽救的眼疾。中国首个"视觉第一"服务计划始于1993年，协助中国6省7县进行了25 612例白内障复明手术。1997年，该机构再次与中国残联和卫生部合作，推行"视觉第一中国行动"计划，为期五年。主要目标是在我国偏远地区实施白内障复明手术；培训眼科专业人员；改善医疗条件和落后设备；建立眼病防治数据库；广泛宣传防盲治盲的眼睛保健知识及教育。

国际奥比斯组织（Orbis International，ORBIS）是一个致力于为世界各国盲人和眼疾患者恢复光明的国际性慈善机构，是一个中立的、非营利的国际人道主义发展组织。宗旨是"使全球失明者重见光明"。该组织也与我国多个医院机构合作。于1999年，在中国成立永久办事处，共同开展219项合作计划，全面覆盖各项眼科医学专业范畴，包括外科、护理、视光、眼库管理、医院管理及社区健康训练等。

今后低视力康复工作要继续纳入国家防盲和视力残疾康复计划，提供政策和经费保障，全面增强服务能力，培养人才，实行新的工作模式，普及康复知识。为实现"视觉2020享有看见的权利"目标继续努力。

二、低视力康复的展望

当今，低视力方面的研究正面临重大的挑战和机遇。其中包括采用怎样的康复策略来提高生活质量。何种康复方式可以最大程度的帮助不同类型的低视力人群。如何进行低视力康复的推广，还有如何更好地利用低视力患者的残余视力。对视觉损害和盲的研究依赖于视光师、临床医生、康复专业人员乃至全社会的关心。但是在很多情况下，人们认为视觉功能的重建永远不及眼部保健来的重要，有很大比例的眼科医生和视光师还未重视低视力康复影响。人口基数增加，全球老龄化现象严重，视力残疾率增加，将面临一个庞大的低视力人群。但多数低视力患者却对低视力本身缺乏认识，不能得到有效的社会支持，对低视力康复的基本知识了解甚少，不能正确使用助视器，甚至某些眼科医生对低视力康复了解也甚少，很少向患者提供相应的信息。因此，应当开展广泛的教育培训，让眼科医生、视光师、视光专业学生明白低视力康复是他们专业领域的一个重要组成部分，培训专业人士，对民众进行视觉健康和低视力康复教育，向低视力患者和患者家庭提供有关信息来帮助他们。这些信息包括低视力康复服务，环境的改善，残余视力的利用等。

助视器是低视力患者康复的必备工具，近年来已经有多个机构在致力于开发和研究。比如站立式放大镜，可以使患者使用更为方便和舒适。自动对焦的低视力望远助视器也在不断研究改进中。目前，助视器生产成本较高与低视力患者经济水平普遍较低之间的矛盾凸显，因此提高助视器的研发水平以及建立供给保障制度是必然的。21世纪是信息化的时代，信息技术的发展为眼病筛查、低视力诊断、研发助视器、助视器改良、家居智能化、视觉替代等方面提供了新的令人兴奋的机遇。

另一个新的研究方向是建立低视力研究中心、眼保健数据库和研发个性化的导航系统。可以向低视力领域的各个工作者提供资源共享，视光师、眼科医生、研究人员、康复人员等可以在研究中心共同研究和分析患者的实际需求，探讨和评估新技术对低视力患者的日常生活的帮助，及时将研究成果运用于患者的护理和康复上。以最大的可能帮助低视力患者提高生活质量、提高康复的信心。

第七节　学习低视力助视技术的意义

随着社会的不断进步，人们越来越重视视觉健康，低视力人群也越来越受到社会公众的关注，低视力助视技术也由此成为视光师必备的技能之一，《低视力助视技术》是眼视光技术专业中的一门具有操作性、实用性的主干核心课程，也是一门融会了多项内容的综合性学科。

通过介绍低视力概述、眼健康及视觉功能检查、助视器的特点及验配技术、低视力高危人群的情况及康复对策、低视力患者的康复训练等，掌握完整的低视力助视技术的工作流程，能认知老年和儿童低视力患者的康复训练，能熟悉各种助视器，掌握各助视器的使用方法，能够对低视力患者进行康复训练，能对低视力患者及其家人进行宣教，同时了解低视力康复工作的最新进展。

课程根据眼视光专业低视力领域的发展需要和完成岗位实际工作任务所需要的知识、能力、素质的要求构建教学内容，以具体的工作细节和实例来掌握低视力课程的学习内容。同时课程内容与国家社会劳动保障部职业资格标准相衔接，对学生职业能力的培养和职业素养的养成起主要支撑和明显促进作用。教学方式以具体工作过程为导向，以任务为驱动，将理论知识学习和技能训练融为一体，突出对低视力实践能力的培养。对于低视力助视技术的理论知识传授保持在高职水平，注重动手操作能力；重点介绍低视力检查和助视器验配和对真实案例的处理方法，帮助学生积累临床经验。

作为眼视光技术人员所服务的对象是低视力患者，在人群中他们属于弱势群体，需要更多的关心和帮助。现在，低视力已经成为由眼科医生、物理治疗师、心理医生和社区工作者共同完成的大课题，如何提高专业人员和公众对低视力的重视是一个严峻的问题。通过对低视力助视技术的全面学习和训练，才能够对低视力患者进行积极有效的康复治疗，同时大力宣传低视力康复的重要性，提高全民对低视力康复的认识，促进低视力康复工作的全面开展，更好地为低视力康复工作服务。

第八节　低视力流行病学概述

低视力流行病学是公共卫生眼科学的重要组成部分，它是研究致低视力和盲疾病在人群中的分布及其影响因素，提出合理的预防、控制和消灭疾病的策略并对其进行评价的一

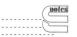

门科学。低视力流行病学研究的疾病范围不局限于眼科传染性疾病，还包括非传染性疾病，如白内障、青光眼、黄斑变性等。限于篇幅，本节仅对常见致低视力和盲的流行病学危险因素做粗略介绍，更多流行病学专业知识请参阅专业书籍。常见致低视力和盲眼病的流行病学危险因素：

从流行病学的角度来看，一个地区人群的低视力和盲的患病率是该地区社会因素、自然因素、个体因素等综合作用结果。

（一）非医学因素

多年来，全球各个国家和地区为了保护视觉健康，防治视觉损害，已进行了很多详细、以人群为基础的眼病流行病学调查研究，学者们发现，不同种族、社会经济状况、地理环境、气候特征、人群受教育程度、人口老龄化程度以及对防盲治盲的工作重视程度等都对盲和低视力的流行有影响。

1. 经济发展水平　大多数经济发达国家对人群因先天因素或后天因素所致视功能损害有完善的干预治疗措施，低视力和盲的患病率相对低。在北美洲，盲人数仅占人口总数的 0.2%，而在非洲，盲人数占人口总数的 1%；目前，在占世界人口 70% 的发展中国家，生活着全球 85% 的盲人。

2. 年龄　视力损害的患病率与年龄增长具有显著的正相关关系。眼和其他器官一样，随着年龄的增长而不断老化，从组织来源上看，眼的不同部分分别来源于内胚层、中胚层和神经外胚层，这就决定了眼结构的复杂性，同时也决定了眼的各组成部分的老化过程不是同步发生的。在各部分的老化过程中，在内因和外因的作用下，其特殊的生理结构往往诱发年龄相关性眼病。

调查证实，盲和低视力患者主要分布在老年人群中。65 岁以上的老年低视力患者约占总数的 77%，可以预见，随着人均寿命的增长，社会老龄化的到来，年龄这一因素对视力损害的影响会进一步体现，老年低视力患者所占比例会越来越大。

3. 性别　国内大多数的眼流行病学研究发现视力损害患病率女性高于男性。这可能与女性受生理因素影响寿命较男性长以及受当地女性的社会地位与经济收入等因素影响导致就医机会少有关。

4. 种族　不同人种 / 种族的盲和低视力病因不完全相同，美国的一项眼病流行病学调查显示，白色人种首要致盲原因为年龄相关性黄斑变性（54.4%）；而黑人人群中，白内障和青光眼占致盲病因的 60% 以上；不同种族间患病率的差异可能与生物学特征、生活习惯、文化背景、卫生条件、经济情况等有关。

5. 教育程度　视力损害患病率和受教育程度有一定负相关性。受教育程度低者不容易接受医学知识，对疾病的认知程度较低，对疾病不够重视，从而导致视力损伤发生的可能性也较大。

6. 城乡差别　有调查显示盲和低视力患病率的城乡差别有显著性差异。在农村或经济收入低的家庭，当有发生眼病的前兆时，患者由于不重视或无经济能力而延期诊治，会导致视力损害的进一步发展加重，甚至导致失明；在城市或经济收入较好的家庭，由于有医疗保障制度或经济支持，故可较及时进行诊治。

（二）医学因素

1. 白内障　近 20 年来，全球主要致盲及低视力因素在比例和数量上都有了很大的变化。白内障已经是首要的盲和低视力因素，特别是在亚洲所占比例更高。中国成年人最常引起视力损害的原因也为白内障。随着全球步入老龄社会国家的增多、人口预期寿命的延长，每年还将会有更多的新增白内障发生。所以，大力开展白内障复明手术，提高百万人口白内障手术率（CSR）是全球特别是发展中国家防盲工作的关键。

2. 屈光不正　当前,虽然可以通过屈光矫正手术帮助此类患者达到摘镜的目的,但并不能改变高度近视的眼球病理改变。进入成年后眼球持续性退行性变化,视网膜脱离、高度近视性眼底病变、青光眼、暗适应异常等高度近视并发症的危险依然存在,导致低视力和盲的风险显著高于正常视力者。

3. 年龄相关性黄斑变性　年龄相关性黄斑变性(AMD)多始发于 50 岁左右,双眼先后或同时发病,呈缓慢、进行性视力下降,严重影响患者的生存质量。目前尚无疗效确切的治疗方法,视力恢复往往不理想。只能积极探求预防措施和充分利用保护性因素,以降低 AMD 所致的低视力和盲的患病率。该病患病率具有种族差异,无论是早期还是晚期年龄相关性黄斑变性,西方白种人总是比黑种人具有更高的患病率。

4. 糖尿病性视网膜病变　随着全球老龄化社会国家的增多,人均期望寿命的逐步提高,糖尿病患病率也在不断上升。糖尿病性视网膜病变早期是产生小血管瘤、小出血点,患者通常没有视力减退等主观不适,所以多数觉察不出潜在的危险,随着病情的发展,可出现黄斑变性、视网膜出血渗出、玻璃体混浊甚至视网膜脱离,视力急剧下降直至失明。所以,调查我国糖尿病性视网膜病变的流行情况对防盲治盲工作有指导意义,对我国将来的整体防盲规划都有着非常重要的价值。

5. 青光眼　青光眼是一种慢性、进行性病变,导致视盘与视野进行性损害,造成的视功能损害是不可逆的,世界卫生组织已将其列为第二大致盲眼病,是不可逆性盲最主要的原因。

但是青光眼的发生发展是可防、可控的。通过对青光眼早期筛查、诊断以及合理的治疗可以有效地预防视力损害。所以开展多中心流行病学调查,特别是针对高危人群的筛查尤为必要;同时还需要加强全社会青光眼科普知识宣传、重视青光眼发生的危险因素,这对于降低全球盲和低视力患病率具有重要意义。

第九节　国外低视力的患病率和病因

世界卫生组织(WHO)认定的三大致盲性眼病分别是白内障、青光眼和黄斑变性,该组织在 2017 年发布的数据显示,全球约有 2.85 亿视力受损患者,其中,每 5 位视力受损害患者中,有 4 人罹患的是可避免的致视力损伤疾病。

一、欧洲

欧洲人口有 8 亿左右,人口老龄化问题在世界上最为严重,有世界上最“老”的 20 个国家中的 19 个;另外,在爱尔兰、英国、德国等一些欧洲国家,工业化程度相对高,社会福利、保障制度比较完善,所以低视力和盲的病因和患病率有其自身特点。

病因方面,在英国,在 65 岁以上的老年人口中,首要的致盲和低视力因素是年龄相关性黄斑变性等眼球后极部病变,比例占到了 43.2%,其次是青光眼和年龄相关性白内障,比例分别为 9.1% 和 6.7%。

患病率方面,欧洲地区的盲和低视力患病率在 1.75%,约有 1 500 多万视觉障碍患者。

二、美洲

美国巴的尔摩(Baltimore)市的一份眼科调查报告显示,40~49 岁的白种人视功能受损发生率为 0.74%,而在 80 岁以上的黑人中,发生率为 26%。

在马里兰州(Maryland),Munoz B 等人发现,各常见眼病在黑种人中的发病率较白人高,具体的黑人和白人各种眼病的患病率如表 1-4 所示。同时还发现,40 岁以上人群中,年

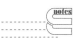

龄相关性黄斑变性是每年的新增盲和低视力病例中最重要原因,占 40%～50% 的比例。其余依次为白内障、青光眼、糖尿病性视网膜病变。

表 1-4　黑人、白人常见眼病患病率对比(单位:%)

	黑人	白人
黄斑变性	1.2	0.5
白内障	2.7	1.1
青光眼	0.9	0.1
糖尿病性视网膜病变	1.2	0.2

三、亚洲

亚洲地区的低视力和盲患病率相对高,白内障是最主要的致病原因,这与亚洲地区靠近赤道,纬度较高,接受较多的太阳紫外线的照射有关系。如印度,盲的患病率为 1%,而其中 80% 的盲是由白内障引起的。亚洲各个国家的患病率和病因如表 1-5 所示。

表 1-5　亚洲国家和地区的视觉障碍患病率和原因(%)

	盲	低视力	病因(依次排列)
沙特阿拉伯	1.5	7.8	白内障,沙眼,屈光不正,眼结构缺陷
蒙古国	1.4	7.7	白内障,青光眼
黎巴嫩	0.6	3.9	白内障,高度屈光不正
伊朗德黑兰	0.39	1.1	白内障,黄斑变性,弱视
尼泊尔(加德满都)	2.6	—	
中国	0.31	0.63	白内障,角膜混浊,视网膜疾病,高度近视

四、非洲

非洲是世界上视觉残疾患病率最高的地区,有约 1% 的人口为盲人,在撒哈拉地区甚至更高,成人盲和低视力的主要原因是白内障、角膜和视网膜等疾病,其中白内障约占 50%。值得注意的是,妇女的患病率是男性的 1.39 倍,这和非洲地区的妇女经济社会地位较低有关。非洲国家盲和低视力状况如表 1-6 所示。

表 1-6　非洲国家和地区的视觉障碍患病率和原因(%)

	盲	低视力	病因(依次排列)
加纳	1.5	7.8	白内障,沙眼,屈光不正,眼结构缺陷
马里,塞古	1.4	7.7	白内障,青光眼
非洲中部地区	0.6	3.9	白内障,高度屈光不正
肯尼亚	0.7	2.6	白内障,感染(非沙眼),沙眼
埃塞俄比亚	1.9	—	白内障,屈光不正,角膜混浊
南非	0.73	2.43	白内障,角膜混浊,青光眼,高血压视网膜病变

五、大洋洲

在澳大利亚处于工作年龄段的人口中,糖尿病性视网膜病变是引起盲和低视力的最主要原因;而在老年人群中,白内障和黄斑变性是盲和低视力的主要原因;在汤加王国,盲人占人口的 0.47%。

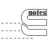

第十节 国内低视力的患病率和病因

我国的致盲性眼部疾病谱除了青光眼和白内障外,以黄斑变性为代表的诸多眼底疾病成为日益威胁人民群众视觉健康的因素,如糖尿病性视网膜病变和病理性近视。由于具有隐匿性和不可逆转特点,其危害更甚。

一、患病率

全国第二次残疾人抽样调查(2006 年)结果显示,我国的单纯视力残疾的患病率为0.94%。其中,盲的患病率为 0.31%;低视力患病率为 0.63%。盲与低视力患病率之比为1:2.03。根据我国现有人口约 13 亿人推算,我国单纯视力残疾的人数达 1 230 万人,如果包含多重残疾者,视力残疾的患病率为 1.53%,视力残疾的人数达 2 003 万人。其中仅有约 40万低视力患者配备了助视器。

据统计,我国每年新出现盲人约有 45 万,低视力 135 万,即每分钟就会出现 1 个盲人和3 个低视力患者。盲人总数早已经超过丹麦、芬兰、挪威等国家的人口。庞大的视力残疾人群决定了我国是世界上视力损伤最严重的国家之一。

二、我国的致盲和低视力疾病

(一) 全国 9 省(市、自治区)眼病流行病学调查(2006 年)

由原卫生部、美国国立眼科研究所、中华医学会眼科分会合作组织了全国 9 省(市、自治区)眼病流行病学调查,选取全国有代表性的北京、江苏、广东、黑龙江、河北、江西、云南、重庆、新疆各一个中等县,采取随机整群抽样方法调查,显示致盲及低视力的因素依次为:白内障(54.7%),角膜混浊(7.50%),视网膜疾病(7.40%),高度近视(7.30%),眼球缺失 /萎缩(6.00%),青光眼(5.30%)等。

(二) 第二次全国残疾人抽样调查

结果显示,引起视力残疾的第一位原因是白内障,占视力残疾人群总数的 56.7%;其余依次是视网膜和葡萄膜疾病 14.1%。角膜病为 10.3%、屈光不正为 7.2%、青光眼为 6.6%。

(刘　念　陈大复　郑　琦)

参 考 文 献

1. Christine Dickinson. Low Vision Principles and Practice. Oxford: Butterworth-Heinemann,1998.

2. American Optometric Association. Optometric Clinical Practice Guideline Care of Patient with Visual Impairment. 2007.

3. 王思慧,谢培英. 低视力学. 北京:北京大学医学出版社,2003.

4. 徐亮. 低视力学. 第 2 版. 北京:人民卫生出版社,2011.

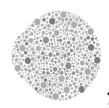

第二章　视功能检查

低视力的眼科检查和常规的眼科检查类似，包括病史采集、视功能检查、眼部检查和眼科影像检查，其中对于视功能的检查是需要格外重视的。

眼部检查和眼科影像检查用以诊断眼病，指导患眼的治疗；视功能检查判定视力损害的程度，评价低视力训练的效果，有助于选择合适的助视器，从而帮助低视力患者充分利用残余视力，提高学习、生活和工作能力，减轻家庭和社会负担。

病史采集和检查患者的过程，同时是一个与低视力患者沟通的过程，因此需要掌握一定的沟通技巧。视力的损失毫无疑问是一个负性应激源，低视力患者往往存在抑郁、焦虑、易激惹等心理问题。在与其沟通时，要有温和的态度，以聊天的形式而不是专业发问的形式，要积极鼓励患者，实事求是地解释患者的问题，而不夸大、不隐瞒，以期获得患者的信任。视力损失对患者心身的影响及其程度与一系列的应激中间机制的健全与否有关。患者在确知自己将面临失明或低视力时，如果能正确认识自身的病变和视力预后，认识到尽管目前视力差，但通过治疗和训练，争取能和正常人一样生活，并且会获得充足的社会支持，患者就会自觉应用一些积极而有效的应对方式，自觉进行心理调整，努力使自己适应新的生活方式，愿意配合低视力检查并学习助视器的使用，使得低视力康复过程取得更好的成效。

第一节　低视力的病史采集

低视力患者的病史采集非常重要，它可以帮助医生了解低视力患者来就诊的目的、一般情况、全身病史及眼科病史、日常活动能力、目前视觉情况，从而指导低视力患者的治疗。

1. 询问患者一般情况　包括姓名、性别、年龄、通信地址和电话等；对小儿低视力患者还要记录家长姓名。询问教育情况，包括患者受教育的程度、最终学历、参加普通学校还是盲校、是否需要助视器的帮助、是否采用大字印刷教材、是否采用盲文教材。询问职业背景，包括在视力受损前和受损后的职业。对于先天性和遗传性眼病患者，应该询问其家族史，特别是遗传史。

2. 询问全身病史　全身病史是必须了解的，这可以提供一些有价值的信息，如身体机能问题会影响助视器的操作，卒中、精神障碍、智能缺陷等会影响认知与应答。

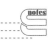

3．询问患者一般眼科病史和治疗过程　包括手术史和眼内科治疗病史、最近一次检查眼睛的时间和结论、低视力状态的持续时间。对于曾使用助视器的患者尤其要注重询问过去使用助视器的经验。

4．询问日常活动能力　包括室内活动能力：能否做家务、能否看到盘中的食物、能否看清电话机按键上的数字、能否自己洗漱、能否看到炉子上的火等；室外活动能力：能否独自外出、能否驾驶、外出是否需要手杖或助视器等。

5．询问目前视觉情况　包括：是否能阅读报纸杂志或大字印刷本、阅读时需要怎样的照明；是否能看街道路牌、交通信号灯；是否能看电影和电视，电视屏幕多大尺寸；是否能看清人脸；分辨颜色有无困难；白天视力好还是晚上视力好；白天是否有怕光现象等。

以上病史所提供的信息，有助于从不同方面帮助评估低视力患者的视功能，制订合理的目标。因此，询问病史要有技巧并要有耐心，以免遗漏。可以根据自己的经验，制订表格，供询问病史时作参考并记录用。

第二节　低视力的视功能检查

低视力的视功能检查包括视力及眼屈光检查、对比敏感度检查、视野检查、眩光检查、立体视觉检查、色觉、视觉电生理检查。它分为视觉心理物理学检查（如视力、视野、对比敏感度、立体视、色觉）和视觉电生理检查两大类。

一、视力及眼屈光检查

（一）视力

视力（visual acuity）即视锐度，代表眼的形觉功能。通常所说的视力是指中心视力，反映功能最敏锐的视网膜黄斑中心凹的视力。世界卫生组织的标准规定，较好眼的矫正视力低于0.3为低视力，低于0.05为盲。

对于低视力患者，视力是低视力的诊断标准之一，是选择低视力助视器的主要依据，并可以评价常见眼病治疗前后的疗效。由于视力检查对于低视力患者的重要性，再加上低视力患者本身的眼病会影响视力检查，因此最好由受过专门训练的医生或护士进行检查。

1．低视力视力表的设计和种类　视力表是测定视力的主要工具，它是根据视角（指外界物体上两点在眼结点处所夹的角）原理设计的，视力检查的最终目的即是测出眼能辨别两点时的最小视角，用这一最小视角的倒数值来表示视力。人眼能分辨出两点的最小视角是1′视角，即1.0视力。

目前普通门诊常用的视力表对低视力患者存在着一些不足，如国际标准视力表0.1行仅有一个视标，0.2行只有两个视标；从0.1～0.2之间无视标；视标增率不一致。而标准对数视力表0.1～0.2之间有另两行视标0.12和0.15，增率相等，可以变距测量。但它的缺点是0.1～0.25行视标数目太少。因此，低视力门诊应该有专门适用于低视力检查的视力表。目前常用于低视力检查的远用视力表有：LogMAR视力表、China LogMAR视力表、EDTR视力表等；近用视力表有：新型近用对数视力表、LogMAR近视力表、LogMAR中文近视力表、阅读近视力表、M卡近视力表等。

LogMAR视力表（logarithm of minimal angle of resolution，最小分辨角的对数表达）是目前国际上广泛用于低视力患者检查用的视力表之一。其视标按照几何级数设计，视标增率恒等于1.258 9，每行均有5个视标，纠正其他视力表每两行之间视标大小的变化不等和大视标的个数较少的缺点。视力记录为最小可分辨视角的对数。在20/20～20/200之间，分为10级（图2-1）。

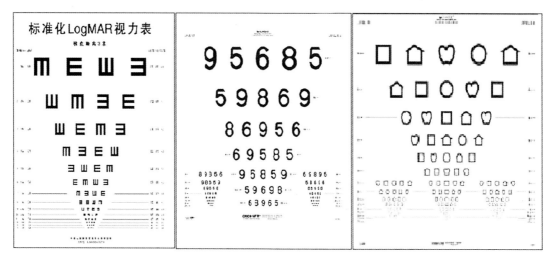

图 2-1　LogMAR 视力表

美国糖尿病视网膜病变早期治疗研究（early treatment diabetic retinopathy study，ETDRS）组，视力检查采用 ETDRS 视力表（图 2-2），视标增率为 1.258 9，每隔 3 行视角增加 1 倍。该视力表共 14 行，每行 5 个字母，检查距离 4m，从最大的字母第一行逐字识别。该视力表各行间比例恒定，字母间距与行间距同字母大小呈正比，各行视标具有相同或相似的可辨性，视力低下时可以变距使用，由于增率不变故该视力表可以远近移动而不影响测值。因为 ETDRS 视力表首行的视力值为 1.0LogMAR，且每读对一个视标视力值增大 -0.02LogMAR，因此我们使用以下公式来计算视力值 VA=1.1-λ×0.02，其中 λ 指整张视力表中读对的视标数，并把一行中读错三个或三个以上视标作为终止标准。

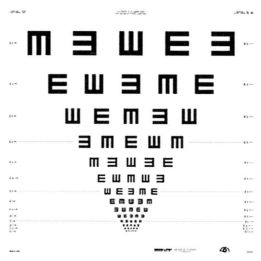

图 2-2　ETDRS 视力表

新型近用对数视力表（图 2-3），是根据国标（GB.11533.89）设计而成，遵守 Weber-Fechne 法则，与现行推广并应用的《标准对数视力表》及《低视力视力表》的原理相同，又参考了国际上的《LogMAR 视力表》，可以变距使用，视力记录符合国人使用习惯，适用于低视力患者的近视力检查。

2. 低视力的视力检查　检查视力须两眼分别进行，一般先右后左。可用手掌或小板遮盖一眼，但不要压迫眼球。视力表须按标准亮度的光线照明。检查者用杆指着视力表的视标，嘱被检者说出或用手势表示该视标的缺口方向，逐行检查，找出被检者的最佳辨认行。

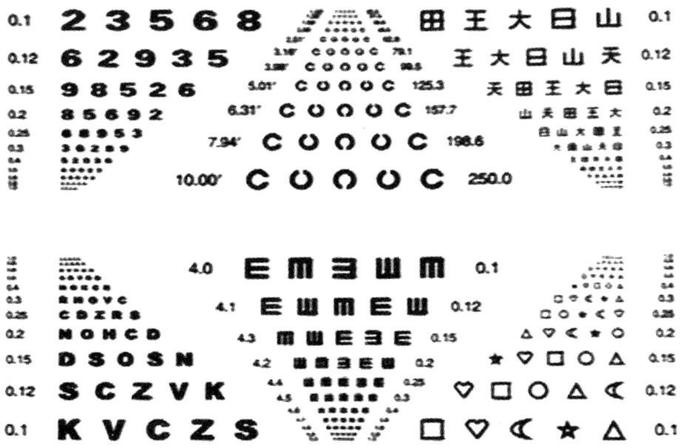

图 2-3　新型近用低视力表

戴眼镜者要先查裸眼视力,再查矫正视力。视力的计算公式为 $V=d/D$,V 为视力,d 为实际看见某视标的距离,D 为正常看见该视标的距离。例如受检眼离视力表 d 为 3m 看见实际应在 5m 远看见的 1.0 视标,则其视力为 3/5(0.6)。

对于低视力患者来说,远近视力的测定同样重要。理论上低视力患者的远近视力应该一致。如不一致,近视力优于远视力,多见于近视、不规则散光、角膜周边混浊、晶状体赤道部混浊、眼球震颤等;远视力优于近视力,多见于角膜中央混浊、晶状体中央混浊、视野有中心暗点等。

(1)远视力的检查:远视力检查的距离为 5m,逐行检查。当低视力患者在常规检查距离不能看清视力表上最大的视标时,可以缩短检查距离,可在 3m、1.5m 或 1m 距离测试,这是患者平时发挥最佳功能的距离,测出的是患者实际视力。有时为了增强患者信心,也可将视力检查的距离缩短。此外,对低视力患者一般不用"指数"作为视力记录,而是用最大视标移近眼的方法测试,记录为 0.02、0.01 等。如果在很近处仍不能识别,则应记为手动,并同时标明识别手动的最远距离。如果眼前手动不能识别,则检查光感,记录"光感"或"无光感"。

(2)近视力的检查:近视力的检查原理与远视力相同,但检查距离为 25~40cm(按视力表要求),可采用自然弥散光线或用手电筒做局部照明。如果低视力患者在视力表要求距离仍不能看清最大的视标,可以将近视力表移近检查,记录近视力时须同时记录实际检查距离。

(3)其他视力检查法:①视网膜视力检查法:利用激光相关特性,使氦氖激光在视网膜上产生粗细可调的干涉条纹,按被检查者所能辨别的最细条纹来推测视力。可用于白内障、高度近视、高度远视患者的视力检查。②视觉电生理检查:对于一些婴幼儿和配合欠佳的成人低视力患者,可以使用视觉电生理检查如视觉诱发电位(VEP)等检查来推测视力。

视力检查是低视力检查的核心。因为此项检查属于视觉心理物理学检查,患者的积极性和配合程度会影响检查结果,因此要反复鼓励患者,对患者检查时尽可能从最大视标开始查起,或者根据需要将检查距离缩短一半,更加有利于患者的辨认。患者在医生的指导下正确认出视力表上的视标会增强患者对视觉康复的信心。

实训 2-1　低视力患者的远视力检查

【实训要求】

(一)实训目的

掌握低视力患者的远视力检查方法和步骤,并注意和一般视力检查的区别。

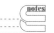

（二）实训方法

1．仪器和材料 标准 LogMAR 视力表，遮盖板。

2．环境准备 室内明亮且可调节的照明条件。

3．教师示范低视力患者的远视力检查，重点讲解与一般视力检查的区别。

4．学生两两一组，分别作为检查者和受试者，互相轮流检查。受试者配戴合适瞳距的试镜架，其上放高度数试镜片，来模拟低视力患者。

（三）实训时间

2 学时。

【实训程序】

1．打开视力表电源，放置于受试者对面 5m 处，开始检查。

2．先检查右眼，遮盖板遮盖左眼。

3．受试者从大到小依次读 / 指出视标方向，积极鼓励受试者读 / 指出他能看清的最小一行视标的方向，在保持检查距离不变的情况下允许转动眼位、头位、体位以获得最好视力。当一行中半数以上的视标不能被辨认时，停止检查。

4．如果受试者在 5m 检查距离不能辨认出出最大一行的视标，可以移至 2.5m 处检查；如仍不能读出最大视标，可以移至 1m 处检查；如仍不能读出最大视标，则检查 1m 至眼前距离的手动；不能识别眼前手动，则检查光感。

5．遮盖右眼，检查左眼，重复上述检查步骤。

6．双眼同时去遮盖，检查双眼视力。

实训 2-2 低视力患者的近视力检查

【实训要求】

（一）实训目的

掌握低视力患者的近视力检查方法和步骤，并注意和一般视力检查的区别。

（二）实训方法

1．仪器和材料 新型近用对数视力表，遮盖板，辅助照明（台灯 / 手电筒）。

2．环境准备 室内明亮且可调节的照明条件。

3．教师示范低视力患者的近视力检查，重点讲解与一般视力检查的区别。

4．学生两两一组，分别作为检查者和受试者，互相轮流检查。受试者配戴合适瞳距的试镜架，其上放高度数试镜片，来模拟低视力患者。

（三）实训时间

2 学时。

【实训程序】

1．视力表放置于受试者眼前 25cm 处。

2．先检查右眼，遮盖板遮盖左眼。

3．受试者从大到小依次读 / 指出视标方向，积极鼓励受试者读 / 指出他能看清的最小一行视标的方向，在保持检查距离不变的情况下允许转动眼位、头位、体位以获得最好视力。当一行中半数以上的视标不能被辨认时，停止检查。

4．如果受试者在 25cm 检查距离不能辨认出最大一行的视标，可让受试者自由移动检查距离，直到测出其最高的视力记录（要标出检查时的距离），如仍不能辨认出视标方向，则进一步以指数手动或光感检查视力。

5．遮盖右眼，检查左眼，重复上述检查步骤。

6．双眼同时去遮盖，检查双眼视力。

（二）眼屈光检查

低视力患者到低视力门诊后都要重新进行细致的屈光检查，以判断患者视力是否可以通过屈光矫正来提高。临床实践中往往发现相当一部分低视力患者，尤其是高度屈光不正的低视力患者，在给予细致验光后矫正视力能达 0.3 以上。

1. 客观验光法 客观验光法（objective refraction）是检查者通过客观检查来判断被检查眼屈光不正的程度和性质的方法。主要的方法是检影法、自动验光仪法、角膜曲率计法等。适用于合作欠佳的患者。

检影法是客观验光的主要方法之一，检影镜将光线投射入眼，通过观察瞳孔区的影动，获得眼屈光状态的信息。

自动验光仪是屈光检查技术和电子计算机技术结合起来的产物。操作简单、速度快，适用于集体普查。但去除调节作用不够完全，因此检查结果只能作临床参考，不能直接做配镜处方。

2. 主观验光法 主观验光法（subjective refraction）是在客观验光的基础上，对客观验光结果进行精细调整，通过被检者对不同镜片的主观视力反应，来获得眼屈光状态信息的一种方法。此方法以患者的视力变化为主要观察目标，因此必须取得患者的合作，也就是说，主观验光法适用于能和检查者合作的患者。

主观验光法包括球镜片法、柱镜法、云雾法、散光表法、交叉柱镜法、红绿二色试验法和自动主观验光仪法等。

3. 睫状肌麻痹验光 由于眼的调节状态会影响屈光的检测，因此，为了准确获得人眼调节静止状态下的眼屈光状态，需使用睫状肌麻痹剂将睫状肌麻痹后验光。这是一种比较准确的获得屈光信息的方法。需要指出的是：对于低视力患者，必须在睫状肌麻痹恢复后，再进行助视器的验配。

对于低视力患者来说，给予矫正屈光不正达到较好矫正视力，在此基础上进行助视器的验配，成功率会有大幅度提高。

由于低视力患者本身眼病可导致屈光间质的异常，再加上视功能下降导致低视力患者在检查中可能配合较差，低视力眼的屈光检查困难较大，可以采用多种方法互补以提高结果的准确性，并在助视器验配之前对屈光度进行复核（详见本教材相关章节）。

实训 2-3 低视力患者的主觉验光

【实训要求】

（一）实训目的

掌握低视力患者的主觉验光法，并注意与一般主觉验光法的区别。

（二）实训方法

1. 仪器和材料 试镜架，镜片箱，视力表，遮盖板，磨砂镜片。

2. 环境准备 检查室内明亮可调节的照明条件，最好是自然光照明。

3. 教师示范。

4. 学生两两一组，分别作为检查者和受试者，交换进行主觉验光检查。

（三）实训时间

2 学时。

【实训程序】

1. 戴上合适瞳距的试镜架，右眼前置有磨砂镜片和测试镜片，遮挡左眼。

2. 远近视力检查。

3. 球镜度数确定 ①根据视力选择较大度数的正负球镜（如 6.0D）作为起始验光球镜

置于右眼前，让受试者比较哪一个镜片下视标更清晰，并将带来清晰感觉的球镜添加在试镜架上；②重复上述步骤，直至相反符号球镜清晰；③试镜架上添加步骤②中检出球镜一半度数球镜；④检查矫正视力。如视力无改善，停止检查；如矫正视力有改善，以步骤③中所加度数为起始验光球镜重复步骤①②③④，直至获得最佳矫正视力。

4. 柱镜度数确定 用 Jackson 交叉柱镜（JCC）确定散光的轴向和散光量。根据球镜全矫后的视力选择合适度数的 JCC 开始验光，操作方法同常规 JCC 操作方法一致。起始度数可高于常规检查。

5. 再次调整球镜 重复程序 3。

6. 重复步骤 1～步骤 5 检查左眼屈光度数。

二、视觉对比敏感度检查

对比敏感度（contrast sensitivity function，CSF）检查引入调制传递函数概念，根据灰度调制曲线的变化制成宽窄、明暗不同的条栅图作为检查视标，以此反映空间、明暗对比二维频率的形觉功能。调制曲线的宽度变化，反映条栅的空间函数；调制曲线的高度变化，反映条栅的明暗对比函数。以空间频率为横轴，它的对比敏感度函数为纵轴，可以绘制出对比敏感度函数曲线，又称调制传递函数曲线。该曲线可以较完整地反映视功能。正常人此曲线为一倒 U 形，或山形、钟形。

视力检查反映的是高对比度（黑白反差明显）下的分辨能力。普通视力表所测得的视力，只表明在视觉对比敏感度曲线上最后一个点的情况，即在最大或 100% 对比情况下，测定识别微小细节（高空间频率）的能力。而对比敏感度函数是在不同空间频率下检测所能看清正弦波光栅的倒数，反映了人眼对不同对比度情况下真实的分辨能力，较好地反映了自然生活状态下的视觉功能状态。例如，某些眼病识别白纸黑字视力表正常，而难以识别灰纸黑字的视力表。某些疾病进行视力检查仍在正常范围，而对比敏感度检查的曲线可出现异常，特别是在高空间频率段的明暗分辨力下降。

常用的检查方法，有 VCTS6000 或 VCTS6500 对比敏感度测试卡或对比敏感度测试仪等。

测试卡横分 5 排，分别标明 A、B、C、D、E，分别代表不同空间频率。A～E 各排均有 8 个不同对比敏感度值的条栅图，条栅图有垂直、左斜、右斜 3 种方向。第 9 个是无条栅图为空白图。1～8 图的对比敏感度值逐渐增加。检查时，先查右眼，再查左眼。VCTS6000 检查距离为 45cm、VCTS6500 检查距离为 3m。先从 A 排图 1 看，当患者认出图 1 条栅方向后，再依次看图 2、图 3……直到被检查者能看清的最后一个图，将此图号记录在记录纸上，再用同样的方法检查 B、C、D、E 各排，并记录，最后得出该患者的对比敏感度曲线。

对比敏感度测试仪如 Takaci-CGT-1000 型自动眩光及对比敏感度检查仪通过光圈变化检查对比敏感度及眩光敏感度，其横坐标为空间频率，其中 6.3°～4.0° 视角为低频，3.5°～1.6° 为中频，1.0°～0.7° 为高频；纵坐标为敏感度阈值，与对比敏感度成倒数。

对比敏感度的检查，对于眼科临床，特别是低视力门诊非常重要。对比敏感度的检查可以作为评价各种疾病的视网膜功能的指标之一，并可早期发现疾病、预测术后视力效果；对于低视力患者，也可以通过对比敏感度的监测，提供视觉疾病的鉴别和病情监测，判断整个视觉系统的功能状态。

三、视野检查

视野（visual field）是指当眼向前方固视某一点时所能看到的空间范围，亦称周边视力。相对于视力的中心视锐度而言，它反映的是周边视网膜即黄斑部注视点以外视网膜的视力。

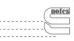

距注视点30°以内的范围称为中心视野，30°以外的范围称为周边视野。

视野是视功能的一个重要方面，世界卫生组织规定视野小于10°者，即使中心视力正常也属于盲。某些疾病可能中心视力较好，但往往视野存留小于10°，也属于盲的范畴，如晚期青光眼、视网膜色素变性等。

视野检查属于心理物理学检查，反映的是被检查者的主观感觉，需要被检查者的配合，因此在检查前需向被检查者说明检查的必要性和注意事项。视野检查结果对于某些眼病的诊断、判断眼病的发展过程、预后和治疗的效果具有重要意义。

低视力患者的康复过程中，有视野缺损者远较无视野缺损者来得困难，因此在视功能检查中要重视视野，同时在助视器验配过程中也要根据低视力患者的实际视野作相应的弥补视野的处理。

视野检查分为动态视野检查和静态视野检查：①动态视野检查（kinetic perimetry）：用大小不同的视标，从视野周边部不同方向向中心移动，记录被检查者刚能感受到视标出现或消失的点。光敏度相同的点构成了该视标检测的等视线，而由不同视标检测出的等视线绘成了"视野岛"。动态视野的优点是检查速度快，适用于周边视野的检查；缺点是小的、旁中心相对暗点发现率低。②静态视野检查（static perimetry）：在视屏的各个设定点，不动视标，通过逐渐增加视标的亮度，记录被检查者感受到的光亮度，也就是该点的阈值或视网膜敏感度。静态视野是以对光的敏感度来对视野的深度作出定量分析。

（一）常用的视野检查的方法

1. 对比法 是以检查者的正常视野与被检查者的视野进行比较的一种简便方法。具体方法为检查者与被检者面对面而坐，距离约1m。若检查右眼时，被检者遮左眼，右眼注视医生的左眼；而医生遮右眼，左眼注视被检者的右眼。医生将手指置于自己与被检者之间等距离处，分别从各方位向中央移动，嘱被检者发现手指出现时即告之，这样检查者就能以自己的正常视野比较被检者视野的大致情况。该方法不需要任何设备，简便易行，但所获得的结果较粗略，无法记录。只能发现较大的周边视野缺损。适用于儿童、智力低下者和卧床行为不便的受检查者或大量体检时。

2. 平面视野计 是一种检测中心30°视野的简便方法，发现较小的视野缺损对于低视力患者的病因诊断非常有意义。方法是黑色屏布1m或2m见方，中心为注视点，屏两侧水平径线15°～20°，用黑线各缝一竖圆示生理盲点。检查时用不同大小的视标绘出各自的等视线。

3. 弧形视野计 是一种简便的动态检测周边视野的方法。该视野计为半径33cm的半环弧形板，检查时，被检查眼注视中心目标，另一眼被遮盖，检查者沿弧的内侧面由周边向中央缓慢移动不同大小、不同色泽的视标，直到被检查眼看到视标，记录弧形视野计上所标明的度数。

4. Amsler方格表 该表为10cm见方的黑底白线方格表，检查距离为33cm，相当于10°范围的中心视野。其纵横边20×20个方格，其中央的白色小圆点为注视点。此方法用于检查中心10°范围的视野，特别是对黄斑疾病的检查具有重要意义。黄斑病变者会感到中央暗影遮盖、直线扭曲、方格大小不一等。检查方法简便易行。

5. Goldmann视野计 为投射式半球形视野计，视标大小、亮度以对数梯度变化，能精确控制；背景照度为31.5asb。视标不是沿着一条子午线移动，可任意变换视标的运动方向。检查者可通过望远镜监视被检查者的眼球位置，并记录被检查者按钮错误。它具有检查准确、敏感，且重复性好的优点。

6. 自动视野计 是由电子计算机程序控制的静态定量视野计。它通过检测被检查者对光的敏感度来定量分析和描述视野缺损的情况、定量测定视网膜光阈值。该视野计具有针对不同疾病的检查程序,如青光眼、黄斑疾病等。

自动视野判读的要点:①视野中央部分正常变异小,周边部分正常变异大,所以中央20°以内的暗点多为病理性的,视野25°~30°上、下方的暗点常为眼睑遮盖所致,30°~60°视野的正常变异大,临床诊断视野缺损时需谨慎;②孤立一点的阈值改变意义不大,相邻几个点的阈值改变才有诊断意义;③初次自动视野检查异常可能是被检者未掌握测试要领,应该复查视野,如视野暗点能重复出来,才能确诊缺损;④有的视野计有缺损的概率图,可辅助诊断。

7. 黄斑微视野检查　传统视野以稳定的中心凹固视为前提,而黄斑疾病通常是旁中心固视,不稳定的偏心固视限制了传统视野测量黄斑暗点的准确性。微视野计结合了眼底照相与自动视野检测技术,将视网膜敏感度地图与眼底图像直接对应,实现了结构检查与功能检测的结合。其眼位追踪系统可即时监测固视,自动补偿眼动,从而精确测定黄斑部位的功能,确定优先视网膜注视点,通过助视器使优先视网膜注视点更好发挥功能。

(二)正常视野

正常人动态视野的平均值为:上方56°,下方74°,鼻侧65°,颞侧91°。即颞侧视野最广,上方视野最窄。正常的颜色视野以白色最广,依次为蓝色、红色、绿色递减。视野的大小受视标的大小、颜色、照明度和检查技术的影响,并且检查者的睑裂大小、鼻梁高低、眶缘凸度、瞳孔大小、头位、屈光状态和合作程度等都对视野的检查结果产生影响。

视盘在视野上为一椭圆形视野缺损,此为生理性的,又叫生理盲点。它是绝对性的阴性暗点。正常人生理盲点的中心在注视点颞侧15.5°,在水平中线下1.5°,其垂直直径为7.5°,横径5.5°。生理盲点大小位置因人而略有变化。

(三)病理性视野

在视野范围内,除生理盲点外,出现其他任何暗点均为病理性暗点。常见的病理性视野有:

1. 向心性视野缩小　视野检查中,各个方向均匀向内收缩,缩小后的视野在形状上与正常视野没有区别。严重的向心性视野缩小可以表现为管状视野,即视野只留注视点附近的一小块区域。向心性视野缩小主要见于视网膜色素变性(彩图2-4,见书末彩插)、青光眼晚期、球后视神经炎(周围型)、周边部视网膜脉络膜炎等。癔症性视野缩小,有颜色视野颠倒、螺旋状视野收缩等现象。

2. 扇形视野缺损　①扇形尖端位于生理盲点,为中央动脉分支栓塞或缺血性视盘病变;②扇形尖端位于中心注视点为视路疾患;③象限盲,为视放射的前部损伤;④鼻侧阶梯,为青光眼的早期视野缺损。

3. 偏盲　以正中垂直子午线或水平子午线将视野一分为二,一半视野缺损,另一半为正常者称偏盲。它对脑部疾病的定位诊断具有重要意义。

(1)同侧偏盲:多为视交叉以后的病变所致。有部分性、完全性和象限性同侧偏盲。部分性同侧偏盲最多见,缺损边缘呈倾斜性,双眼可对称也可不对称。上象限性同侧偏盲,见于颞叶或距状裂下唇的病变;下象限性同侧偏盲,则为视放线上方纤维束或距状裂上唇病变所引起。同侧偏盲的中心注视点完全二等分者,称为黄斑分裂,见于视交叉后视束的病变。偏盲时注视点不受影响者称为黄斑回避,见于脑皮层疾患。

(2)颞侧偏盲:为视交叉病变所引起,程度可不等,从轻度颞上方视野缺损到双颞侧全盲。

4. 暗点　在视野中出现视力减退区域,该区域周围的视力正常或轻度下降,此视力减退区域称暗点(scotoma)。暗点的阴影能被患者自己觉察到的,称为阳性暗点;患者自己觉察不到的称为阴性暗点。阳性暗点主要见于视网膜感觉层以前的病变；阴性暗点见于视网膜感觉层本身细胞的损害及视路等视觉传导系统的疾病。暗点可分为：①中心暗点：位于中心注视点，常见于黄斑部病变、球后视神经炎、中毒性或家族性视神经萎缩等；②弓形暗点：多为视神经纤维束的损伤，常见于青光眼、有髓神经纤维、视盘先天性缺损、视盘玻璃疣、缺血性视神经病变等；③环形暗点：见于视网膜色素变性、青光眼等；④生理盲点扩大：见于视盘水肿、视盘缺损、有髓神经纤维、高度近视眼等。

和视力一样，视野对工作及生活也有很大的影响，视野狭小或缺损者不能从事较大范围活动的工作。对于低视力患者，视野的检查是他们接受教育、工作定向和活动训练的一个重要指标。

四、眩光检查

眩光（glare）检查是与对比敏感度检查密切相关的一种视功能检查方法。

标准视力表所采取的是具有高度对比度的黑白对比视标，并不能反映患者生活中的真实视力。当患者存在角膜斑翳、圆锥角膜、角膜水肿、白内障、玻璃体混浊时，标准视力表所查得的视力可能是在正常范围内，但在白天较亮或夜间较暗的光线下，由于眩光的出现导致视力明显下降。原因在于眼屈光间质不均一，使得眼内光线散射，从而减低了实际到达视网膜的光线的对比度。

由于各种原因引起低视力患者的眩光，将造成患者的不适或视力下降。特别是物品之间对比度的降低，将导致低视力患者在室内活动的困难。眩光分为不适眩光和失能眩光。前者是指由于散射光线导致视觉不适，而不影响分辨率或视力的情况。后者是指由于散射光线在眼内使视网膜成像重叠、视网膜成像的对比度下降，降低了视觉效能和清晰度，甚至不能视物。

眩光的检查常用眩光测试仪（glare tester），如 Innomed Terry 视力分析仪、多种视觉敏感度测试仪和 Miller-Nadler 眩光测试仪等。Takaci-CGT-1000 型自动眩光及对比敏感度检查仪，能同时进行对比敏感度和眩光敏感度两项检查。

该检查对低视力患者的视觉康复有着重要的指导意义和实用价值。如某些眼人工晶状体患者即使视力为 1.0，由于眩光的原因，患者会抱怨在强光下或暗光下无法自如行动。因此眩光检查能反映患者的在日常生活中的实际视功能，并且可以指导患者在日常生活中尽量避免有害的眩光，改善视觉质量。

五、立体视觉检查

立体视觉（stereoscopic vision）也称深度觉（depth perception），是感知物体立体形状及不同物体之间远近关系的能力，立体视觉一般须以双眼单视为基础。许多职业要求有良好的立体视觉，如驾驶员、飞行员、画家、雕塑家以及从事机械精细加工和微电子的人员。在眼科临床中，对斜视、弱视、屈光不正、视力疲劳和某些眼病均需检查立体视觉。

检查立体视觉可以使用综合验光仪、同视机、Titmus、Frisby、颜少明立体视觉检查图谱、与计算机相连的立体视觉检测系统等。常用的有：

1. 综合验光仪　双眼前加偏振光镜片，注视立体视检查视标，左右眼能看到的分别是整体图形的一部分。双眼同时观看，可以看到全部图形并有立体感出现，说明有立体视。双眼同时观看，但只能看到一部分图形，且无立体感，说明无立体视。

2. 同视机　把两张立体视画片放入同视机的插片盒内，双臂摆在重合点附近，正常人能够自然地产生立体视觉。根据画片读数和检查中患者的反应，可以了解患者的立体视功能。

3. Titmus 立体图　双眼戴偏振光眼镜，在 33cm 处注视 Titmus 立体图。立体视锐度由粗到细依次检查，检查时要确保立体图凸出于印刷平面，直到不能分辨，记录能分辨的最小视锐度的秒弧数。立体视锐度如果在 100 秒弧以下为正常立体视，在 100 秒弧以上为粗的立体视。如双眼同时注视仅仅看到单眼的平面图形或雪花状的散点，无立体感，说明无立体视。

对低视力患者的立体视觉检查是为了全面评估患者的视功能，对患者的工作定向提供指导。

六、色觉检查

常见的色觉障碍是一种性连锁隐性遗传的先天性异常，后天性色觉异常又称获得性色觉异常，任何从视网膜到大脑视皮层间的视路上所发生的损害都可以引起后天性色觉异常，如颅脑疾病、某些眼病、全身疾病及中毒等。

色觉检查方法为一种主观检查方法。主要有以下几种：

1. 假同色检查法　假同色图检查法（pseudoisochromatic plates）又称色盲本，是由各种颜色色调不同而亮度相同，或各种颜色的色调相同而亮度不同的色点组成的图形或数字所构成。正常人以颜色来辨别；而色盲者以明暗来识别；色弱者能正确认出图形或数字，但表现出困难或辨认时间延长。标准的假同色图并不适用于后天性获得性色觉异常者，故临床上不推荐用于后天眼病导致视力障碍的低视力患者的检查。

2. 彩色毛线试验法　先给被检查者某一种颜色的毛线，然后将该毛线掺杂在各种颜色的毛线中，嘱被检查者尽快挑选出颜色相同的毛线，根据所选毛线的颜色是否正确或在挑选中是否显得犹豫不决来决定有无色觉障碍。

3. FM-100 色彩试验和 D-16 色盘试验　嘱患者按色调将有色棋子依次排列，根据其排列的顺序正常与否，判断有无色觉障碍及其性质和程度（图 2-5）。

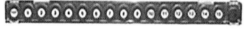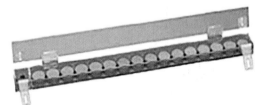

4. 色觉镜　色觉镜（anomaloscope）利用红光与绿光适当混合形成黄光的原理，根据被检者调配红光与绿光的比例是否合适，来判断是否有色觉异常以及色觉异常的性质和种类。

对低视力患者的色觉检查，目的是全面评价他们的视功能，为进一步的工作定向、职业训练和教育提供指导。

图 2-5　色觉检查 D-16 色盘

七、视觉电生理检查

视觉电生理检查是利用仪器检测眼部生物电活动以了解视觉功能的一种方法。它包括眼电图（electrooculogram，EOG）、视网膜电图（electroretinogram，ERG）和视觉诱发电位（visual evoked potential，VEP）。

1. 眼电图　EOG 记录的是眼的静息电位，产生于视网膜色素上皮细胞。暗适应后眼的静息电位下降，此时最低值称为暗谷；转入明适应后，眼的静息电位上升，逐渐达到最大值，即光峰。产生 EOG 的前提是光感受器细胞与 RPE 的接触及离子交换，因此，EOG 异常可反映 RPE、光感受器细胞的疾病，以及中毒性视网膜疾病。一般情况下，EOG 反应与 ERG 反应一致，EOG 可用于某些不接受 ERG 角膜接触镜电极的儿童被检者。它的异常反映的是视网膜色素上皮和光感受器复合体的异常。眼电图也可用于测定眼球位置及眼球运动的生理变化。

2．视网膜电图　ERG 记录的是闪光或图形刺激视网膜后，从角膜电极记录到视网膜的动作电位。它又分为闪光 ERG、图形 ERG 和多焦 ERG。闪光 ERG 主要反映整个视网膜的功能状态；图形 ERG 反映视网膜神经节细胞的功能状态；多焦 ERG 能同时记录中央 30° 视野内 100 多个视网膜位点上的 ERG，反映不同位点视网膜的功能状态。

3．视觉诱发电位　VEP 是视网膜受到闪光或图形刺激后，经视路传递，在视皮层枕叶诱发出的生物电活动。它可用于判断视神经和视路疾病。

视觉电生理检查是一种客观视功能检查方法，因此可用于检查不合作的儿童、智力低下的患者及伪盲者的视功能。对低视力患者，还可以判断使用助视器和功能性训练的治疗效果。

第三节　眼　部　检　查

低视力患者应接受常规的眼科检查，包括一般检查、裂隙灯生物显微镜检查、检眼镜检查和眼科必要的辅助检查，如眼底血管造影和眼科影像学检查等。如果患者的眼部病变仍在活动，则应先治疗眼部活动性病变；只有当眼部活动性病变得到有效地控制变为陈旧性病变时，而且经眼科的各种治疗手段治疗无效时，要考虑使用助视器应用。

一、一般检查

眼部的一般检查主要观察对象是眼附属器的情况，包括：

1．眼睑　注意眼睑及睑缘的位置是否正常、睑裂是否对称、上睑提起及睑裂闭合是否正常、眼睑及睑缘有无异常充血水肿等。

2．泪器　注意泪囊区有无红肿压痛、挤压泪囊有无分泌物溢出。

3．结膜　注意结膜有无异常充血水肿、有无滤泡、瘢痕、睑球粘连等。

4．眼球位置及运动　注意眼球大小有无异常、位置是否对称、运动有无障碍。

5．眼眶　注意两侧眼眶是否对称，眶缘触诊有无缺损、压痛或肿物。

6．眼压　低视力患者的眼压检查是必要的项目之一。因为在低视力门诊经常有患者被检出眼压高于正常而被转回青光眼门诊继续治疗。

二、裂隙灯显微镜检查

裂隙灯显微镜（slitlamp biomicroscope）由两系统组成，即供照明的光源投射系统及供观察的放大系统。可在强光下放大 6～16 倍，不仅能看清楚表浅的病变，而且可以调节焦点和光源宽窄，形成光学切面，看清深部组织及其前后关系。

裂隙灯显微镜检查是眼科最常见的检查方法，主要用于眼前节如结膜、角膜、前房、虹膜、晶状体和前部玻璃体的检查。附加前置镜、接触镜、前房角镜、三面镜，可检查前房角、玻璃体和眼底。再配备前房深度计、压平眼压计、照相机，其用途更为广泛。

角膜检查是裂隙灯显微镜检查的重点。在对低视力患者的病因的所作研究中，角膜混浊是低视力的常见病因之一，而病毒性角膜炎又是导致角膜混浊的常见病因之一。裂隙灯显微镜检查首先要辨别角膜是否有活动性病变存在，如有，则应转诊至角膜病门诊继续治疗；其次，要辨别角膜混浊的程度，是云翳、斑翳还是白斑，角膜混浊程度是否与实际视力相符合，如果角膜仅有轻度云翳而视力低于 0.1，应该进一步检查（如扩瞳检查眼底、电生理检查等），有助于发现角膜以外的眼病。

三、检眼镜检查

常用的检眼镜（ophthalmoscope）有直接和间接两种。直接检眼镜检查，所见眼底为正像，放大约16倍。通常可不散瞳检查，若需详细检查则应散瞳。双目间接检眼镜一般需散瞳检查。所成的倒虚像位于检查者和透镜之间，具有立体感。与直接检眼镜相比，放大倍数较小，但可见范围较大，能比较全面地观察眼底，不易漏诊眼底病变。辅以巩膜压迫器，可看到锯齿缘，有利于查找视网膜裂孔。

眼底检查记录内容：视盘大小、形状、颜色、边界和病理凹陷；视网膜血管的管径大小是否均匀一致、颜色、动静脉比例、形态、有无搏动及交叉压迫征；黄斑部及中心凹光反射情况；视网膜有否出血、渗出、色素增生或脱失，描述其大小形状、数量等；视网膜有无裂孔、脱离；眼底有无隆起不平，如肿物、炎症、渗出和寄生虫等；眼内有无异物。

第四节　眼科影像检查

近年来，随着现代医学影像学检查技术的迅速发展，影像学显示能力不断提高，其应用范围越来越广，影像学检查在眼科疾病的诊断和治疗方案制订过程中起着越来越重要的作用。它可以提供眼部解剖结构和病理变化的信息。

1. X线检查和电子计算机断层扫描（computed tomography，CT）　通常的X线和CT扫描，在评价眼眶和颅内病变等方面很有用。特别是CT扫描已经成为外眼视觉通道的组织结构病变定位和定性最广泛应用的方法。眼部异常包括眼眶骨折、异物、肿瘤、肿瘤钙化、炎性肿物等，都可由X线或CT扫描显示出来。

2. 磁共振成像（magnetic resonance imaging，MRI）　MRI在眼眶和颅内诊断方面有很多应用。MRI可以很好地分辨含水量不同的组织，所以在水肿、脱髓鞘及血管等病变的成像方面优于CT。但MRI禁忌探测磁性异物。

3. 眼部超声检查　眼部超声检查就是利用声能的反射特性，构成波形或图像，来研究一些不能直接看到的组织结构，可以用来探测眼球或眼眶。目前临床常用的有A型超声、B型超声、超声Doppler、超声生物显微镜（ultrasound biomicroscope，UBM），用于眼部活体组织生物测量以及眼内或眶内肿物、视网膜和脉络膜脱离、眼外伤和眼内异物探查等。

4. 眼底血管造影　将造影剂从肘静脉注入，利用特定滤光片和眼底照相机，拍摄眼底血管及其灌注特征。分为荧光素眼底血管造影（fundus fluorescence angiography，FFA）及吲哚青绿血管造影（indocyanine green angiography，ICGA）两种。前者以荧光素钠为造影剂，主要反映视网膜血管的情况；后者以吲哚青绿为造影剂，反映脉络膜血管的情况，有助于发现脉络膜新生血管、渗漏等。

5. 光学相干断层扫描（optical coherence tomography，OCT）　OCT技术是一种高分辨率、非接触性的生物组织成像技术，这项技术可以在活体上获得类似于眼组织病理改变的影像，提高了人们对一些疾病发生发展过程的认识，是继眼科放射诊断、磁共振技术、超声诊断后又一全新的影像学诊断技术。OCT尤其是在分辨视网膜各层位置和结构方面具有不可替代的优势，提高了各种眼底疾病和青光眼的诊断水平，而眼底病变和青光眼正是低视力的常见病因，因此OCT在低视力病因诊断、鉴别诊断、治疗指导等方面有着重要的作用（彩图2-6，见书末彩插）。

6. 光相干断层扫描血管成像技术（OCTA）　是一种快速、无创的新型血管成像技术，可实现视网膜脉络膜血管分层成像，量化病灶血流面积和指定区域血流指数；同时避免了眼底血管造影等有创检查的潜在风险。应用于视网膜血管性疾病、脉络膜新生血管、特发性黄斑中心凹旁毛细血管扩张症及视神经炎等眼底疾病的诊断和治疗随访,在分层显示视网膜各层血管及其血流状态方面表现出独具特色的优势。

7. 广角数码儿童视网膜成像系统(RetCam)　眼底病是儿童低视力常见病因之一,所以,加强儿童的眼底检查在低视力儿童的眼部检查中有重要意义。但由于 KI 患儿往往不能配合检查,使婴幼儿眼底检查成为难点。传统的眼底检查方法是使用间接检眼镜,需要一定的检查经验,检查范围 50°～58°,如果要观察周边眼底的病变需联合巩膜外顶压,增加了婴幼儿的痛苦,并且结果只能靠医生画图记录,主观性很强。现阶段国际先进广角数码儿童视网膜成像系统的引入极大地改变了这一现象,它可观察并记录婴幼儿视网膜图像,为非侵入无创性检查,具有检查范围大(130°),操作简便的特点,能准确记录病变的程度、部位和范围,图像分析直观,便于保存示教、随访、记录医疗结果和远程会诊。由此可见,对低视力儿童进行 RetCam 眼底检查是十分必要的。

8. 角膜地形图(corneal topography)　角膜地形图就是将角膜表面作为一个局部地势,采用不同的方法进行记录和分析。它能够精确测量分析全角膜前表面任意点的曲率,检测角膜屈光力,是研究角膜前表面形态的一种系统而全面的定量分析手段。可进行角膜散光、圆锥角膜的定量分析。对于一些由于屈光不正因素导致的低视力患者的治疗和康复有指导意义。

(董凌燕)

参 考 文 献

1. 王思慧,谢培英. 低视力学. 北京:北京大学医学出版社,2003.

2. 孙宝忱,胡爱莲. 临床低视力学. 北京:人民卫生出版社,2013.

3. 徐亮. 低视力学. 第 2 版. 北京:人民卫生出版社,2011.

4. Corn AL. Foundations of Low Vision: Clinical and Functional Perspective.2rd edition.USA. American Foundation for the blind,2010.

第三章 低视力助视器

第一节 光学助视器

绝大多数低视力患者可以利用自己的残余视力,借助于光学助视器获得不同程度的视觉康复。这就需要视光师掌握低视力光学助视器的基本原理,根据低视力患者的个性化需求和残余视力条件,为低视力患者选择最为合适的光学助视器,以期最大限度地开发患者的生存潜能,改善患者的生存质量。

一、光学助视器概述

1. 光学低视力助视器的定义　可以改善低视力患者生活和工作能力的光学装置称为光学助视器(optical visual aids),借助光学助视器获得的康复视力称为助视器视力。

2. 光学低视力助视器的类别　由于患者视力康复后生活和工作的目的不同而不同,病史采集时应询及患者对于低视力康复的期望。归纳低视力患者对康复视力的需求,以及相应的光学助视器大致如下。

(1)康复远距离视力:部分患者希望视力康复后能看戏、观景和进行户外活动,该种视力称为康复远距离视力,又称行动视力,适用远距离专用助视器。

(2)康复近距离视力:部分患者希望视力康复后能够阅读文件、书刊或从事书写、操作电脑或编织毛线等,该种视力称为康复近距离视力,又分为阅读视力和操作视力,故近距离专用助视器也分为专门支持阅读的专用助视器和同时支持近距离操作的专用助视器。

(3)康复中距离视力:部分患者希望视力康复后能够看电视、打牌、打理家务、看琴谱、钓鱼、种花或修理汽车,该种视力称为康复中距离视力,又称为办公视力。由于视光学将 6m 以内的视力称为近视力,办公视力与近视力仅仅是视网膜的共轭焦面远近不同,通过适当调试近距离专用助视器应可兼顾中距离视力的康复,故统称为近中距离专用助视器。

3. 光学低视力助视器的验配形式　由于低视力患者的情况各不相同,通常低视力门诊并不批量贮备光学低视力助视器库存,而是将不同规格的远距离专用助视器、近(中)距离专用助视器样品有序放置于试戴箱中(图 3-1),在接诊低视力患者时,根据患者的需求、残余视力的条件为患者选择规格适合的光学助视器,并为其试戴,测试矫正视力,评估视力康复的效果，询及患者满意程度，初步训练患者的使用技能。若患者对于矫正效果满意，则视光师视患者的具体情况为其下订单定制光学助视器。助视器试戴箱如同主觉验光的试片箱一样，是低视力康复工作必备的工具。

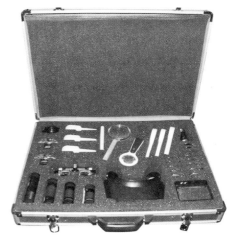

图 3-1　助视器试戴箱

4. 视力低下的分析　低视力（low vision）泛指患眼视力低下达到一定程度（<0.3、20/60 或 40/120），视力低下的属性分为离焦和离像两类。

（1）视力低下属性的分类：

1）离焦：目标光线入眼后所成的焦像面偏离视网膜的现象称为离焦（out focus）。理论上离焦眼的屈光系统、视网膜和视路是基本健康的，只需实施适当的屈光矫正就能使焦像面与视网膜大致重合，就能大幅度提高离焦眼的视力，故离焦性低视力的患病率较低。

2）离像：是指虽经药物、手术和适当的屈光矫正，目标光线入眼后仍不能形成焦像，或形成的焦像不能被视网膜敏锐感知，或焦像被视网膜感知后不能传抵视觉中枢的现象，称为离像（out image），临床上低视力患眼大多数是由离像所致。当然特殊类型的离焦眼最终可以演化为离像性低视力。例如儿童高度屈光不正，未经合适的矫正，也可能因视网膜长期缺乏光刺激，继而诱发离像性低视力。

（2）离焦对于低视力矫正的影响：

1）低视力眼病伴发离焦：从低视力的病因来分析，以离焦为原发病因的低视力眼大约不足 20%，然而许多低视力患眼的主要病因虽然并非离焦，但可能同时伴发一定程度的屈光不正。例如，白化病、圆锥角膜、马方综合征等症，患眼常伴发高度近视或较大的散光；眼球震颤、核性白内障等症常伴发渐进性近视；白内障术后无晶状体眼伴有高度远视。故历来低视力的矫正分为两个主要阶段，第一个阶段是通过矫正离焦使患眼获得尽可能清晰的视力，继而第二个阶段是通过提高分辨率进一步矫正离像。

2）低视力屈光定量的特点：低视力眼的屈光定量比具有正常矫正视力的屈光定量困难得多，首先是客观屈光定量受限，由于很多低视力患者的屈光介质混浊，使得依赖评估视网膜反光性质的客观验光手段受到限制。例如电脑自动验光仪、检影镜等方法很难获得理想的测试结果。其次是患者对主观屈光定量缺乏矫正效果的评价，由于低视力患者通常视力很差，对于主观验光时增减光学试片的焦量、修正柱镜轴位等视网膜投照光微量聚散变化缺乏主观评价。因此有些诊为低视力的患者后来因偶然获得适当的离焦矫正而摘去了低视力的帽子，更有许多低视力患者因不能实施有效的离焦矫正，使离像矫正的效率低下，始终无法开发利用患者的残余视力，是为低视力康复的瓶颈。

（3）离像对于低视力矫正的影响：

1）散射：离像目标光线在进入部分低视力眼以后发生不同程度的散射，不能形成清晰的目标焦像，例如像角膜薄翳、皮质性白内障等症。在残余视力相同的情况下，该种离像性低视力光学助视器矫正效率最低。

2）感知：离像部分低视力眼的视细胞数量低于正常，或视细胞的发育不良，或感光色素水平低下，在目标光线所成的焦像抵达视网膜时，能够被刺激的视细胞数量或质量不足以还原目标信息，例如像全色盲、视网膜色素变性、黄斑病变等症，该种离像低视力患眼可望选择适当的低视力光学助视器进行矫正。

3）传导：离像部分低视力患眼，在目标光线所成的焦像抵达视网膜时，不能将视觉信息冲动传入视觉中枢,例如像视神经萎缩、视路疾患等症,该种离像低视力的残余视力往往很差,必须采用比预计的倍率更高的光学助视器来矫正。

(4)远视力与近视力的比较:

1)远视力表视标和近视力表视标的比较:光学助视器分为远距离专用助视器和中近距离专用助视器两种,能否参考远距离残余视力来验配近距离助视器历来是视光人员关注的问题。远视力表视标和近视力表的视标虽然大小尺寸不同,但在远视力和近视力的标准检查距离对被测眼所张的视角完全相同(图3-2)。故低视力患者的远视力与近视力在理论上应该相等。然而低视力患者的远视力与近视力在实际检测时的确存在着一定差异,见如下述情况。

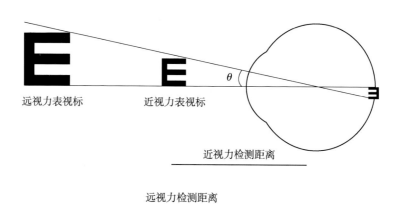

图3-2　远视力和近视力视标尺寸的比较

2)远视力优于近视力见于老视未彻底矫正,或角膜中央部混浊、晶状体中央部混浊或中心视野暗点等症,由于注视近目标使瞳孔缩小,中央部的视野缺损恰好遮盖了影像的入瞳路径。

3)近视力优于远视力见于近视未彻底矫正、不规则性散光、视远性眼球震颤,或角膜周边部混浊,晶状体皮质周边部混浊等症。在低视力配前检查时,若远视力显著低于近视力,则应认真排除上述眼病。

5.低视力康复的基本原理

(1)尺寸相关性放大作用(relative-size magnification):目标的尺寸增大时,其对眼所形成的视角随之增大,视网膜影像也增大,视网膜上有较多的视细胞受到光线刺激而产生兴奋,则有更多的视觉冲动经由视神经传入中枢。如图3-3A所示,A目标尺寸较B目标大,故在视网膜上所成的像也大,产生的视觉冲动也强烈。

通常将阅读物印制成大字、粗体字,或用数码方式输入电脑,自显示屏放大,使低视力患者可以不借助任何低视力光学助视工具而获得较好的视力。

(2)距离相关性放大作用(relative-distance magnification):尺寸大小相同的目标,距离注视眼越近,其对眼所形成的视角越大,视网膜影像也越大,视网膜上受其刺激而产生兴奋的视细胞数量越多,产生的视觉冲动也越强烈。如图3-3B所示,两个大小相同的目标,距眼20cm处的视网膜影像是距眼40cm处视网膜影像的2倍。

近读时,为了看清小字目标,人们常常将阅读物向注视眼移近,借以增大目标对眼所张视角,从而获得较好的视力。

(3)角性放大作用(angular magnification):在目标尺寸和注视距离不变的情况下,目标发出的光线经过光学放大装置后的射出角大于入射角,而光线射出角即为目标通过放大装置后对注视眼所张的视角,由于视角的增大,视网膜的影像也增大,视网膜上受到刺激而产生兴奋的视细胞数量也增加，从而产生了更为强烈的视觉冲动（图 3-3C）。光学助视器绝大多数是借助角性放大作用的原理提高患眼视力的。

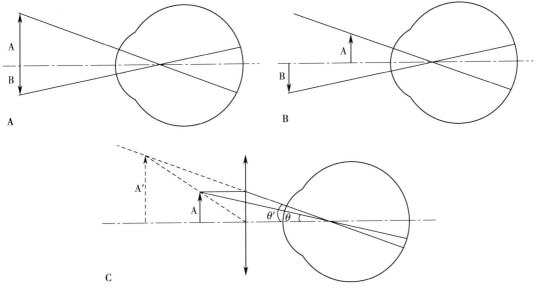

图 3-3 低视力康复的基本原理

二、远距离专用光学助视器

学习目标

1. 掌握：残余远视力与远用望远镜助视器放大倍率的相关性。
2. 熟悉：远用望远镜助视器矫正离像的原理。
3. 了解：远用望远镜助视器矫正离焦的原理。

（一）远用望远镜助视器

1. 远用望远镜的结构：远用望远镜助视器（distance telescope）分为伽利略（Galilean）望远镜和开普勒（Keplerian）望远镜。主要光学结构包括物镜和目镜，物镜离注视目标较近，为正透镜；目镜离注视眼较近，若为伽利略望远镜，目镜为比物镜焦量大得多的负透镜，若为开普勒望远镜，目镜为比物镜焦量大得多的正透镜。

2. 望远光学装置的角性放大原理

（1）伽利略望远镜：5m 以外的目标物发出的准平行光线，通过正透镜物镜 F_1 后发生聚合，本应该形成第二主焦点，但在光线尚未完全聚合以前，遇到了比物镜焦量大得多的负透镜目镜 F_2，原来聚合的光线被适量散开。若将目镜的第二主焦点与物镜的第二主焦点相重合，则物镜的聚合度恰好被目镜的散开度所抵消，出离目镜的光线为平行光线。则 5m 以外的目标物所发出的准平行光线，通过望远镜的物镜和目镜等光学结构后，仍为平行光线，注视目标能被观察正视眼在调节静止的情况下所看清。但光线通过望远镜光学结构后的射出角 θ' 大于光线的入射角 θ，则望远光学装置产生了角性放大作用，放大后的像为直立的正像（图 3-4A）。

如图 3-4A 所示，设：光线入射角为 θ，光线射出角为 θ'。物镜焦距为 f_1，焦度为 F_1。目镜焦距为 f_2，焦度为 F_2。像移距离为 h，放大倍率 M 可计算如下：

$$M = \frac{tan\theta'}{tan\theta} = \frac{h}{f_2} \div \frac{h}{f_1} = \frac{f_1}{f_2} = \frac{F_2}{F_1}$$

公式 3-1

例 3-1 设：望远镜的物镜焦度为 +4.00D，目镜焦度为 −12.00D。

求：望远镜的放大倍率。

解：$M = \frac{F_2}{F_1} = \frac{12}{4} = 3(\times)$

（2）开普勒望远镜：平行光线通过正透镜物镜 F_1 后在第二主焦点发生聚合，光线聚合并散开以后，遇到了比物镜焦量大得多的正透镜目镜 F_2，原来散开的光线被适量聚合。若将目镜的第一主焦点与物镜的第二主焦点相重合，则光线通过物镜聚合后的散开度恰好被目镜的聚合度所抵消，出离目镜的光线为平行光线。平行目标光线通过望远镜的光学结构后，仍为平行光线，注视目标能被正视眼在调节静止的情况下所看清。但光线通过望远镜光学结构后的射出角 θ' 大于光线的入射角 θ，则望远光学装置产生了角性放大作用，放大后的像为倒像。

显然开普勒望远镜的镜筒比伽利略望远镜要长得多，因为伽利略望远镜镜筒长度为目镜焦距与物镜焦距的差值，而普勒望远镜的镜筒为目镜焦距与物镜焦距的和值（图 3-4B）。

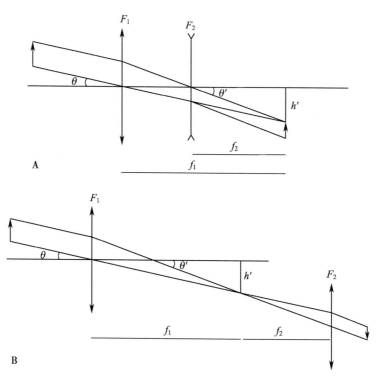

图 3-4 望远镜光学装置的角性放大原理

3. 伽利略望远镜与开普勒望远镜的区别

（1）伽利略望远镜优点是镜筒短，整体结构轻，视野较大，适宜制作成双筒眼镜式助视器，在双眼均有视力的情况下可以支持立体视觉。缺点是像差较大，制作高倍率望远镜时因中心部与周边部产生的焦面差，不得不缩小视野，故通常放大倍率<4×（图 3-5A）。

（2）开普勒望远镜优点是放大倍率高，可制作 4～8× 的望远镜，且可通过双合透镜的设计，使视像质改善。缺点是目镜输出的倒像须经三棱镜折射才能成为直立的正像，导致整体结构沉重，由于镜筒长，使视野缩小，适宜制作单筒手持式助视器，不能支持双眼视觉（图 3-5B）。

为了便于记忆和分析，兹将伽利略望远镜与开普勒望远镜的区别列表如下（表 3-1）。

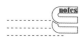

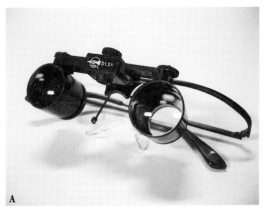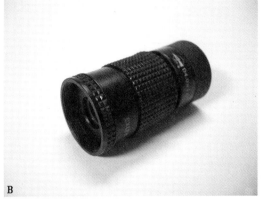

图 3-5　伽利略望远镜与开普勒望远镜

表 3-1　伽利略望远镜与开普勒望远镜的区别

	镜筒	重量	视野	形式	双眼视觉	视像质	倍率
伽利略望远镜	短	轻	大	眼镜式	支持	差	<4×
开普勒望远镜	长	重	小	手持式	不支持	好	4～8×

（二）远用望远镜助视器矫正离像的原理

1. 根据现存低远视力求矫正望远镜倍率　通常将低视力眼能看清 0.4 远视标作为远视力康复的最低标准，当然根据患者的需求也可以将康复视力适当增减。设患眼通过常规屈光矫正后，其残余远视力在 500cm 处能看清的最小视标的标高为 h，若能通过望远镜的角性放大作用将 0.4 远视标的标高放大到与 h 视标等大，则患眼就应该能看清 0.4 的远视标（图 3-6）。

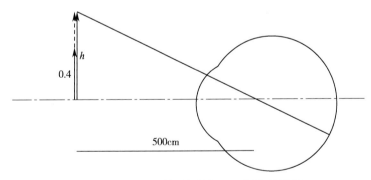

图 3-6　远用望远镜助视器矫正远视力的原理

2. 确定远用助视器的倍率

（1）计算法：如上所述，助视器放大倍率应该等于残余远视力标高与 0.4 标高的比值，因视标的标高与视标的视角正相关，而小数视力值为视标视角的倒数，故远助视器的放大倍率也可以用 0.4 与残余小数远视力的比值来表示（公式 3-2）。

$$M = \frac{0.4}{V_d}$$

公式 3-2

公式 3-2 中的 0.4 为通常预期的康复视力，若患者的预期康复视力为 0.5 或 0.6，也可以将 0.5 和 0.6 代入式中进行计算。

例 3-2　设：患者的低远视力为 0.08、0.16、0.2。

求：使患者看清 0.4 视标的远用望远镜助视器的放大倍率。

解1：$M_1 = \dfrac{0.4}{0.08} = 5.0(\times)$

解2：$M_2 = \dfrac{0.4}{0.16} = 2.5(\times)$

解3：$M_3 = \dfrac{0.4}{0.2} = 2.0(\times)$

例3-3　设：患者的低远视力为0.1、0.2。

求：使患者看清0.5视标的远用望远镜助视器的放大倍率。

解1：$M_1 = \dfrac{0.5}{0.1} = 5.0(\times)$

解2：$M_2 = \dfrac{0.5}{0.2} = 2.5(\times)$

（2）查表法：低远视力的矫正特点在于注视距离为5m固定不变，在实际验配中，只需根据患者的残余低远视力去选择能使患眼看清0.4远视标的远用望远镜倍率即可，为免除计算的麻烦，兹将不同的残余低远视力的眼获得0.4行动视力所需的远用望远镜助视器的近似倍率列表如下（表3-2），通常Ⅱ级低视力可以选择1.6~3.2×的双目远用望远镜助视器，由于工艺上的限制，Ⅰ级低视力只能选择4.0~8.0×的单目远用望远镜助视器。

表3-2　根据残余低远视力选择远用望远镜助视器的倍率

	残余低远视力							
	0.05	0.06	0.08	0.1	0.126	0.16	0.2	0.25
望远镜助视器的倍率(×)	8	6.6	5	4	3.2	2.5	2	1.6

3. 低远视力的矫正尺度　低视力的矫正是以残余视力为依据的，在检测距离不变（5m）的情况下，根据残余视力求望远助视器的倍率。通常以恰能看清0.4视标的最低放大倍率为度，若放大倍率过高，虽然目标物更大，但会导致视野缩小（图3-7）。因此在实际验配时，应以看清0.4视标为起点，逐渐降低放大倍率，使患者在清晰度和视野范围两者间找到相对理想的平衡点。视光师不能一味追求提高视力牺牲患眼的视野。

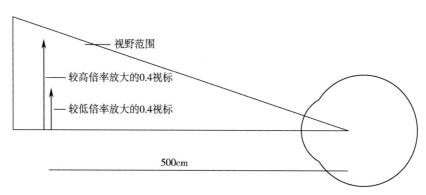

图3-7　远用望远镜助视器的倍率与视野的关系

（三）远用望远镜助视器矫正离焦的原理

1. 目镜后眼镜　该方法最为简单，即将配戴眼适宜的屈光不正处方制作成常规框架眼镜，根据配戴者的瞳距将倍率合适的远用望远镜助视器安放在镜架上，即在常规框架眼镜前方固定远用双目望远镜（图3-8）。在残余视力较差时，由于只能选择远用单目望远助视器，在需要看远时，将望远镜的目镜附着在框架眼镜前表面上使用。即利用望远镜的角性放大作用，将常规光学眼镜所看到的相对清晰的影像适当放大。

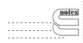

2. 望远镜调焦

（1）调焦控制光线的聚散：在镜筒为标准长度的状态下，出离望远镜目镜的光线为平行光线，正视眼在调节静止的情况下可通过望远镜看到放大的位于 5m 以外的目标。当缩短镜筒时，出离目镜的光线形成散开光线，望远镜整体显示负透镜特性，可用于矫正近视眼。反之当延长镜筒时，出离目镜的光线形成聚合光线，望远镜整体显示正透镜的特性，可用于矫正远视眼。故屈光不正眼在应用远用望远镜助视器时，可通过适当调整望远镜的镜筒长度，使望远镜的射出光线发生适量聚散，以适应屈光不正眼的屈光异常，使入眼光线聚焦于视网膜。

（2）望远验光仪：基于望远镜调焦可以矫正屈光不正的特性，临床制成主观望远验光仪。该仪器为伽利略双目望远镜，已知望远镜的镜筒长度与射出光线的聚散度呈线性关系，采用准直仪校准，使望远镜射出光线为标准平行光线，在调焦手轮边缘作一参照游标，使之与镜筒上的焦量刻度 0 位相对应。以已标定的 0 位焦量刻度为平光位，旋动调焦手轮使镜筒长度发生变化，将调焦手轮的旋程所表征的镜筒长度折合成近视或远视屈光焦量，印制在镜筒上。检测时，由被测者通过远用望远镜注视 5m 以外远目标，适当旋动调焦手轮，使屈光不正眼通过远用望远镜所看到的远目标达到相对清晰，此时根据参照游标所指的镜筒上的焦量刻度即可大致定量被测眼的屈光状态（图 3-9）。

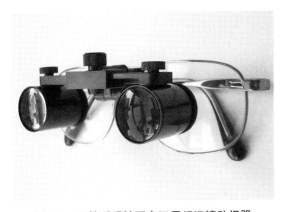

图 3-8　目镜后眼镜配合远用望远镜助视器

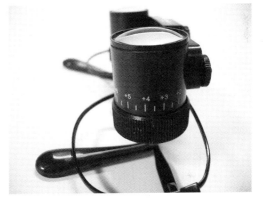

图 3-9　望远验光仪

在常规屈光定量时，由于低视力眼视觉钝化，患者对于光学试片的增减导致视标清晰度的变化缺乏主观判断，望远验光仪的应用价值尤为重要。事先采用望远验光仪进行粗略的屈光定量，然后用系列光学试片进行主觉验光已成为低远视力验光的主要模式。

3. 物镜帽

（1）物镜帽的用途：通常远用望远镜的调焦范围是有限的，仅 5.00D 左右，远不能满足高度屈光不正眼的矫正需求，且通过调整望远镜的镜筒长度来改变射出光线的聚散度并不能矫正被测眼的散光。若选择采用目镜后眼镜矫正屈光不正，由于望远镜的目镜直径远小于框架眼镜直径，则高度近视眼负透镜周边部无效区厚而沉重，且光学影像畸变较为严重。遇到伴发高度屈光不正的低视力眼，则考虑在物镜前套接光学透镜，称为物镜帽（objective cap），可以高效简便地对屈光不正进行矫正（图 3-10A）。

（2）物镜帽的定量：目标光线通过物镜帽透镜，再通过远用望远镜后的射出焦度发生改变（图 3-10B），射出焦度的计算方法如公式 3-3 所示。

$$D_a = D_o \times M^2 \qquad\qquad 公式 3-3$$

式中 D_a 为射出焦度，D_o 为物镜帽透镜焦度，M 为远用望远镜的倍率。

例 3-4　设：验光处方为 −8.00−3.00×165，望远镜助视器的放大倍率为 2×。

求：物镜帽处方。

解：$D_o = \dfrac{D_a}{M^2} = -2.00 - 0.75 \times 165$

为免除计算上的麻烦，兹将物镜帽透镜通过不同倍率的远用望远镜后所显示的射出焦度列表如下（表3-3）：

表 3-3　物镜帽透镜通过不同倍率的远用望远镜的射出焦度

物镜帽透镜焦度 /D	远用望远镜的倍率（×）		
	2.0	2.5	3.0
0.25	1.00	1.50	2.25
0.50	2.00	3.00	4.50
0.75	3.00	4.50	6.75
1.00	4.00	6.25	9.00
1.25	5.00	7.75	11.25
1.50	6.00	9.25	13.50
1.75	7.00	11.00	15.75
2.00	8.00	12.50	18.00

（3）物镜检测帽：物镜检测帽上有两个投片槽，分别用来投放常规验光试片箱的球镜与柱镜试片。物镜检测帽前表面印有子午轴向，用于定量柱镜试片的轴向（图3-10C）。将物镜检测帽套接在选定倍率的远用望远镜物镜前方，在视标放大的条件下，根据实际情况定量物镜帽的处方，可望显著提高屈光矫正的成功率。

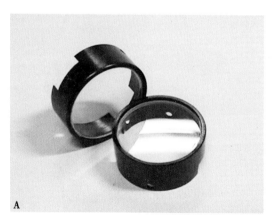

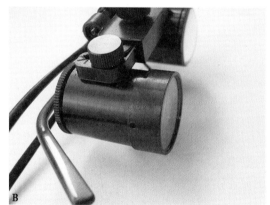

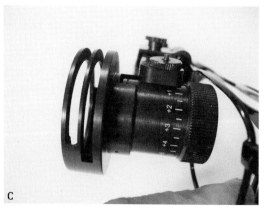

图 3-10　物镜帽和物镜检测帽

（四）远距离专用助视器的主要类型

1.**卡式远用望远镜助视器**　患者本身有合适的框架矫正眼镜，卡式远用望远镜后侧附有弹性簧片，可将望远镜稳定地卡在框架眼镜上（图 3-11A）。卡式远用望远镜助视器为伽利略式望远镜，放大倍率 2.0～3.0×，焦距可根据需要调整，视距范围约为 70cm 至无限远。

2.**双目远用望远镜助视器**

（1）助视器整体形似眼镜，镜片部分为远用矫正眼镜，镜片前方安放双目远用望远镜（图 3-11B），附加光心距手轮，可调整双目望远镜双侧光轴的间距。双目眼镜式远用助视器通常为伽利略式望远镜，放大倍率 2.0～3.0×，调焦视距范围约为 70cm 至无限远。

（2）盔式远用望远镜助视器由额带和顶带围成头盔，附有双目望远镜，取其承重好，位置稳定（图 3-11C）。为伽利略式望远镜，放大倍率 3.0～4.0×，调焦视距范围约为 40cm 至无限远，视野为 20°左右。由于焦距较短，可以兼顾中近距离的低视力矫正。

3.**单目远用望远镜助视器**在需要时采取手持法使用（图 3-11D），为开普勒式望远镜，放大倍率为 4.0～8.0×，调焦视距范围为 33cm 至无限远。

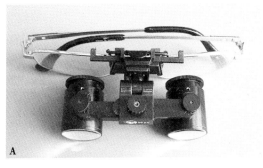
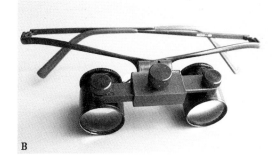
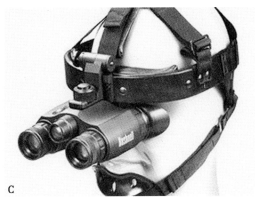
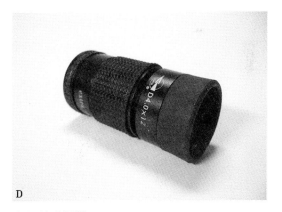

图 3-11　系列远用望远镜助视器

4.**接触镜望远镜助视结构**适用于高度近视眼，患者戴过矫的高度近视接触镜，作为望远镜的目镜，再戴一副合适的正透镜框架眼镜，作为望远镜的物镜。例如患眼近视处方为 −10.00D，可考虑配戴 −18.00D 软性接触镜，选配 +9.00D 的框架眼镜，这种特殊的望远镜结构可使患眼获得 2.0× 的放大效果。

5.**无晶状体眼望远镜助视结构**适用于白内障术后无晶状体状态，无晶状体眼相当于大约 −12.00D 的目镜，患者将 +3.00D 的手持放大镜放置在眼前 25cm 处，可获得大约 4.0× 的放大效果。

三、近距离(中距离)专用光学助视器

> **学习目标**
>
> 1.掌握:根据现存低近视力求助视器的注视距离和总焦度。
> 2.熟悉:近用助视眼镜、复式近用助视眼镜、近用望远镜助视器、立式放大镜和手持放大镜的结构原理。
> 3.了解:阅读帽与近用非调焦望远镜、立式放大镜与正焦度眼镜的协同作用。

(一)近距离(中距离)专用助视器矫正低视力的原理

1.根据现存低近视力求助视器的注视距离和总焦度

(1)康复近视力的标准:低近视力康复标准颇难界定,因近视力的用途复杂,可用于阅读、书写、精细操作,以至于支持1~2m范围内的中距离工作。即使是同一项用途,目标大小的变化对于视力的需求也不相同,因此康复近视力的标准应该根据实际需要灵活界定。

通常认为最低康复近视力至少优于分辨极限1倍以上。近视力表是用于考察眼的分辨极限的工具,通常功能性近视力工作很少动用眼的分辨极限,近视力必须优于分辨极限1倍以上才能胜任长久的近视力工作。如书写时的字体尺寸大小常大于0.1近视标,因此必须有0.2以上的近视力才能支持较长时间的书写。书报上的小五号字的尺寸大小约为0.22mm,相当于30cm近视力表的0.2近视标,因此须看清0.4近视标才能支持患眼长时间阅读书报。

(2)使0.4近视标对注视眼所张视角等于残余视角:如果将低视力患者看清30cm视力表的0.4视标作为低近视力康复的标准,设患眼在30cm处能看清的最小近视标的标高为h,近视标h对患眼所张的残余视角为β,若将30cm视力表的0.4近视标逐量向患眼移动,当0.4近视标的标高恰能对注视眼张β视角时,则患眼就应该能看清0.4的近视标(图3-12)。

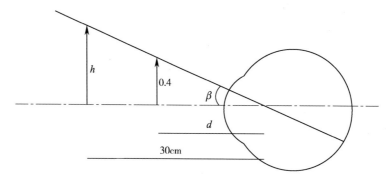

图3-12　近用助视器矫正低近视力的原理

(3)确定近用助视器的注视距离和助视总焦度:当0.4近视标对被测眼所张视角等于残余视角时,视标与眼的结点间距即为患眼恰能看清0.4近视标的注视距离,但0.4近视标在这一距离对注视眼有一定的散开度,须在注视眼前放置一焦距等于注视距离的正透镜才能恰好抵消0.4近视标对注视眼的散开度,使0.4近视标发出的光线通过正透镜成为平行光线被患眼所看清,故注视距离的倒数为患眼看清0.4近视标所需的正透镜助视总焦度。

2.确定近用助视器助视总焦度和注视距离

(1)计算法:如上所述,低近视力矫正的主要特点是由残余视力决定残余视角,由残余

视角决定注视距离,由注视距离定量助视总焦度。由于已知残余视力的小数视标值为残余视角的倒数,残余视角与注视距离负相关,注视距离与助视总焦度负相关,因此理论上可以推定残余视力的视标值与助视总焦度成负相关。经验证实,常数 1.35 与残余视力的比值即为患眼看清 0.4 近视标的助视总焦度,而助视总焦度的倒数即为适宜的注视距离(公式 3-4、公式 3-5)。

$$D = \frac{1.35}{V_n} \qquad\qquad 公式\ 3\text{-}4$$

$$d = \frac{1}{D} \qquad\qquad 公式\ 3\text{-}5$$

式中 D 为患眼看清 0.4 近视标所需的正透镜总焦度,单位为 D,V_n 为患眼的残余近视力,d 为被测眼看清 0.4 近视标的注视距离,单位为 m。

例 3-5　设:患者测定低近视力为 0.08、0.16、0.2。

求:使患者看清 0.4 近视标的注视距离和正透镜总焦度。

解 1:低近视力为 0.08

$$D=1.35/0.08=16.87（D）\qquad d=1/16.87=0.059（m）$$

解 2:低近视力为 0.16

$$D=1.35/0.16=8.44（D）\qquad d=1/8.44=0.118（m）$$

解 3:低近视力为 0.2

$$D=1.35/0.2=6.75（D）\qquad d=1/6.75=0.148（m）$$

(2)查表法:为免于计算的麻烦,兹将不同低近视力的患眼看清 0.4 近视标的助视器总焦度和注视距离列表如下(表 3-4)。

表 3-4　根据残余低近视力选择看清 0.4 近视标的助视总焦度和注视距离

	残余低近视力								
	0.05	0.06	0.08	0.1	0.126	0.16	0.2	0.25	0.32
正透镜总焦度 /D	27.00	22.00	17.00	13.50	10.50	9.00	7.00	5.50	4.50
注视距离 /cm	3.8	4.5	6.0	7.5	9.5	11.0	15.0	19.0	24.0

3. 低近视力矫正尺度　低近视力的矫正以残余视力为依据,根据残余视力的标高对患眼所张残余视角求助视器的助视总焦度和注视距离。通常以恰能看清 0.4 视标的最低助视总焦度为度,若助视器的助视总焦度过高,虽然注视目标更大,但会导致注视距离缩短,用眼疲劳困难(图 3-13)。因此在实际验配时,应以看清 0.4 近视标为起点,逐量降低助视总焦度,使被测者在清晰度和注视距离两者间找到相对理想的平衡点。视光人员不能一味追求提高视力而牺牲患者的注视距离。

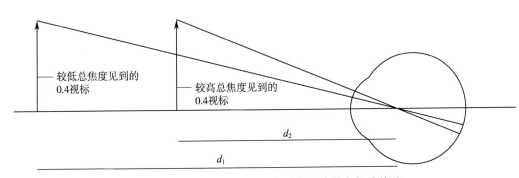

图 3-13　近用助视器总焦度与注视距离的负相关关系

（二）近距离（中距离）助视器的类型

1.近用助视眼镜

（1）矫正原理：近用助视眼镜外观与常规框架眼镜相同，仅为正焦度较高的常规框架眼镜。通常的老视眼镜正焦度为 +1.00～+4.00D，而近用助视眼镜的正焦度最低从 +4.00D 开始，最高可达到 +20.00D 以上（图3-14）。

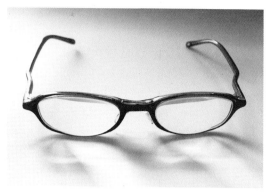

图3-14 近用助视眼镜

正透镜有一定的角性放大作用，然而正透镜的角性放大作用与眼镜的镜眼距相关，因为近用助视眼镜的镜眼距极小，这种角性放大作用对低视力的矫正作用可以忽略，故近用助视眼镜主要并非是利用正透镜的角性放大作用来提高视力的。在戴上正透镜后，近目标的入眼焦像面被正透镜会聚到视网膜前方，使目标模糊不清，患者不得不将近目标向注视眼移近，增加近目标对注视眼的散开度，用以抵消正透镜所产生的会聚作用，从而使通过透镜的焦像面与视网膜共轭，被注视眼所看清。由于阅读物的移近，增大了目标对于注视眼所张的视角，增大了视网膜影像，故近用助视眼镜实际上是利用距离相关性放大作用提高患眼视力的。

（2）光心距的计算：双眼采用框架眼镜注视近目标时，由于注视距离缩短，若双眼均有视力，为了维持双眼融像，双眼必须产生足够的集合。而框架眼镜距注视眼有一定的距离（约为12mm），因此近用助视眼镜的视线距较远用眼镜的视线距适量缩小，故若要使注视眼的视线通过近用助视眼镜的光学中心，近用助视眼镜光心距必须适量小于患眼的视远瞳距。近用助视眼镜的光心距可根据公式3-6求得。

$$P_n = P_d \times \frac{N_d - 1}{N_d + 1} \qquad\qquad 公式3\text{-}6$$

式中 P_n 为近光心距，P_d 为视远瞳距，单位均为 mm，N_d 为目标距双眼回旋点连线的垂直距离，单位为 cm。

例3-6 设：视远瞳距为65mm，注视距离为10cm。

求：近用助视眼镜的光心距。

解：$P_n = 65 \times \dfrac{10-1}{10+1} = 53（mm）$

（3）附加集合补偿：双眼采用较高度的正焦度透镜注视近目标时，在阅读距离缩短的同时，几乎完全不用调节。但若双眼均有视力，则必然产生过度的集合才能使双眼融像，这就要求双眼动员足够的融像性集合来替代调节性集合。为了减轻集合性疲劳，并维持双眼融像，就必须设法减轻双眼的集合。

常用的办法是在眼镜透镜上附加适量底向内的三棱镜来达到减轻双眼集合的目的。在实际验配中发现，当缩小正焦度透镜的近光心距时，若双眼视线自正透镜的光学中心外侧通过（即适量保持视远视线），则正透镜即可起到底向内的移心棱镜的作用。患眼能自行调整视线指向，在向光学中心移动的过程中，寻求适量的移心棱镜来补偿集合。若发现不能克服的集合性疲劳甚至双眼复视时，可试采用在双眼镜片上附加适量底向内的三棱镜来解决，方法为从眼镜透镜焦度达到5.00D开始，每增加1.00D焦度，双眼各增加1△基底向内的三棱镜。通常将近用助视眼镜总焦度置入试镜架，并将试镜架调整为患者近用光心距进行试戴，按照上述定量方法将基底向内的三棱镜试片置入试镜架，并适量增减三棱镜量值，直至被测眼能够接受。

例 3-7　设：近用助视眼镜的焦度为 +9.00。

求：近用助视眼镜的集合补偿处方。

解：OD：+9.00D/4$^{\triangle}$（BI）

OS：+9.00D/4$^{\triangle}$（BI）

2. 复式近用助视眼镜

（1）结构：已知近用助视眼镜是依赖距离性相关性放大作用来矫正低近视力的，近视力越低则注视距离越短。若采用近用助视眼镜矫正视力较差的低视力因注视距离过近，导致近光心距过小，补偿棱镜过大，加之高度正透镜产生的像差诱使影像畸变、色散效应，患者戴镜后不能耐受持久注视近目标，实际上已没有多少实用价值。为了缓解上述困难，在近用眼镜助视器的基础上演化出复式近用助视眼镜。基本结构分为前后两片正透镜，后片为 +4.00~+8.00D 的近用助视眼镜，前片则采用 Halberg 片夹在眼镜鼻梁上，套接一个焦度为 +8.00~+12.00D 双光心透镜（图 3-15）。

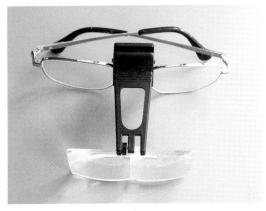

图 3-15　复式近用助视眼镜

（2）总焦度计算：复式近用助视眼镜实质上是将近用助视眼镜的高度正焦度透镜拆分为前后两片较低的正焦度透镜，两片正焦度透镜间距为 5cm 左右，形成厚透镜结构。目标光线对于患眼产生的散开度通过前片透镜发生部分会聚，继而通过后片透镜形成二次会聚，射出光线为平行光线，可以被注视眼所看清（图 3-16）。

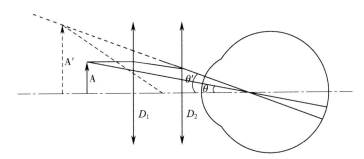

图 3-16　复式近用助视眼镜的矫正原理

厚透镜光学结构的前界面为前片透镜，后界面为后片透镜，厚度为两透镜间距，折射率约等于空气。如此复式近用助视眼镜的总焦度可由厚透镜公式计算如下。

$$D=D_1+D_2-dD_1D_2 \qquad\qquad 公式 3-7$$

式中 D 为复式近用助视眼镜总焦度，D_1 为前片透镜焦度，D_2 为后片透镜焦度，d 为两片透镜的间距，单位为 m。

例 3-8　设：复式近用助视眼镜前片透镜焦度为 +10.00D，后片透镜焦度为 +4.00D，两片间距为 0.05m。

求：复式近用助视眼镜的总焦度。

解：D=10+4-0.05×10×4=12.00（D）

复式近用助视眼镜不同焦度规格的后片透镜与前片透镜组合可产生不同的总焦度（表 3-5）。

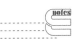

表3-5 不同焦度规格组合的复式近用助视眼镜的总焦度　　　　单位：D

后片透镜焦度	前片透镜焦度		
	8.00	10.00	12.00
4.00	10.4	12.00	13.60
6.00	11.60	13.00	14.40
8.00	12.80	14.00	15.20

（3）注视距离的计算：如图3-16所示，复式近用助视眼镜的注视距离应该等于厚透镜结构的前顶焦距加上两片透镜间距。厚透镜结构的前顶焦度可由公式3-8计算得出。

$$D_a = \frac{D}{1-dD_2}$$ 公式3-8

式中 D_a 为前顶焦度，D 为厚透镜总焦度，D_2 为后片透镜焦度，d 为两片透镜的间距。

例3-9　设：复式近用助视眼镜总焦度为+12.00D，后片透镜焦度为+4.00D，两片间距为0.05m。

求：复式近用助视眼镜的前顶焦度 D_a 和前顶焦距 f_a。

解：$D_a = \frac{12}{1-0.05\times4} = 15.00(D)$

$$f_a = \frac{1}{15} = 0.066(m)$$

上例复式近用助视眼镜的总焦度为+12.00D，注视距离等于0.066m加上0.05m，约为11.6cm。而总焦度同为+12.00D的近用助视眼镜的注视距离为8.3cm。因此复式近用助视眼镜在一定程度上延长了患眼的注视距离。

（4）集合需求计算：由于注视距离的延长，复式近用助视眼镜的集合需求相应减小，融像性集合的要求较小，比较容易适应。集合需求可利用公式3-9求出。

$$C = \frac{p}{d}$$ 公式3-9

式中 C 为集合需求，p 为视远瞳距，d 为注视距离。

例3-10　设：远瞳距为6cm，总焦度同为12.00D，近用助视眼镜的注视距离为8.3cm，复式近用助视眼镜的注视距离为11.6cm。

求：比较近用助视眼镜和复式近用助视眼镜的集合需求。

解：近用助视眼镜的集合需求 $C_1 = \frac{6}{0.083} = 72.3(\Delta)$

复式近用助视眼镜的集合需求 $C_2 = \frac{6}{0.116} = 51.7(\Delta)$

（5）放大率的分析：复式近用助视眼镜的矫正原理与近用助视眼镜有相同之处，患者为了看清近目标，被迫将目标移近注视眼，由于目标的移近增大了对于患眼所张的视角，产生了距离相关性放大作用。不同的是复式近用助视眼镜的光学中心前移，其所产生的角性放大作用已经不可忽略。如例3-11所述复式近用助视眼镜总焦度为+12.00D，产生约为1.6×角性放大作用，而焦度同为+12.00D近用助视眼镜的角性放大率仅为1.19×。

Ⅱ级低近视力采用近用助视眼镜进行矫正并无困难，通常不采用复式近用助视眼镜矫正，Ⅰ级低近视力采用复式近用助视眼镜矫正时适当考虑其角性放大作用，前后透镜焦度可试采用表3-6的组合方案。

表 3-6　复式近用助视眼镜矫正低近视力的前后透镜组合方案

低近残余视力	后片透镜焦度 /D	前片透镜焦度 /D	前片透镜距注视目标 /cm
0.1	4.00	8.00	7.7
0.08	4.00	10.00	6.6
0.06	6.00	12.00	4.9
0.05	8.00	12.00	3.9

3. 近用望远镜助视器

（1）近用望远镜助视器的结构：近用望远镜助视器的主要结构为伽利略远用望远镜附加阅读帽（reading cap）。因为当采用远用望远镜看近时，近目标的光线通过远用望远镜后呈显著散开状态，其散开度等于目标对望远镜物镜的散开度乘以望远镜倍率的平方。

$$D_a = D_o \times M^2 \hspace{4cm} \text{公式 3-10}$$

式中 D_a 为近目标光线通过望远镜后的散开度，D_o 为近目标光线对眼的散开度，M 为望远镜倍率。

例 3-11　设：用 2.0× 的远用望远镜看 25cm 的近目标。

求：望远镜射出光线的散开度。

解：$D_a = \dfrac{1}{0.25} \times 2^2 = 16.00（D）$

注视眼需付出与望远镜射出光线的散开度等量的调节力才能看清近目标，而正常眼无法满足如此高的调节度。若在望远镜前加 +4.00D 的阅读帽，则 25cm 的近目标发出的散开光线通过阅读帽的聚合后进入望远镜已成为平行光线，注视眼通过望远镜犹如在看无限远，出离望远镜的光线也为平行光线，故目标即可被注视眼清晰看见（图 3-17）。

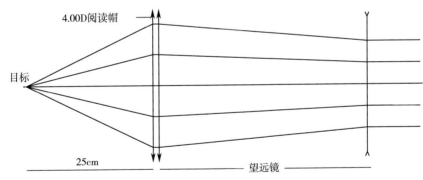

图 3-17　阅读帽控制进入望远镜光线散开度的原理

（2）阅读帽的定量：如前所述，若将远用望远镜前加上适当焦度的阅读帽就可以兼作近用望远镜使用，但由于阅读帽的装卸较为麻烦，故远用望远镜通常不兼作近用望远镜使用。常用的近用望远镜则采取将阅读帽的焦度合并到望远镜的物镜上，阅读帽的焦度由注视距离决定，其焦度为注视距离的倒数。例如阅读距离为 40cm，阅读帽焦度为 +2.50D，阅读距离为 20cm，阅读帽焦度为 +5.00D。

（3）近用望远镜的非调焦式设计：已知望远镜调焦可以控制射出光线的聚散度，由于已经采用阅读帽精确控制了射出光线为平行光线，因此通常近用望远镜为非调焦式设计，避免调焦对阅读帽功能的干扰（图 3-18A）。

（4）近用望远镜助视器助视总焦度的计算：由于低近视力的矫正的基本原理是根据残余视角求助视器的注视距离和助视总焦度，故在选择近用望远镜助视器时须先计算助视总焦度，计算公式如下。

$$D_e = M \times D_r$$ 公式 3-11

式中 D_e 为望远镜加阅读帽的总焦度，M 为望远镜倍率，D_r 为阅读帽的焦度。

例 3-12　设：望远镜的倍率为 2.0×，阅读帽的焦度为 +4.00D。

求：望远镜加阅读帽的总焦度。

解：$D_e=2\times4.00=8.00$（D）

当采用 +8.00D 近用助视眼镜看近时，阅读距离应为 12.5cm，而采用 2.0× 望远镜加 +4.00D 的阅读帽看近时，同样是 +8.00D 的屈光效果，阅读距离增加为 25cm，可见近用望远镜助视器的实际意义在于增加阅读距离，使近距离书写或操作更方便，并减少阅读疲劳。

（5）近用望远镜助视器的选择：

1）计算阅读帽需求：从公式 3-11 可知，在根据残余近视力确定了助视总焦度 D_e 以后，近用望远镜助视器的倍率 M 与阅读帽焦度 D_r 负相关。由于伽利略望远镜受光学设计的限制，只有倍率低于 3.0× 才能保证影像质量，故随着正透镜总焦度需求量增高，就只能以增加阅读帽焦度，缩短注视距离来满足矫正需求。

例 3-13　设：患者的低近视力分别为 0.25、0.1、0.05。

求：近用望远镜助视器的倍率、阅读帽焦度和注视距离。

解 1：低近视力为 0.25 的眼，看清 0.4 视标的助视总焦度为 5.50D，

近用望远镜助视器的倍率可选择 2.0×。

阅读帽焦度 $D_r=5.5/2=2.75$（D），注视距离 $d=1/2.75=0.36$（m）

解 2：低近视力为 0.1 的眼，看清 0.4 视标的助视总焦度为 13.50D，

近用望远镜助视器的倍率可选择 2.5×。

阅读帽焦度 $D_r=13.5/2.5=5.40$（D），注视距离 $d=1/5.40=0.18$（m）

解 3：低近视力为 0.05 的眼，看清 0.4 视标的正透镜总焦度为 27.00D，

近用望远镜助视器的倍率可选择 3.0×。

阅读帽焦度 $D_r=27/3=9.00$（D），注视距离 $d=1/9=0.11$（m）

2）外置阅读帽：在实际验配中，为了简化工艺，通常物镜所附加的阅读帽焦度是固定的（多为 +3.00D）。残余近视力>0.1，可根据助视总焦度需求选定合适的 2.0～2.5× 的近用望远镜，利用近用望远镜自身附带的阅读帽，注视距离为 33cm，患者对于近用视力满意，则可以忽略外置阅读帽。若残余视力<0.1，则统一选用 3.0× 的近用望远镜，须根据将残余视力矫正到 0.4 所需的助视总焦度需求计算阅读帽焦度。将阅读帽计算值减去 +3.00D 的余值制成外置阅读帽套，接在近用望远镜助视器的物镜前方，并相应缩短注视距离（图 3-18B）。

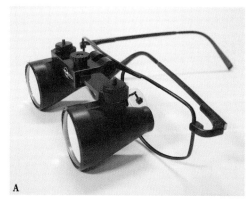
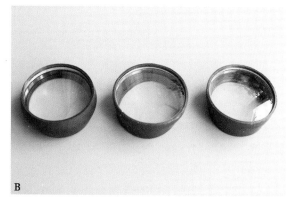

图 3-18　近用望远镜助视器和系列外置阅读帽

为免于计算的麻烦，兹将不同的低近视力应该选择的近用望远镜的倍率和外置阅读帽列表如下（表3-7）。

表3-7 根据残余低近视力选择近用望远镜的倍率和外置阅读帽

	残余低近视力								
	0.05	0.06	0.08	0.1	0.126	0.16	0.2	0.25	0.32
倍率（x）	3.0	3.0	3.0	3.0	2.5	2.5	2.5	2.0	2.0
外置阅读帽/D	6.00	4.00	2.50	1.50	1.25	0.50	0	0	0
注视距离/cm	11	14	18	22	25	27	33	33	33

4. 立式放大镜

（1）立式放大镜的类型：立式放大镜（stand magnifiers）为借助固定架子与注视目标保持固定距离的凸透镜，常用焦度为6.00～32.00D。立式放大镜须将注视目标放置于凸透镜的焦距以内，如此设计常使影像的周边部发生球面畸变，为了最大限度地改善影像质量，立式放大镜的前弯曲率和后弯曲率通常采取消像差设计，或采用非球面消像差设计、双合消像差透镜设计。有的还附有内置光源，以改善注视区照度（图3-19）。

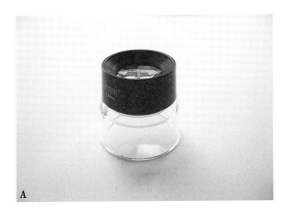
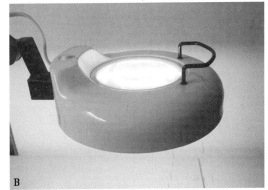
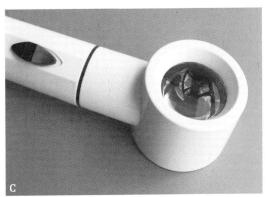

图3-19 立式放大镜

（2）Visolett放大镜：又称镇纸放大镜，为常用的特殊类型的立式放大镜，由透明介质材料制作，结构为一面制成凸球面或凸非球面，另一面制成焦量小得多的凹面。使用时将凹面平放于阅读物上，利用透镜的重量起到镇纸和固定阅读范围的作用，同时在阅读物上推移透镜改变阅读范围时避免将透镜的接触面磨损，定量设计的凹面还具有一定的消像差作用。凸面起到角性放大作用，并将外界光线会聚照亮注视区，由于阅读能力的康复为低视力患者最基为本的需求，且Visolett放大镜的使用方法简便，价格经济实惠，不受双眼融像的限制,故最容易为低视力患者所接受(图3-20)。

(3)立式放大镜与正焦度眼镜的协同作用原理:由于立式放大镜与阅读目标之间的固定距离小于立式放大镜的凸透镜焦距,这样目标光线通过立式放大镜凸透镜后为低度散开光线,这一散开光线需要用一定量正焦度眼镜加以会聚,使之成为平行光线后入眼,清晰地成像于视网膜(图3-21)。通常目标光线通过立式放大镜的散开度有限,如果患眼有足够的调节,则晶状体所显示的聚合度可以完美代偿正焦度眼镜,本文均以+3.00D正焦度眼镜来表述。

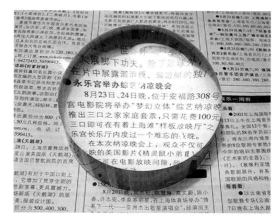

图3-20 Visolett放大镜

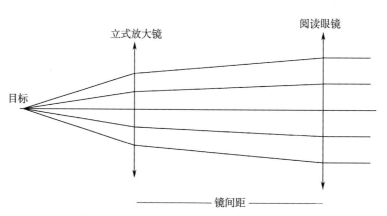

图3-21 立式放大镜与正焦度眼镜的协同作用

设立式放大镜凸透镜为厚透镜的前表面,正焦度眼镜(或晶状体适量调节度)为厚透镜的后表面,两者间距为厚透镜的厚度,折射率同于空气,立式放大镜与正焦度眼镜联合后的助视总焦度可通过厚透镜公式进行计算。

$$D_c=D_1+D_2-hD_1D_2 \qquad 公式3-12$$

式中 D_c 为助视总焦度,D_1 为立式放大镜的焦度,D_2 为眼镜的正焦度,h 为立式放大镜与正焦度眼镜的间距。

例3-14 设:立式放大镜的焦度为+16.00D,眼镜正焦度为+3.00D,立式放大镜与阅读眼镜间的距离为20cm。

求:立式放大镜和阅读眼镜的助视总焦度。

解:$D_c=16+3-0.2×3×16=9.40(D)$

由此可知,配戴+3.00D的眼镜联合使用+16.00D的立式放大镜,相当于使用9.40D近用助视眼镜的屈光效果。若配戴9.40D的近用助视眼镜,注视距离应为10.6cm,而配戴+3.00D的眼镜联合使用+16.00D的立式放大镜,同为9.40D的屈光效果,注视距离增加为20cm。立式放大镜犹如将近用助视眼镜的部分焦量转移到阅读物表面,故立式放大镜的实际意义是增大了注视距离,减轻了阅读眼镜的重量,且回避了近用助视眼镜由于阅读物过近诱发的过度集合、近光心距调整和影像畸变等复杂问题,是减轻低视力患者近读疲劳的有效方法。

为免于计算的麻烦,兹将不同焦度的常用立式放大镜与3.00D正焦度眼镜,在常用的注视距离条件下的近似协同焦度列表如下（表3-8）。

表3-8　常用焦度的立式放大镜与+3.00D阅读眼镜在不同的注视距离的协同焦度

注视距离/m	立式放大镜焦度/D		
	16.00	24.00	32.00
0.30	4.60	5.40	6.20
0.25	7.00	9.00	11.00
0.20	9.40	12.60	15.80

（4）采用阅读距离控制总焦度：Ⅱ级低视力通常采用+3.00D的正焦度眼镜联合+16.00D（4.0×）的立式放大镜，根据患眼残余低近视力的正透镜总焦度需求，可大致计算出患眼适宜的注视距离，公式如下。

$$h = \frac{19 - D_c}{48}$$　　　　公式3-13

例3-15　设：患眼的残余低近视力分别为0.126、0.16、0.2。

　　　求：立式放大镜与阅读眼镜间的阅读距离。

解1：$h = \dfrac{19 - D_c}{48} = \dfrac{19 - 10.5}{48} = 18(\text{cm})$

解2：$h = \dfrac{19 - D_c}{48} = \dfrac{19 - 9}{48} = 21(\text{cm})$

解3：$h = \dfrac{19 - D_c}{48} = \dfrac{19 - 7}{48} = 25(\text{cm})$

Ⅰ级低视力通常采用+3.00D的正焦度眼镜联合+24.00D（6.0×）的立式放大镜，根据患眼残余低近视力的正透镜总焦度需求，可大致计算出患眼适宜的阅读距离，公式如下。

$$h = \frac{27 - D_c}{72}$$　　　　公式3-14

例3-16　设：患眼的残余低近视力分别为0.1、0.08、0.06。

　　　求：立式放大镜与正焦度眼镜间的阅读距离。

解1：$h = \dfrac{27 - D_c}{72} = \dfrac{27 - 13.5}{72} = 19(\text{cm})$

解2：$h = \dfrac{27 - D_c}{72} = \dfrac{27 - 17}{72} = 14(\text{cm})$

解3：$h = \dfrac{27 - D_c}{72} = \dfrac{27 - 22}{72} = 7(\text{cm})$

近视力0.05的低视力患者可考虑试用+3.00D的正焦度眼镜联合+32.00D（8.0×）的立式放大镜。阅读距离约为8cm左右。

5. 手持放大镜

（1）手持放大镜的种类：可以任意改变镜眼距的近用助视眼镜称为手持放大镜（hand magnifiers）。常用的手持放大镜的焦度>4.00D，其中4.00～10.00D为低度放大镜，10.00～20.00D为中度放大镜，≥20.00D为高度放大镜（图3-22）。

（2）手持放大镜的角性放大作用：如图3-23A所示，在不用放大镜的情况下，物眼距为d，目标物a对注视眼所张的视角为

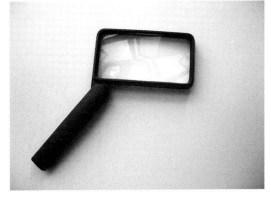

图3-22　手持放大镜

θ。如图 3-23B 所示，在物眼距 d 不变的情况下，在目标物与注视眼之间插入手持放大镜，由于凸透镜的角性放大作用，目标光线通过凸透镜射出后对注视眼所张的视角为 θ' 大于入射角 θ，故产生了放大作用，注视眼所看到的目标实为透过凸透镜折射形成的目标虚像 A，设凸透镜的焦度为 D，焦距为 f，物眼距，则放大镜的出现衍生出物镜距为 u，镜眼距为 s，物像距为 v，眼像距为 p 等若干复杂而繁多的可变参数值。

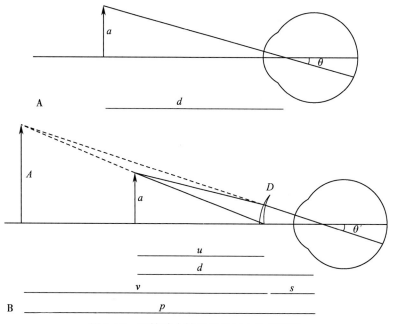

图 3-23　手持放大镜的角性放大作用原理

（3）手持放大镜的放大倍率：根据推导凸透镜的放大倍率可计算如下。

$$M = \frac{d}{p}(1-Ds) - Dd \qquad \text{公式 3-15}$$

由公式 3-15 可知手持放大镜的倍率不仅与凸透镜的焦度 D 相关，且与物眼距 d、镜眼距 s 和眼像距 p 相关，由于眼像距 p 受眼的屈光不正和调节力的影响，难以定量，使得公式 3-15 缺乏实用价值。凸透镜的倍率还可以根据公式 3-15 进一步推导，使放大倍率采用凸透镜的焦度 D、物眼距 d、镜眼距 s 来表征。

$$M = \frac{d}{d(1-Ds) - Ds^2} \qquad \text{公式 3-16}$$

（4）手持放大镜的标准放大倍率：在凸透镜成像的各种可变参数中，相对可以固定的是物眼距 d，即习惯的阅读距离通常为 20cm、25cm、33cm 或 40cm。若物眼距 d 为 25cm（取值 $\frac{1}{4}$m），凸透镜的放大倍率可根据公式 3-15 计算如下。

$$M = \frac{D}{4} - \frac{1-Ds}{4p} \qquad \text{公式 3-17}$$

如将目标物放置于凸透镜物侧的焦点上，即控制物镜距 u，使其等于凸透镜的焦距 f，则物像 A 位于无穷远，如图 3-24 所示，眼像距 $p= \infty$，将 $p= \infty$ 代入公式 3-17，凸透镜的放大倍率可计算如下。

$$M = \frac{D}{4} \qquad \text{公式 3-18}$$

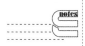

例 3-17　设：凸透镜的焦度为 18.00D，
求：凸透镜的标准放大倍率。

解：$M = \dfrac{D}{4} = \dfrac{18}{4} = 4.5\times$

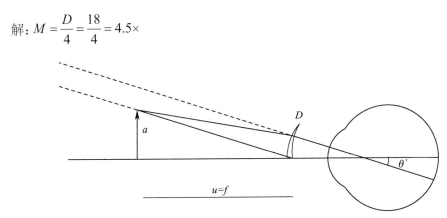

图 3-24　目标物位于凸透镜物侧的焦点上眼像距为无穷大

如上所述可知在物眼距 d 为 25cm 时,控制物镜距等于凸透镜的焦距,即使 $u=f$,此时凸透镜的放大倍率定义为凸透镜的标准放大倍率,通常放大镜产品标定的倍率值即按由公式 3-18 计算所得。从公式 3-18 可以看出能够标定标准放大倍率的凸透镜的焦度 D 应 >4.00D,若凸透镜的焦度 $D<4.00D$,则凸透镜的焦距 $f>25$cm,在控制 $u=f$ 时,物镜距 $u>25$cm> 物眼距 d,放大镜就无法插入目标物与注视眼之间。另从公式 3-17 可以看出,当像眼距 p 无穷大时,分式值无穷小,镜眼距 s 对凸透镜的倍率已没有影响,因此在控制 $u=f$ 时,改变镜眼距 s,物像 A 的大小不变,将注视眼靠近和远离放大镜,镜眼距 s 的大小仅与通过透镜所见的注视野负相关。

(5)放大镜的实际用法:首先在产品说明或产品标识中查看放大镜的标准放大倍率,将放大镜的标准放大倍率乘以 4,可得到放大镜的焦度。根据放大镜的焦度的倒数计算放大镜的焦距。控制放大镜与注视目标之间的距离大致等于放大镜的焦距,然后将注视眼逐量向放大镜移近,寻求一个舒适的注视距离和理想的放大视野。使用者在实际使用中很容易根据目标物的增视质量自我调整和掌握上述使用方法。

(6)根据残余低近视力选择手持放大镜:在低近视力矫正中,可参考公式 3-2 计算出不同残余低近视力获得 0.4 近视力所需手持放大镜的标准放大倍率,然后根据公式 3-18 计算手持放大镜的焦度,并根据手持放大镜的焦度的倒数计算其焦距,作为实际使用时的物镜距参考值。为免去计算麻烦,兹将不同残余低近视力选择适宜的手持放大镜标准倍率和物镜距列表如下(表 3-9)。

表 3-9　根据残余低近视力选择手持放大镜的焦度和标准倍率

	残余低近视力							
	0.05	0.06	0.08	0.1	0.126	0.16	0.2	0.25
放大镜标准倍率(×)	8.0	6.0	5.0	4.0	3.0	2.5	2	1.5
物镜距 /mm	31	42	50	63	83	100	125	167

(7)放大镜的实际用法:首先在产品说明或产品标识中查看放大镜的标准放大倍率,将放大镜的标准放大倍率乘以 4,可得到放大镜的焦度。根据放大镜的焦度的倒数计算放大镜的焦距。控制放大镜与注视目标之间的距离大致等于放大镜的焦距,然后将注视眼逐量向放大镜移近,寻求一个舒适的注视距离和理想的放大视野。使用者在实际使用中很容易根据目标物的增视质量自我调整和掌握上述使用方法。

(8)菲涅耳球面透镜:

1)菲涅耳球面透镜的设计:光线通过球面透镜时,只在进入和射出届光界面时发生折射，界面下绝大部分垂直于主光轴的平面所夹的柱状介质如同平面玻璃一样并没有屈光作用，若将这些没有屈光作用的材料去除，并不会改变透镜的屈光特性（图3-25A）。

从厚透镜公式 $D = D_1 + D_2 - \dfrac{t}{n}D_1D_2$ 可知当透镜的一面为平面时，透镜的焦度 $D = \dfrac{n-1}{r}$ 与透镜的厚度无关，只与界面投射点的曲率半径和材质的折射率相关。若将透镜的一个曲率界面分成若干区带，并把曲率界面连同下面一小部分介质贴在一个透明平板上，就形成了菲涅耳（Fresnel）球面透镜，从侧切面看，透镜由系列小三角形组成（图3-25B），从正面看为系列同心圆（图3-25C）。

仔细分析菲涅耳球面透镜的侧切面，系列小三角形均为近似直角三角形，越到镜片的边缘三角形的斜率越大，对光线的折射力越强。

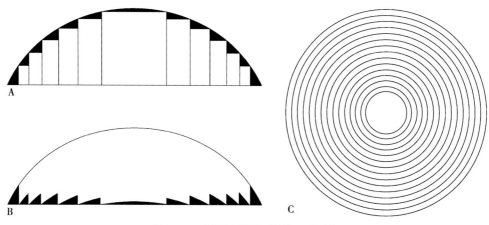

图 3-25 菲涅耳球面透镜的设计分析

2）菲涅耳球面透镜的低视力矫正作用：作为助视器，菲涅耳正球面透镜与常规光学放大镜相同，有着角性放大作用，验配方法和使用方法也与常规光学放大镜相同。与常规光学放大镜比较，菲涅耳正球面透镜的优点是重量轻得多，仅为相同放大倍率的光学放大镜的10%左右，故便于携带，且像差比普通放大镜小，无影像畸变，故颇受低视力患者的欢迎（图3-26A）。缺点是不如常规光学放大镜光透比和清晰度好。近年来经材料、设计和工艺等方面的改进，菲涅耳正球面透镜的光学质量有了长足的改进，高纯度PMMA或PC材料使菲涅耳正球面透镜光透比有所改进，加之数控模具的精密度提高，尤其是在设计上注意到尽量保证棱镜的垂直面与底面的精确垂度，使菲涅耳正球面透镜清晰度逼近常规光学放大镜（图3-26B）。

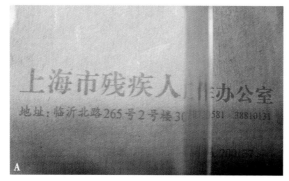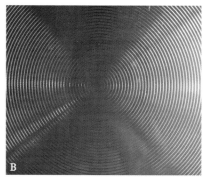

图 3-26 菲涅耳透镜的放大作用

四、用于视野缺损的助视器

（一）视野缺损的概述

1. 低视野的概念 迄今为止低视力的诊断标准是以中心视力来评价的，而视野缺损、对比敏感度下降、色觉异常和双眼融像异常等均可能对患者的生活和工作带来影响，均应属于低视力康复对象的范畴，然而因为没有公认划一的诊断标准，因此没有列入低视力诊断人群。其中视野缺损因对患者的生存质量影响较大，越来越受到视光人员的关注，各种不同类型的视野缺损均称为低视野。

2. 中心暗点和旁中心暗点 视野中心30°范围以内称为中心视野，发生在该范围内的视觉感受低下或缺失称为中心暗点。视觉感受低下叫做相对暗点，而视觉感受缺失叫绝对暗点。具有代表性的眼病为年龄相关性黄斑病变，不仅患病率较高，且进行性发展，有从相对暗点向绝对暗点发展的趋势，范围可达10°～20°。中心暗点和旁中心暗点所引发的低视力主要表现为中心视力不同程度的下降，其结果同于其他各种中心视力低下的低视力眼病，可以采用各种常规的远用或近用低视力助视器进行矫正。

3. 周边视野缩小 被测眼注视固定目标时，视觉所及的范围称为视野（visual field）。很多眼病可导致视野范围自周边向心性缩小，按照程度可分为：轻度视野缩小，视野范围20°～50°；中度视野缩小，视野范围10°～20°；重度视野缩小，视野范围≤10°。轻度视野缩小对于患者的影响不显著，采用转动头位很容易代偿，中度以上的周边视野缩小主要见于视网膜色素变性、晚期青光眼和球后视神经炎等症，重症形成管状视野，行动极为不便，故有必要尝试专门的低视野康复矫治。

4. 局限性视野缩小 周边视野区域性缺损，称为局限性视野缩小。常见单眼扇形视野缺损（图3-27A）；双眼象限性视野缺损（图3-27B），上述各症因残余视野较大，容易代偿，多数无需低视野康复矫治。

双颞侧偏盲表现为渐进性双颞侧视野缺损，类似于水平向周边视野缩小（图3-27C）。同侧偏盲的患病最为普遍，即双右侧或双左侧视野缺损（图3-27D）。双侧水平偏盲较少见，即双眼上方或下方视野缺损（图3-27E）。上述各症中同侧偏盲和双下方水平偏盲对于阅读和近距离视觉影响较大，寻求低视野康复矫治的患者较多。

（二）矫治视野缺损的助视器类型

1. 倒置望远镜

（1）基本结构：倒置望远镜的结构与普通远用望远镜注视器并无不同，使用方法是逆向放置远用望远镜，将物镜至于患眼前方，目镜朝向注视目标。

（2）矫正原理：适应证为周边视野缩小或双颞侧偏盲。从倒置的望远镜看出去，注视目标被缩小移远，由于目标环境整体缩小，在患眼有限的视野范围中就可以收纳更多的景物内容。

2. 菲涅耳三棱镜

（1）基本结构：与菲涅耳球镜的原理相似，当光线通过三棱镜时，只在进入和射出棱镜界面时发生折射，界面下绝大部分垂直于棱镜平面的柱状介质如同平面玻璃一样并没有折射作用，若将这些没有折射作用的材料去除，可仍然保持三棱镜的折射特性（图3-28A）。将

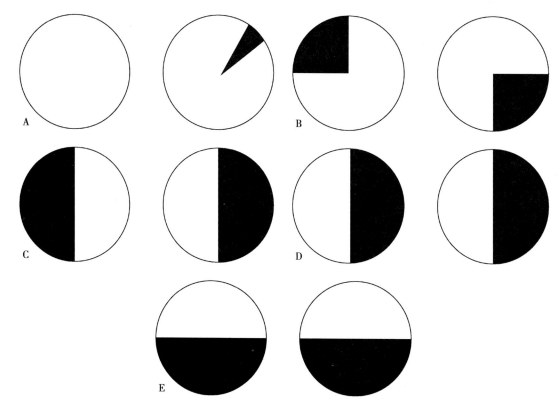

图 3-27　局限性视野缺损的类型

棱镜的一个折射面平均分成若干区带，并把棱镜面连同下面一小部分介质贴在一个透明平板上，就形成了膜状棱镜（prism membrane），从侧面看，膜状棱镜由系列斜率相同的小直角三角形组成（图 3-28B），每一个小三角形的棱镜度与原来的大三棱镜相同，当光线通过膜状棱镜的每一个小棱镜时的折射方向均与通过大三棱镜相同，因此膜状棱镜与原来大三棱镜的功能没有差异。不同的是膜状棱镜的光透比和清晰度比大三棱镜稍差。

膜状棱镜由聚乙烯醇（PVC）制成（图 3-28C），面积约 20mm×25mm，质地柔软，棱镜度设计为 $3^{\triangle}$～$30^{\triangle}$，矫正偏盲常规使用 $9^{\triangle}$。

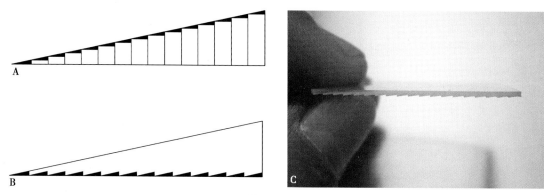

图 3-28　菲涅耳三棱镜的设计

（2）矫正原理：

1）在低视力的康复矫正中，常采用膜状棱镜矫正同侧偏盲。例如双右侧偏盲，由于右眼鼻侧的视网膜失去视觉功能，所以右眼颞侧 1/2 视野缺损，可试将底向外的膜状棱镜贴在右眼中央偏右的适当位置上，使颞侧的景物通过棱镜的折射投向右眼颞侧具有功能的视网膜上（图 3-29）。

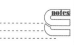

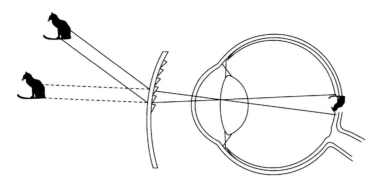

图 3-29 菲涅耳三棱镜矫正偏盲的原理

2）在膜状棱镜的实际应用中，双眼视觉是一个复杂的问题，以双眼右侧偏盲为例，左眼的颞侧视野良好，左眼鼻侧视野缺损恰在双眼视野区内，可被右眼鼻侧的清晰视野所代偿，患者双眼向左注视可获得缩小的连续视野（图 3-30A）。康复矫治的目标是恢复患者右眼颞侧的视野。若用膜状棱镜将右眼颞侧视野的景物折射至右眼颞侧的视网膜上，而理论上右眼颞侧的视网膜本身承载着注视右眼鼻侧视野的功能，必然发生单眼混淆视。而当右眼颞侧视野的景物折射至右眼颞侧的视网膜的同时，左眼鼻侧视网膜接受的是左眼颞侧视野的景物，若双眼视网膜对应正常，左鼻侧与右颞侧则进一步发生与单眼混淆视内容不同的双眼混淆视。而这看似不可能被适应的矫正方法却被绝大多数患者轻易地接受了，原因是在适应过程中，患者本能的大致将视野分为左中右三部分，右眼颞侧的视网膜功能负责中间视野，而左侧视野交由左眼鼻侧视网膜去观看。戴镜以后的大多数正常情况下，双眼向前平视，右眼的视线指向眼镜中央和鼻侧无棱镜区，双眼可以观察到的是原有的中间和左侧的连续视野；当需要侧重看右侧视野时，双眼向右注视，使右眼的视线进入眼镜的棱镜区，实际上此时双眼视线已同时进入了视野缺损区，双眼几乎完全没有视觉，此时右眼可以不受干扰的观察由棱镜折射而来的右侧视野中的景物内容（图 3-30B）。

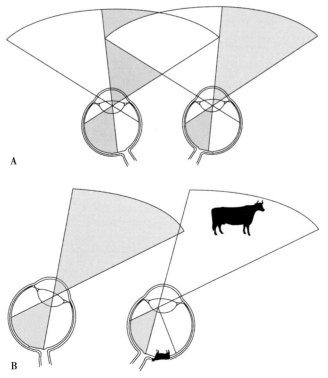

图 3-30 同侧偏盲对膜状棱镜的适应

3. 反射平面镜

（1）基本结构：在眼镜框架上固定小面积平面反光镜，位置可以固定于颞侧偏盲眼的镜圈内缘，或者直接固定于眼镜片中央视野缺损区边缘部，称为反射平面镜（reflector mirror）。

（2）矫正原理：

1）以双眼右侧偏盲为例，由于患者右眼鼻侧的视网膜失去视觉功能，不能看到右颞侧视野，故将反射平面镜固定于右镜圈内缘，或固定于右侧镜片中央偏右部，利用平面镜反射的原理将视野缺损区中的景物内容反射到右眼颞侧感受功能正常的视网膜（图 3-31）。

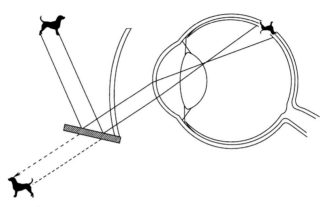

图 3-31 反射平面镜矫正偏盲的原理

2）反射平面镜的适应证与膜状棱镜大致相同。不同的是使用膜状棱镜矫治同侧偏盲，为了观察缺损的视野区域，双眼向患侧注视；而采用反射平面镜矫治同侧偏盲时，为了观察缺损的视野区域，双眼向健侧注视。以双右侧偏盲为例，在向左侧注视时，反射平面镜恰好挡住了右眼部分鼻侧视野，以便接受右眼颞侧视野的反射目标像，因此右眼颞侧视网膜就不会同时接受鼻侧的原有视野和颞侧的反射视野，可以避免发生单眼混淆视。此外反射平面镜所见到的反射目标像左右倒置，与膜状棱镜的折射目标像不同。

3）也有通过簧片将反射平面镜固定于镜片中央部，通过转动眼球来控制视野，将瞳孔移至鼻侧可观察鼻侧的原有视野，将瞳孔移至颞侧用于观察颞侧的反射视野。

第二节 非光学助视器

学习目标

1. 掌握：闭路电视的结构性能和矫正原理。
2. 熟悉：非光学助视装置的种类。
3. 了解：非视觉助视装置的种类。

常规意义上的助视器泛指能够提高患者视觉功能的光学装置，随着科技的发展，先进的数码产品强力介入人类生活的各个领域，近年来采用数码技术制作的助视器因其显著的优势已经被普遍使用，被称为电子助视器（electronic visual aids）。此外在长期的低视力康复矫治的实践中，衍生出若干对于助视器起到辅助作用的设备或装置，称为非光学助视装置。甚至是对于助视器起到补充作用的设备和装置，称为非视觉性助视装置。

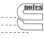

一、电子助视器

（一）闭路电视

1. 概述　电子助视器的前身为幻灯机和放映机，人们将需要观看的内容制作成动态或静态的胶片，通过投影的方式进行放大，让低视力患者看清。当 20 世纪 50 年代末摄像机和电视机初初问世时，Potts 等已经将其应用于低视力矫正，称为闭路电视（closed-circuit television，CCTV）。但因技术条件的限制，直至 1986 年才被 Weed 等在低视力门诊上广泛应用。进入 21 世纪，由于数码技术的日益先进，电子助视器的功能和规格不断完善，价格逐步降低，目前已成为比较成熟的助视器产品了。

2. 结构性能　闭路电视种类繁多，大致包括带光源的载物台、摄像头、转换器和显示屏等部件。载物台多数为二维推进的阅读物平台，患者可以借助水平手轮和垂直手轮移动阅读物，使阅读资料的数码影像在显示屏上有序的移动，达到阅读的目的，载物台也可以放置患者需要观察的物件。摄像头和转换器的解像度通常为 50 万～500 万像素，放大倍率为 3.0～60.0×，在必要时患者也可以将摄像头从支架上摘下，观察环境中的远目标，摄像头具有自动调焦的功能。显示屏可选择 12～19 英寸的彩色液晶屏（图 3-32）。目前有将闭路电视制作成手机的形式，将带有光源的摄像头放置在阅读物上，即可通过屏幕观看放大的阅读物内容，放大倍率可调节为 5.0～20.0×，使闭路电视成为便携的助视工具。

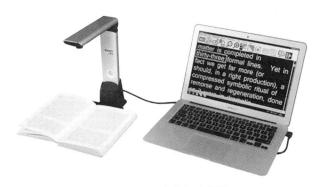

图 3-32　闭路电视助视器

3. 矫正原理　闭路电视的原理是取尺寸放大功能，因为无论阅读物原来的尺寸大小，均可以将其信息通过数码的方式储存于芯片中，根据需要借助放大系统在显示屏上放大还原，随意选择阅读目标对注视眼所张的视角尺寸，充分利用患者的残余视力。因此不受光学助视器角性放大限度的制约，也不受光学助视器焦距对于注视距离的限制。例如残余视力为 0.05 的患眼戴 3.0× 近用望远镜注视器，需要附加 9.00D 阅读帽才能看清 0.4 视标，注视距离固定为 11.1cm，视野范围仅为 15.2° 左右。而在事先选择 25～40cm 的注视距离后，闭路电视可以轻易通过放大手轮将阅读物调整到 0.4 视标那么大，视野是整个显示屏。使低视力康复变得十分简单。

4. 评价　闭路电视的优势是显而易见的，首先是放大倍率高，且容易控制调节，对于较严重的低视力患者和 II 级盲的患者几乎是首选的助视工具。此外是注视距离远，且不受限制，减少了近用光学助视器的各种弊端，比如由于注视距离延长，患眼可获得足够的视野范围；不需要根据注视距离调节助视器的光心距和补偿棱镜。通过闭路电视放大后的注视目标还可以调节对比度和背景亮度、颜色，进一步改善注视质量。目前闭路电视还不能普遍取代光学助视器的主要原因是性价比还不具优势，且绝大多数台式机还略显得笨重。

（二）阅读机

阅读机（reading machine）是闭路电视的延伸产品，用扫描仪或数码摄像机将阅读物的信息纳入数码芯片，并不转化成图像，而是转化为语音软件资料，在需要时可以同步或复现阅读，是专门为视力极低或完全没有视力的盲人设计的。因为使用尚不普遍，成本价格居高不下，缺点是没有语调修饰，目前还没有中文的汉化产品。

（三）低视力强化系统

低视力强化系统（low vision enhancement system，LVES）为闭路电视的升级产品，是一种戴在头上的数码摄像装置，模拟双眼视野对于环境中的景物内容进行数码摄像，并将信息即时纳入视频芯片，采用仿生学原理将视频信号转化为生物电流，通过头部皮下神经传递到视觉中枢，若视觉中枢健康，则视频信号可随时还原成影像。据试用的低视力患者描述，在安放低视力强化系统以后，经过数十秒诱导适应，患者就会感到面前的空间越来越亮，环境中的景物内容越来越清晰，可以分辨 0.5 或更小的视力视标，目标物的颜色和对比度还原良好。在从远目标切换至近目标的注视过程中，所有注视距离的目标均十分清晰，因为数码摄像机上附加的电子调焦装置比人眼的调节反应更为灵敏精确。该种低视力高端系统无需患眼具备足够的残余视力，对于视力极低的眼同样适用。由于高科技数码产品的介入，视觉的再造已经成为现实，赋予了低视力的康复矫正新的认识，目前虽然该种产品的价格不菲，还远远不能商品化，但是只要有需求，就会有突破性的改进和发展，普及只是时间问题。

二、非光学助视装置

（一）选择滤光镜

1. 改善眩光　在光学助视器的倍率规格确定以后，视光人员常规让患者配戴远用助视器注视低远视力表，应用眩光照射患眼，然后在目镜后试镜架投放深度不同的黄色滤光试片，检查患眼视力是否有所改善，因为黄色滤光镜可以消除眼的屈光介质眩光引起的散射效应。若视力有较明显改善，说明虽然目前患眼在静态视力获得较为理想的矫正，在户外的强光下患眼的视力可能有大幅下降，因此必须为患者的助视器附加合适深度的黄色滤光镜。

2. 改善对比敏感度　有些低视力眼病，如青光眼、白内障、糖尿病等症，在配前检查时已知对比敏感度异常。光学助视器的倍率规格确定以后，可考虑在远用助视器上附加浅红色滤光镜，有望改善中、低空间频率的对比敏感度。有些低视力疾患，如视网膜色素变性、白化病等，可考虑在室内近用助视器上附加浅青色滤光镜，有望改善中、高空间频率的对比敏感度。

（二）控制照明条件

在低视力患者的主诉中常提及对于光线的感受，大多数低视力患者在强光下视觉较好，如黄斑部疾患、视神经萎缩、病理性近视等症，因为当环境昏暗时，瞳孔相对大，景深变浅可造成视网膜上影像弥散程度增加，使视力下降。但有些眼病，如视网膜色素变性、先天性虹膜缺如和白化病会感到在暗的环境下视力较好，称在室内，阴天或傍晚视力较好，甚至患者常须戴着太阳帽来改善视力，因为环境太明亮可使瞳孔缩小，功能低下的视网膜能够接受光线刺激的面积缩小。根据患者对于光线的需求指导患者配戴光学助视器后控制环境采光，能够提高光学助视器的效价。

（三）加强对比度

大多数低视力患者要求注视目标的对比度越高越好，故应指导患者采用的阅读物要黑白分明，环境中的设施、物品与背景要有较大的色彩和亮度落差。

（四）增加目标尺寸

注视目标的尺寸越大，对低视力患眼所张的视角越大，越容易被患眼看清，故应指导患者采用的阅读物印刷品字号要大，字体要粗，颜色要深，书写笔越粗越好。家中所有需要辨认的目标物均应加大尺寸，如手机键盘、电脑键盘、日历、时钟等。

（五）控制阅读范围

有为低视力患者专门制作的阅读卡片，整张深色纸板上挖出一条窄长的缝隙，放在书籍、杂志和报刊上，只露出当前阅读的1～2行文字，这样在阅读时容易找到每行文字的起点，且避开了整版文字的拥挤效应，在一定程度上提高视力，减少阅读带来的疲劳。

三、非视觉助视装置

1. 盲杖　盲杖（blind cane）作为视线的替代物，可以探查路况、避免危险，作为盲眼患者行动的主要工具，必须经过一定训练才能熟练使用，详细内容参阅本书相关章节。

2. 电子导游器　电子导游器（electronic travel aids）为附有超声波或激光脉冲的装置，在盲人或低视力患者遇到前方障碍物时发出报警信号，与汽车的倒车雷达原理相同。

3. 导盲犬　导盲犬（guide dogs）为经过训练的特殊犬类，它并不像人们想象的那样可以充当带路的向导，外出后行动路线仍然是由狗主人自己决定和辨认的，它的主要作用仅仅是帮助视力低下的主人避免受到意外伤害。

（齐　备）

参 考 文 献

1. 中国就业培训技术指导中心. 眼镜验光员：技师、高级技师. 北京：中国劳动社会保障出版社，2008.
2. 孙葆忱. 低视力学. 北京：人民卫生出版社，2004.
3. Christine Dickinson. Low vision principles and practice. Woburn: Butterworth Heinemann，1998.

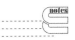

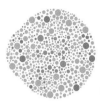

第四章 助视器的验配

第一节 助视器的验配方法

当患者诊为低视力以后，通常根据临床测试数据进行助视器的验配，给出合适的低视力助视器处方。验配前须综合分析患者重视行动视力还是阅读视力，怎样对其残余视力开发利用，是否需要矫正视野缺损，照明条件是否对于低视力矫正有影响等因素。

一、助视器的配前复核

> **学习目标**
> 1. 掌握：低视力主观屈光定量的特点。
> 2. 熟悉：低视力视网膜检影的特点。
> 3. 了解：低视力眼屈光不正的特点。

验配光学助视器之前需参考前期的测试结果进行仔细复核，因为任何的测试误差都会使光学助视器的功能打折扣，更有患者在前期的视功能测试时被诊为低视力，而通过耐心的配前复核，引出了正常视力。

（一）低视力的屈光特点

低视力的屈光定量与常规的屈光定量的基本手段相同，但比具有正常矫正视力的屈光定量困难得多，须掌握不同于常规屈光定量的技术。

1. 客观屈光定量受限　由于很多低视力患者的屈光介质混浊，使得依赖评估视网膜反光性质的客观验光手段受到限制。例如电脑自动验光仪、检影镜等方法很难获得理想的测试结果。

2. 主观屈光定量缺乏对矫正效果的评价　由于低视力患者通常视力很差，对于主观验光时增减光学试片的焦量，修正柱镜轴位等微量视网膜投照光聚散变化缺乏主观评价。

（二）低视力配前复核的设备

电脑验光仪、带状光检影镜、综合验光仪、试片架和 Halberg 片夹、试片箱、角膜曲率仪、检眼镜、顶焦度计、望远验光仪、低远视力表和低近视力表等。

（三）客观屈光定量

1. 电脑验光仪　电脑验光仪通常不能读出屈光介质混浊的低视力患者的屈光状态，但对屈光间质相对透明的患眼，如视网膜色素变性、年龄相关性黄斑病变、青光眼等，电脑自动验光仪的检查结果非常有参考价值。因为对矫正视力变化缺乏主观评价的低视力患者，客观测试对于的屈光性质的提示常是决定性的手段。

2. 视网膜检影

（1）睫状肌麻痹检影：在有可能的情况下采用睫状肌麻痹检查，瞳孔开大后，可通过不

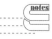

58

同的投照角度发现混浊屈光介质的透明缝隙,从而评估视网膜反光的性质。当然若屈光间质过于混浊,无法窥见视网膜反光,则不能施行。

(2)眼球震颤的检测:可耐心寻找患者症状较轻的头位和检测距离。经验证实:抽动型眼球震颤,被测眼通常在右侧视或左侧视位为静止眼位,选择静止眼位进行检影检查并无困难。摆动型眼球震颤,可尽量缩短检测距离,在调节状态下部分眼球震颤的被测眼可发生短暂症状较轻,有利于检影检查。

(3)缩短工作距离检影:通常采取 50cm 检影检测或更近的距离,原则上是要能明确看到被测眼的视网膜反光。可采用工作透镜进行检测,或将检影的结果进行工作距离的换算,缩短工作距离的检影方法最大的问题在于:测试距离微小的误差可能对测试结果影响很大。

(4)注视性质的判断:部分低视力患者因中心视力不良,常采取周边注视,可嘱被测眼注视检影镜投射光,对被测眼的注视性质进行判断,并适应患者新的视轴进行检影检测,求得较为理想的结果。

(5)试片的递变梯度:在视网膜反光不够显著时,可试加大试片的递变梯度以明确视网膜反光的性质。通常每次加减 1.00~2.00D,以求得反射光发生显著的变化。

3.角膜曲率仪

(1)角膜散光的检测:角膜曲率仪对于可能伴有角膜散光的被测眼,如白化病、圆锥角膜、角膜瘢痕、角膜手术后等症可较准确地提示角膜散光的焦度和轴位。

(2)客观验光的补救:若遇因晶状体混浊或瞳孔直径过小电脑验光失败,或视网膜检影结果不够明确者,可试定量角膜散光的检测结果,在角膜散光矫正的条件下增减球镜试片,进行主观验光或进一步的检影检查。

4.检眼镜　在其他客观验光方法都不能获得满意结果的情况下,可试借助检眼镜来观察眼底,并调节检眼镜上的补偿透镜盘,选择眼底最清晰的透镜来大致提示被测眼的屈光状态,作为主观验光时的基础参考值。

(四)主观屈光定量

1.试片架　通常低视力主观屈光检查采用重量轻,可灵活调节光心距、瞳高、镜眼距和前倾角的试片架(图 4-1)。该种试片架的方位移动易受被测者控制,故适用于不同注视性质、强迫头位或眼球震颤被测者使用,尤利于大多数Ⅰ级低视力患者发挥光敏搜索性眼动。

2.Halberg 片夹　对于原来有眼镜的患者,可试在其原眼镜上附加 Halberg 片夹,在片夹上投放验光试片(图 4-2)。这样可使患者在其已长年适应的眼镜的基础上进行片上验光,减少被测者对矫正眼镜的不适应,同时可以不必考虑镜眼距对验光结果的影响。检测完毕后,可采用顶焦度计对被测者原有眼镜进行精确定量,参考片上验光的结果确定处方。

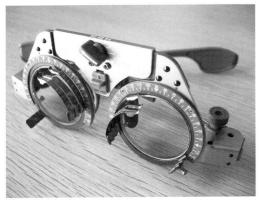

图 4-1　低视力试片架

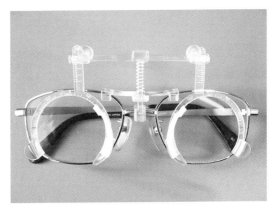

图 4-2　Halberg 片夹

3．试片方法　在试片过程中，低视力眼常对<1.00D的焦量递变不能分辨，故对低视力眼试片时，可先放置 −6.00D 或 +6.00D 的球面试片，使被测眼对试片的焦度递变产生认识。通常在修改试片时，每次以 ±1.00D 球面透镜为递变梯度，以每次 ±2.00D 圆柱透镜为递变梯度，直至引出相对好的视力。

4．交叉圆柱透镜　对于视力≤0.1 的低视力被测眼，须采用 ±1.00D 的交叉圆柱透镜，对于 0.1<视力<0.3 的低视力被测眼，可试用 ±0.50D 的交叉柱镜，如仍不能分辨翻转交叉柱镜引起的视觉改变，仍须采用 ±1.00D 的交叉圆柱透镜（图4-3）。通常使用的 ±0.25D 的 Jackson 交叉圆柱透镜因焦度过低不能达到低视力眼的视敏阈值，故不适用。

5．调整散光轴位和焦度　将一定焦量的圆柱透镜放置在试片架上，嘱被测者自行旋动柱镜轴向手轮，以求得最佳矫正效果，柱镜焦度可从 3.00D 开始，适量增减。低视力验光比通常验光更注重由被测者自行参与调整散光轴位。

6．裂隙片　将裂隙片放置于试片架上，叠置一定焦度的球面透镜，嘱患者自行旋动裂隙片的轴向，以求得最佳矫正效果（图4-4）。当找到最佳视力方位后，增减球面透镜焦度，以求得更为良好视力。当确定一个子午方位的焦度后，可在与之相垂直的另一子午方位放置裂隙片，并增减球面透镜焦度，求得最佳矫正视力，分析两个互成正交的子午向的焦度，从而测得患眼的屈光处方。应注意裂隙片的裂隙向为焦力向，与柱镜试片的轴位向不同。

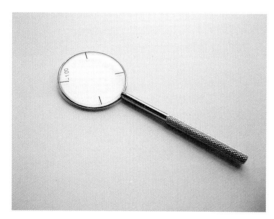

图4-3　±1.00D 交叉圆柱透镜

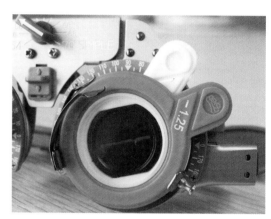

图4-4　裂隙片的用法

7．综合验光仪测试　如果低视力眼对寻常的焦度递变不能分辨，可试在综合验光仪上采用 ±3.00D 粗调手轮进行快速大致定量，在找到清晰范围时，依次递变球面透镜试片每次 ±1.00D、每次 ±0.50D，该方法常常是行之有效的复核屈光状态的途径。

8．望远验光仪　无论怎样的低视力验光处方，建议最终采用望远验光仪进行复核，方法是将 2.5× 或 3.0× 的伽利略望远镜夹在试镜架上，然后在试镜架上增减常规球柱镜插片（图4-5）。在放大的条件下进行屈光复核可以起到事半功倍的效果。

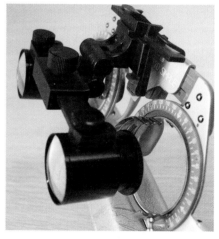

图4-5　夹持式望远验光仪

实训 4-1　望远验光仪验光

1．实训要求　掌握望远验光仪验光的要领。

2．实训学时　2学时。

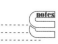

3．实训条件

（1）环境准备：低照度视光实训室。

（2）设施准备：2.0×卡式望远验光仪各1只、试片箱和试镜架1套、低远视力表1张。

（3）检查者准备：着工作服、口罩及帽子。

（4）被检者准备：面对低远视力表，测试距离5m。

4．实训步骤

（1）为被测者调试试镜架，配戴2.0×卡式望远验光仪。

（2）用常规验光遮盖片遮盖左眼，嘱被测右眼注视位于5m的远视力表。

（3）嘱被测者自0位向清晰向自行逐量旋动调焦手轮，直到远视力表视标最清晰。

（4）若被测眼屈光不正值超出望远验光仪的调焦域阈，或有较大的散光，则将调焦手轮旋回0位，在试镜架片槽逐量增减投入常规验光试片，直到远视力表视标清晰。

（5）根据调焦手轮所提示的调焦量或试镜架球柱镜组合，记录患眼的屈光处方。

5．实训善后

（1）认真核对操作过程，确保准确无误，填写实训报告。

（2）整理及清洁实训用具，及时关闭视力表电源，物归原处。

6．复习思考题

（1）试述望远验光仪的适应证。

（2）试述望远验光仪的操作程序。

二、远距离专用光学助视器的验配

学习目标

1．掌握：根据残余远视力选择远用望远镜助视器的倍率。

2．熟悉：在远用望远镜助视器下矫正患眼屈光不正。

3．了解：远用望远镜助视器验配的注意事项。

（一）操作准备

验配远距离望远镜注视器应准备以下设备：电脑验光仪、视网膜检影镜、检眼镜、角膜曲率仪、综合验光仪、验光试片箱和试镜架、Halberg片夹、±1.00D和±0.50D交叉柱镜、系列不同放大倍率的远用望远镜助视器、望远验光仪和系列物镜检测帽和低远视力表等。

（二）验配步骤

1．耐心细致地进行主客观屈光定量检查和远视力测试，详细记录验光处方和矫正视力，方法见本教材有关章节。

2．确定患者双眼中视力较好眼的残余远视力，根据残余远视力选择患眼能够看清0.4视标的远用望远镜助视器的倍率，方法参阅公式4-2。通常Ⅱ级低视力（残余远视力>0.1）选择试戴双目远用望远镜助视器，Ⅰ级低视力（残余远视力≤0.1）选择试戴单目远用望远镜助视器。

3．若低视力患眼伴有屈光不正，可试用下列方案进行试戴矫正，并分别记录屈光矫正后的右眼、左眼和双眼的远用望远镜助视器的矫正视力。

（1）若患眼球面屈光不正≤±5.00，且散光≤±1.00，可选用倍率合适的双目或单目远用望远镜助视器，根据屈光检查结果辅助患者通过调焦矫正屈光不正。

（2）若患眼的屈光不正 ±5.00～±10.00D，或散光 ±1.00～±3.00D，可试采用目镜后眼镜改善矫正远视力。即根据患者的屈光不正处方将光学试片置入试镜架，将倍率合适的双目远用望远镜助视器夹在试镜架上，或嘱患者将单目远用望远镜助视器放置于试片前，进行适当的目镜后试片调整，取得最佳助视器视力。

（3）若患眼的屈光不正 ≥±10.00D，或散光 ≥±3.00D，可考虑为患眼配戴物镜帽，根据患者的屈光处方和已选中的远用望远镜助视器的倍率进行物镜帽处方的换算，使物镜帽联合望远镜的射出焦度符合患眼屈光处方，方法参阅公式 4-3。将物镜检测帽套接在倍率合适的远用望远镜助视器的物镜前方，并进行适当的物镜前试片调整，取得最佳助视器视力。

4．若患者试戴双目远用望远镜，必须辅助患者调节光心距手轮，使双眼能同时注视远距离检测视标。

5．因患者常注重远用助视器的视野，故可适当选择较低倍率的远用望远镜助视器，以扩大患眼的视野范围。嘱患者体会采用不同倍率的远用望远镜助视器所获得的视力和视野的变化，根据患者的愿望选择合适的远用望远镜助视器的倍率规格（图4-6）。

6．签发订货单，为患者定制选定倍率规格的远用望远镜助视器、目镜后眼镜或物镜帽。

7．远用望远镜助视器及配套目镜后眼镜或物镜帽制作完成后，嘱患者复诊，为患者试戴远

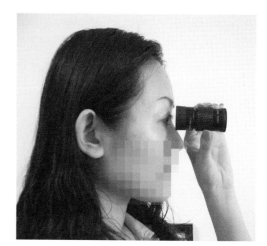

图 4-6　远用助视器的应用

用望远镜助视器，调节远用望远镜助视器的光心距、指导患者进行调焦，精确定位物镜帽的散光轴位等。并根据患者头面部条件对于远用望远镜助视器的镜架进行校配，包括调整鼻托高度（即控制瞳高）、镜腿长度、外张角和前倾角等，经验证实望远镜目镜尽量接近患眼可以获得较大的视野。

征得患者的同意，当注视目标达到相对清晰以后，可考虑用止镙或胶黏剂将调焦手轮、光心距手轮、集合手轮和物镜帽的轴位等可调部件加以固定，防止低视力配戴者将助视器带回家后，自行改变可调部件位置，导致失去最佳矫正效果。

8．助视器验配完成以后，实际上只完成了低视力康复的一小半工作，因为多数低视力患者不会使用助视器，不能有效地利用助视器带来的便利和好处，很多低视力患者将助视器束之高阁，依旧采用自己惯用的方式适应周围环境。因此训练低视力患者熟悉和使用助视器，切实开发助视器的利用价值是助视器验配以后不可或缺的环节，相关内容参阅本教材相关章节。

（三）注意事项

1．尽量低配远用望远镜助视器的倍率，即并非一定要将被患的远视力提高到 0.4 以上，尤其是残余远视力 <0.1 的患眼，只需将助视器远视力适度提高，患者行动能力改善即可，因为远用望远镜的倍率越高，患眼的视野越小，视野过小反而制约了患者的生活和行动质量。

2．若患者双眼中视力较好的眼残余远视力 <0.1，则由于远用望远镜助视器的倍率过高，矫正后视野过小，若令患者双眼同时视，则患者被迫频繁调整头位追踪注视目标，容易疲劳，故可考虑选配远用单目望远镜，用改变单目望远镜助视器的指向角度来追踪注视目标更为可行。

3．若患眼有屈光不正，可适当调节远用望远镜的焦度手轮，微调镜筒的长度，使远用望远助视器的射出光线发生一定程度聚散，以适应眼的屈光状态，然而望远镜的镜筒长度是根据物镜和目镜的曲率半径设计的，随意伸缩镜筒的长度必然影响望远镜的视像质，故患眼有>±5.00D的屈光不正，建议采用目镜后眼镜或物镜帽进行矫正。

4．远用望远镜助视器并非像远用矫正眼镜那样理想，它的视野显著缩小，在头部转动时，所见的目标发生逆向移动，且移动的速度较正常快，患者必须经过较长时间的训练才能适应，若对选中的远用双目望远助视器不能适应，可适当降低放大倍率，或改用远用单目望远助视器，仅在需要看远时使用。上述弊端验配人员应在验配前向患者说明。

实训 4-2　远用望远镜助视器验配

1．**实训要求**　掌握远用望远镜助视器验配的要领。

2．**实训学时**　2学时。

3．**实训条件**

（1）环境准备：低照度视光实训室。

（2）设施准备：系列不同放大倍率的远用望远镜助视器、低远视力表1张、试片箱和试镜架、物镜检测帽2只、低远视力书面案例若干（包括低视力小数视力值和屈光矫正处方）、空白低视力矫正处方若干。

（3）检查者准备：着工作服、口罩及帽子。

（4）被检者准备：面对低远视力表，测试距离5m。

4．**实训步骤**

（1）抽取5则低视力书面案例，包括屈光处方和矫正视力参数。

（2）根据残余低远视力选择远用望远镜的倍率。通常残余远视力>0.1选择试戴双目远用望远镜，残余远视力≤0.1选择试戴单目远用望远镜助视器。

（3）对于屈光不正被测眼，试用下列方案进行试戴矫正。分别记录右眼、左眼和双眼助视器视力。

1）若患眼球面屈光不正≤±5.00，且散光≤±1.00，可选用倍率合适的双目或单目远用望远镜助视器，根据屈光检查结果辅助患者通过调焦矫正屈光不正。

2）若患眼的屈光不正 ±5.00～±10.00D，或散光 ±1.00～±3.00D，可试采用目镜后眼镜改善矫正远视力，即在试镜架上置入屈光处方，改用卡式远用望远镜助视器。

3）若患眼的屈光不正≥±10.00D，或散光≥±3.00D，可考虑为患眼配戴物镜帽，根据患者的屈光处方和已选中的远用望远镜助视器的倍率进行物镜帽处方的换算，将物镜检测帽套接在倍率合适的远用望远镜助视器的物镜前方，并进行适当的物镜前试片调整。

（4）若试戴双目远用望远镜助视器，辅助被测者调节光心距手轮，使双眼能同时注视远检测视标。

（5）开具低视力矫正处方，内容包括远用助视器矫正倍率、屈光矫正方法和屈光矫正处方。

5．**实训善后**

（1）认真核对操作过程，确保准确无误，填写实训报告。

（2）整理及清洁实训用具，及时关闭视力表电源，物归原处。

6．**复习思考题**

（1）试述怎样根据患眼的残余视力选择远用望远镜助视器的倍率。

（2）试述对于有屈光不正的患者怎样验配远用望远镜助视器。

三、近距离(中距离)专用光学助视器的验配

学习目标

1. 掌握：根据患者双眼中视力较好眼的残余近视力选择患眼能看清0.4近视标的近用助视眼镜的总焦度和注视距离。

2. 熟悉：近用助视眼镜、复式近用助视眼镜、近用望远镜助视器、立式放大镜和手持放大镜的验配程序。

3. 了解：定量近用助视眼镜的近用光心距和集合补偿棱镜。

(一)操作准备

验配近距离(中距离)专用光学助视器需准备以下物品：系列不同焦度的近用助视眼镜；系列不同焦度的复式近用助视眼镜；系列不同倍率的近用望远镜助视器、系列不同焦度的外置阅读帽；系列不同焦度的立式放大镜、Visolett放大镜和系列配套正焦度眼镜；系列不同标准放大倍率的手持放大镜；低近对数视力表、点阅读视力表和M阅读视力表等。

(二)验配步骤

1. 近用助视眼镜

(1)在进行常规的眼科检查和视功能检查的基础上测试患者屈光处方和低近视力，记录检查结果。方法见本教材有关章节。

(2)根据患者双眼中视力较好眼的残余近视力选择患眼能看清0.4近视标的近用助视眼镜的助视总焦度和注视距离，方法参阅公式4-4、公式4-5。

(3)根据患者的远瞳距和注视距离计算患眼的近用光心距，并适当附加底向内的集合补偿棱镜，方法参阅公式4-6和本教材关于集合补偿棱镜的定量方法。

(4)采用试镜架置入上述近用助视眼镜的总焦度、近用光心距和集合补偿棱镜，测试患者戴镜后单眼和双眼助视器近视力，记录检查结果。

(5)患眼远用屈光处方中的柱镜若<2.00D则在看近时可以考虑采用等效球镜替代，但远用柱镜度若≥2.00D则必须在试镜架适量加置柱镜，注意远用柱镜和近用柱镜的轴位有变化。

(6)若有一只眼视力极差，仅有光感，则常干扰较好眼的近视力，在近用时可试遮盖视力较差的眼，单眼遮盖的情况下仍然需要考虑对近光心距的适度调整。

(7)选择总焦度较低的近用助视眼镜为患者试戴，以增加注视距离，嘱患者体会采用不同总焦度的近用助视眼镜的视力和注视距离的变化，根据患者的愿望选择合适的近用助视眼镜的规格。

(8)签发订货单，为患者定制选定的规格的近用助视眼镜。订单应注明近用助视眼镜的总焦度、近光心距和补偿棱镜的量值，若有不能忽略的散光应注明柱镜的焦度和轴位，以及其他特别要求。

(9)近用助视眼镜制作完成后，根据患者头面部条件对近用助视眼镜镜架的鼻托高度、镜腿长度、外张角和前倾角等进行校配，并再次检查患眼的助视器视力(图4-7)。

2. 复式近用助视眼镜

(1)若采用近用助视眼镜矫正Ⅰ级低视

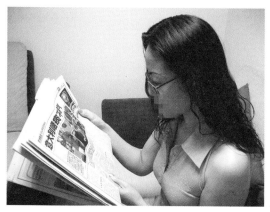

图4-7　近用助视眼镜的应用

力因注视距离过短，导致近光心距过小，补偿棱镜过大，或因高度正透镜产生的像差诱使影像畸变、色散效应，患者戴镜后不能耐受持久注视近目标，导致近读疲劳者，可考虑改用复式近用助视眼镜。

（2）如表 3-6 所示，根据患者双眼中视力较好眼的残余近视力选择复式近用助视眼镜的前后片透镜的组合，采用试镜架置入复式近用助视眼镜的后片透镜焦度，并用片夹附加前片透镜（图 4-8）。根据前片透镜与后片透镜的组合确定前片透镜至注视目标的距离。

（3）适当调整试镜架近用光心距，根据需要适量置入底向内的补偿棱镜。

（4）配戴合适的复式近用助视眼镜后，为患者测试单眼和双眼助视器近视力，记录检查结果。

（5）签发订货单，为患者定制选定的规格的复式近用助视眼镜。订单应注明复式近用助视眼镜的后片透镜焦度和前片透镜焦度、后片透镜的近光心距和补偿棱镜的量值，以及其他特别要求。

（6）复式近用助视眼镜制作完成后，根据患者头面部条件对近用助视眼镜镜架的鼻托高度、镜腿长度、外张角和前倾角等进行校配。

（7）训练患者掌握放置前片透镜的操作要领，并再次检查患眼的助视器视力。

3. 近用望远镜助视器

（1）在进行常规的眼科检查和视功能检查的基础上测试患者屈光处方和低近视力，记录检查结果。

（2）根据患者双眼中视力较好眼的残余近视力选择患眼能看清 0.4 近视标的近用望远镜助视器的倍率和外置阅读帽的焦度规格。

（3）残余近视力>0.1，为患者试戴适当倍率的近用望远镜助视器，指导患者在 33cm 的注视距离观察近视力表。若残余近视力≤0.1，统一选择 3.0× 的选择近用望远镜助视器，套接适当焦度规格的外置阅读帽（图 4-9），并指导患者在阅读帽总量焦距的注视距离观察近视力表。

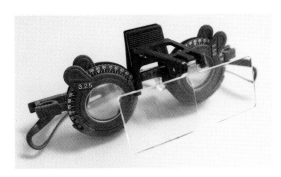

图 4-8 复式近用助视眼镜试戴

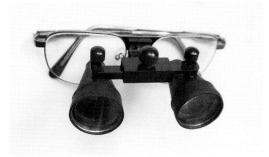

图 4-9 近用望远镜助视器外置阅读帽

（4）若患者具备双眼视力，根据患者的视远瞳距适当调节光心距手轮，然后微度调整近用望远镜镜筒光轴的内收角，帮助患者在望远镜注视距离的焦面双眼融像。

（5）测试患者单眼和双眼助视器近视力，检查时注意控制选定的注视距离，记录检查结果。

（6）若有一只眼视力极差，仅有光感，则常干扰较好眼的近视力，可试拆除患侧望远镜镜筒，在单眼注视的情况下仍须调节健侧望远镜镜筒的内收角。

（7）签发订货单，为患者定制选定的规格的近用望远镜助视器。订单应注明近用望远镜助视器的倍率、外置阅读帽焦度，以及其他特殊要求。

（8）近用望远镜助视器制作完成后，根据患者头面部条件调整近用望远镜助视器的鼻托高度、镜腿长度、外张角和前倾角等。在征得患者同意的情况下，用止镙或胶黏剂固定光心距手轮和内收角手轮，避免患者随意调整。并再次检查患眼的助视器视力（图4-10）。

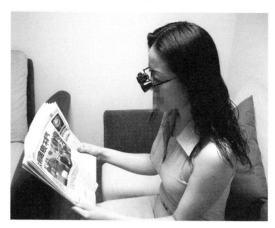

图4-10　近用望远镜助视器的应用

4. 立式放大镜

（1）在进行常规的眼科检查和视功能检查的基础上测试患者屈光处方和低近视力，记录检查结果。

（2）根据患者双眼中视力较好眼的残余近视力计算患眼能看清0.4近视标的大致近用助视器助视总焦度。方法参阅公式4-4。

（3）立式放大镜原则上是配套+3.00D近用眼镜使用，如果患眼有足够的调节或有中低度近视屈光不正，可考虑不用阅读眼镜，避免近用眼镜像差带来的疲劳和不适，但仍按照眼补偿焦度为+3.00D进行注视距离的计算。若患眼若有≥-6.00D近视屈光不正或不能忽略的散光，则须采用适度近视阅读眼镜，由于调节能力的不同，近用焦度的个体差异很大，可在选定的注视距离用验光试镜架增减近用焦度。

（4）残余近视力>0.1，为患者+16.00D（4.0×）的立式放大镜，残余近视力≤0.1，选择试用+24.00D（6.0×）的立式放大镜。根据近用助视器助视总焦度和立式放大镜焦度计算适宜的注视距离，方法参阅公式3-13、公式3-14。若患者对于矫正视力不满意，可进一步选择试用+32.00D（8.0×）的立式放大镜。

（5）在预计的注视距离，通过选定的立式放大镜观察近视力表视标，适当调整注视角度，测试患者助视器近视力，记录检查结果。

（6）患眼远用屈光处方中的柱镜若<2.00D则在看近时可以忽略，但远用柱镜度若≥2.00D则必须在正焦度眼镜的处方上适当加上柱镜。

（7）签发订货单，为患者定制选定的规格的立式放大镜和配套眼镜。订单应注明立式放大镜的凸透镜焦度、直径，配套眼镜的焦度、近光心距，若有不能忽略的散光应注明柱镜的焦度和轴位，以及其他特别要求。

（8）近用配套眼镜制作完成后，根据患者头面部条件调整眼镜的鼻托高度、镜腿长度、外张角和前倾角等，并再次检查患眼的助视器视力（图4-11）。

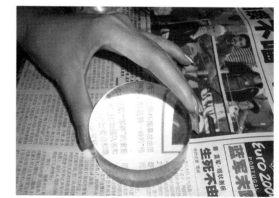

图4-11　立式放大镜的应用

5. 手持放大镜

（1）在进行常规的眼科检查和视功能检查的基础上测试患者屈光处方和低近视力，记录检查结果。

（2）根据患者双眼中视力较好眼的残余近视力选择手持放大镜的标准放大倍率，方法参阅公式3-4。

（3）屈光不正的患者应戴上远用矫正眼镜。

（4）根据放大镜的标准放大倍率计算放大镜的焦度和焦距，参阅公式3-18。

（5）先把手持放大镜放在阅读物或近用视力表上，然后慢慢离开读物，直到物镜距大致等于放大镜的焦距，微调物镜距至周边影像变形最轻为止。手持放大镜与患眼之间的距离

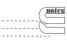

则由患者自行调整到最舒适的位置。

（6）若选定的手持放大镜的效果不理想，可以选择相近倍率的手持放大镜。测试患者双眼助视器近视力，记录检查结果。

（7）签发订货单，为患者定制选定规格的手持放大镜，订单应注明手持放大镜的标准放大倍率或凸透镜焦度、直径，是否带照明装置，以及其他特别要求（图4-12）。

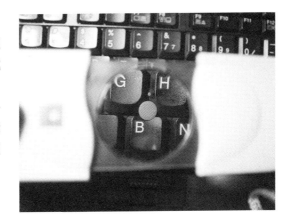

图4-12　手持放大镜的应用

（三）注意事项

1．近用助视眼镜

（1）通常残余低近视力≤0.1 不建议选择近用助视眼镜，因眼镜助视总焦度>+13.50D 时，阅读距离<7.5cm，长时间使用十分不便，易于疲劳，助视器的实际价值已经不大。

（2）部分低视力患者由于长期缺乏近视力训练，可发生外斜视或高度外隐斜视，正向相对集合力下降，故必须采用底向内的三棱镜缓解疲劳，可在试片过程中逐量增加双眼底向内的三棱镜量值，直至被测眼疲劳缓解。

2．复式近用助视眼镜

（1）复式近用助视眼镜因其有一定角性放大作用，因此在矫正焦度相同的情况下，可以比近用助视眼镜的矫正视力好 1～2 行。因此被普遍替代近用助视眼镜，但应注意其视野显著缩小，对于近操作视力有一定限制。

（2）当遇到视力较低的低视力患眼，复式近用助视眼镜可能矫正效果不够理想，这一点与各种近用助视器一样。因为受厚透镜公式的制约，随着复式近用助视眼镜的前片透镜和后片透镜焦度增加，其总焦度增加有限。

3．近用望远镜助视器

（1）近用望远镜助视器通常为非调焦光学结构，因此对注视距离要求较为精确，应将注视目标大致置于阅读帽的焦点上。若注视目标位于阅读帽的焦点以外，因入眼光线为聚合光线，患眼无法看清目标；若注视目标位于阅读帽的焦点以内，则入眼光线为散开光线，患眼须付出足够的调节才能看清目标，常因患眼调节不足发生注视疲劳。

（2）若患者为双眼低视力，又具备双眼融像，则可以适量将双镜筒的光轴内收，应理解内收量是微小的，且应与光心距手轮的调节相配合。

（3）由于近用低视力望远镜有较长的工作距离，故通常不用于阅读，而用于近距离的操作，该种康复视力特称为操作视力。

4．立式放大镜

（1）对于年轻的低视力患者来说，由于调节功能较好，配戴阅读眼镜的矫正效果不明显，甚至因凸透镜的球面像差而感到头晕、视物变形。以上情况则不必一定配戴正焦度眼镜，即使配发阅读眼镜，患者也可能长期闲置不用。

（2）立式放大镜因放置于阅读物上，因此特用于阅读使用，其矫正视力为阅读视力，若要改善书写和操作视力仍须选择近用助视眼镜或近用望远镜助视器。

（3）若遇高度近视或黄斑病变等低视力患者，最好选择带有光源的立式放大镜，增加视场亮度。

5．手持放大镜

（1）手持放大镜的焦度>+20.00D 时，放大影像虽大，视野则逐渐缩小，常须把患眼凑到放大镜前才能获得理想视野。且当放大倍率过高时，当手持放大镜稍有移动时，影像的大小和位置就有很大改变,因此放大镜的焦度不宜选择太高。

(2)手持放大镜的工作距离可变,适用于小视野患眼,如青光眼和视网膜色素变性等视野缩小的患眼。放大倍率可变,可根据需要调节放大倍率,用于看小字标签,看细小刻度和查小字字典等。眼位头位可变,可根据视线指向改变注视角度,适用于旁中心注视的患眼。

(3)手持放大镜的缺点是必须用单手操作,不能进行双手工作。改善书写视力或操作视力时须训练一手持镜一手工作。手持放大镜倍率过高,可因视野缩小无法实现双眼视觉。

实训4-3　近用助视眼镜验配

1. **实训要求**　掌握近用助视眼镜验配的要领。

2. **实训学时**　2学时。

3. **实训条件**

(1)环境准备:常光视光实训室。

(2)设施准备:系列不同焦度的近用助视眼镜,低近对数视力表1张、低近视力书面案例若干、空白低视力矫正处方若干。

(3)检查者准备:着工作服、口罩及帽子。

(4)被检者准备:坐于验配台前,面对低近对数视力表。

4. **操作步骤**

(1)抽取5则低视力书面案例,低视力书面案例包括低近视力小数视力值和远用瞳距。

(2)根据患眼的残余近视力选择患眼能看清0.4近视标的近用助视眼镜的总焦度和注视距离。

(3)根据患者的远用瞳距和注视距离计算患眼的近光心距。

(4)根据患者近用助视眼镜的总焦度附加适当的集合补偿棱镜。

(5)采用试镜架置入上述检测参数,为患者配戴,检查患者单眼和双眼助视器近视力,记录检查结果。

(6)开具近用助视眼镜处方,包括近用助视眼镜的总焦度和注视距离,近用光心距和集合补偿棱镜。

5. **实训善后**

(1)认真核对操作过程,确保准确无误,填写实训报告。

(2)整理及清洁实训用具,物归原处。

6. **复习思考题**

(1)试述怎样根据患眼的残余近视力选择患眼能看清0.4近视标的近用助视眼镜。

(2)试述怎样根据患者的远用瞳距和注视距离计算患眼的近光心距。

(3)试述怎样根据患者的近用助视眼镜的总焦度附加适当的集合补偿棱镜。

实训4-4　复式近用助视眼镜验配

1. **实训要求**　掌握复式近用助视眼镜验配的要领。

2. **实训学时**　2学时。

3. **实训条件**

(1)环境准备:常光视光实训室。

(2)设施准备:系列不同焦度的片夹复式近用助视眼镜前片,试片箱和试镜架,低近对数视力表1张、低近视力书面案例若干、空白低视力矫正处方若干。

(3)检查者准备:着工作服、口罩及帽子。

(4)被检者准备:坐于验配台前,面对低近对数视力表。

4. 操作步骤

（1）抽取 5 则低视力书面案例,低视力书面案例包括低近视力小数视力值和远用瞳距。

（2）根据患者残余近视力选择复式近用助视眼镜的前后片透镜的组合方案。

（3）为配戴眼戴上试镜架,将合适焦度的复式助视眼镜后片插入试镜架。

（4）将合适焦度的复式助视眼镜前片片夹固定在试镜架鼻梁。

（5）计算复式助视眼镜前后片总焦度。

（6）根据复式助视眼镜的后片焦度和前后片总焦度计算装置前顶焦度和前顶焦距。

（7）根据患者的远用瞳距和注视距离调节患眼的近光心距。

（8）检查患者单眼和双眼助视器近视力,记录检查结果。

（9）开具近用助视眼镜处方,包括复式近用助视眼镜的前片焦度和后片焦度和适当的近用光心距。

5. 实训善后

（1）认真核对操作过程,确保准确无误,填写实训报告。

（2）整理及清洁实训用具,物归原处。

6. 复习思考题

（1）试述怎样根据患眼的残余近视力选择患眼能看清 0.4 近视标的复式近用助视眼镜的前片焦度,并计算后片焦度。

（2）试述怎样根据复式助视眼镜的后片焦度和助视总焦度计算装置前顶焦度和前顶焦距。

实训 4-5 近用望远镜助视器的验配

1. 实训要求 掌握近用望远镜助视器验配的要领。

2. 实训学时 2 学时。

3. 实训条件

（1）环境准备:常光视光实训室。

（2）设施准备:系列不同倍率的近用望远镜助视器、系列不同焦度的外置阅读帽,低近对数视力表 1 张、低近视力书面案例若干、空白低视力矫正处方若干。

（3）检查者准备:着工作服、口罩及帽子。

（4）被检者准备:坐于验配台前,面对低近对数视力表。

4. 操作步骤

（1）抽取 5 则低视力书面案例,低视力书面案例包括低近视力小数视力值。

（2）根据患眼的残余近视力选择患眼能看清 0.4 近视标的近用望远镜助视器。倍率选择如下,低近视力 0.25、0.2 选用 2.0×,低视力 0.16、0.126 选用 2.5×,低视力 0.1 以下均选用 3.0×。

（3）近用望远镜助视器的倍率 2.0× 或 2.5×,指导患者在 33cm 的注视距离观察近视力表。

（4）选择 3.0× 的近用望远镜助视器,根据患者残余近视力计算助视总焦度和阅读帽焦度,选择在物镜前套接适当的外置阅读帽,并指导患者在相应的注视距离观察近视力表。

（5）适当调节光心距手轮,调整近用望远镜镜筒光轴的内收角,使患者在望远镜注视距离的焦面双眼融像。

（6）开具近用望远镜助视器处方,包括近用望远镜助视器的倍率、外置阅读帽焦度和注视距离。

5. 操作后

（1）认真核对操作过程,确保准确无误,填写实训报告。

（2）整理及清洁实训用具，物归原处。

6. 复习思考题

（1）试述根据残余低近视力选择近用望远镜助视器的倍率的方法。

（2）试述近用望远镜助视器的阅读帽的计算方法。

实训 4-6　立式放大镜的验配

1. 实训要求　掌握立式放大镜验配的要领。

2. 实训学时　2 学时。

3. 实训条件

（1）环境准备：常光视光实训室。

（2）设施准备：系列不同焦度的立式放大镜和 Visolett 放大镜、+3.00D 阅读眼镜若干副、低近对数视力表 1 张、低近视力书面案例若干、空白低视力矫正处方若干。

（3）检查者准备：着工作服、口罩及帽子。

（4）被检者准备：坐于验配台前，面对低近对数视力表。

4. 操作步骤

（1）抽取 5 则低视力书面案例，低视力书面案例包括低近视力小数视标值。

（2）根据患者近用助视器总焦度选定适当的立式放大镜凸透镜焦度。低近视力 0.126 或以上选用 16.00D，0.1 或以下选用 24.00D。

（3）根据患眼的残余近视力计算患眼能看清 0.4 近视标的大致近用助视器总焦度。

（4）根据近用助视器总焦度和立式放大镜焦度计算能够看清 0.4 视标的适宜注视距离。

（5）嘱患者配戴 +3.00D 阅读眼镜，在选定的注视距离，通过选定的立式放大镜观察近视力表视标，适当调整注视角度，检查患者助视器近视力，记录检查结果。摘去 +3.00D 阅读眼镜，评估患眼调节功能是否能代偿阅读眼镜。

（6）开具立式放大镜助视器处方，包括立式放大镜焦度、阅读眼镜焦度（或不用阅读眼镜）和注视距离。

5. 实训善后

（1）认真核对操作过程，确保准确无误，填写实训报告。

（2）整理及清洁用物，物归原处。

6. 复习思考题

（1）试述立式放大镜助视器注视距离的计算方法。

（2）试述立式放大镜与近用助视眼镜功能的异同。

实训 4-7　手持放大镜的验配

1. 实训要求　掌握手持放大镜验配的要领。

2. 实训学时　2 学时。

3. 实训条件

（1）环境准备：常光视光实训室。

（2）设施准备：系列不同焦度（倍率）的手持放大镜、低近对数视力表 1 张、低近视力书面案例若干、空白低视力矫正处方若干。

（3）检查者准备：着工作服、口罩及帽子。

（4）被检者准备：坐于验配台前，面对低近对数视力表。

4. 操作步骤

（1）抽取 5 则低视力书面案例，低视力书面案例包括低近视力小数视力值。

（2）根据患眼的残余近视力计算患眼能看清 0.4 近视标的手持放大镜标准放大倍率。

（3）根据手持放大镜标准放大倍率计算手持放大镜的助视总焦度。

（4）先把手持放大镜放在阅读物上，然后慢慢离开读物，直到影像相对最大，同时周边影像变形最轻为止，手持放大镜的物镜距大致等于放大镜的焦距。

（5）开具处方，手持放大镜助视器处方包括手持放大镜的标准倍率（或焦度）。

5. 实训善后

（1）认真核对操作过程，确保准确无误，填写实训报告。

（2）整理及清洁用具，物归原处。

6. 复习思考题

（1）试述怎样定量手持放大镜的标准放大倍率。

（2）试述为何助视总焦度相同的条件下，作为助视器手持放大镜比近用助视眼镜的焦度需求高。

四、用于视野缺损的助视器的验配

（一）操作准备

1.5～3.0× 的远用望远镜，3.0△～30.0△膜状菲涅耳三棱镜，不同款式的反射平面镜镜架等。

（二）验配步骤

1. 望远镜倒置

（1）复习配前检查资料，确认患者为中心视力较好的周边视野缩小的患者，或者双颞侧偏盲的患者。

（2）进行精细的屈光检查，确认矫正中心视力达到 0.5 或以上。

（3）若适用双目远用望远镜，将集合角手轮旋松，将镜筒旋转 180°，再旋紧手轮，将望远镜改装为目镜向前的形式（图 4-13）。若患者只有单眼视力，则将远用望远镜的单侧镜筒摘下，倒置使用。

（4）选择 3～5m 以外的方形窗户作为视野目标，让患者注视窗户，适当向前移动，直至窗户的周边和四角出离患者的视野范围，

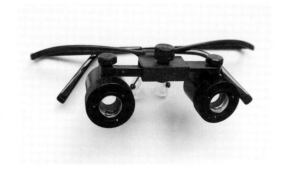

图 4-13　望远镜倒置

然后嘱患者用倒置望远镜观察窗户，确认窗户整体纳入患者的视野范围。

（5）在初用望远镜倒置时因为目标移远性失真，使患者产生深度错觉，训练患者总结规律，适应环境。如果患者具有较好的中心视力，在短时间内就可以对于望远镜倒置适应，故望远镜倒置的低视野康复成功率较高。

2. 菲涅耳三棱镜

（1）复习配前检查资料，确认患者为同侧偏盲的患者。

（2）膜状棱镜必须依赖框架眼镜为矫正平台，所以首先要为患者精细屈光检查，制作远用矫正眼镜，若患者无屈光不正也须制作并校配合适的平光眼镜。

（3）以右侧偏盲为例，在试戴时遮盖左眼，嘱右眼直视前方，用遮盖板紧贴眼镜片前表面从右眼颞侧无视觉区缓慢移动至患眼右颞侧视野边缘，患眼微微看到遮盖板为止，经验证实多数位于瞳孔颞侧缘偏右1～2mm处，在眼镜片上精确标记遮盖板边缘的位置。

（4）在膜状棱镜背面和眼镜后表面涂抹适量中性肥皂，将油污洗去，用清水充分冲洗干净，将膜状棱镜底向外连同少量清水放置在眼镜片后表面上，对准镜片前表面事先标定的位置，用餐巾纸挤压，将两附着面间的气泡排尽，利用膜状棱镜的材料极性使其黏附在眼镜片上。若黏附的位置不理想，还可以撕下重贴，类似胶贴纸一样（图4-14）。

（5）左侧偏盲则将膜状棱镜黏附到眼镜左侧镜片的颞侧。膜状棱镜也可以用于下方水平偏盲的患者，将底向下的膜状棱镜附着于优势眼中央偏下的位置，如此当患者需要看下方时，只需要适度闭上辅助眼，将优势眼的视线向下移至棱镜区，则下方的景物内容就会向上折射到眼的视野范围以内。

3. 反射平面镜

（1）为患者精细屈光检查，制作远用矫正眼镜，若患者无屈光不正则制作校配合适的平光眼镜。

（2）为患者试戴反射平面镜眼镜，在镜圈内缘安放带有卡簧的平面镜，右同侧偏盲，平面镜位于右镜圈内缘（图4-15），左同侧偏盲，平面镜位于左镜圈内缘。

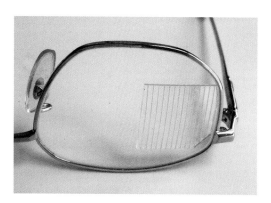

图4-14　黏附的菲涅耳膜状棱镜

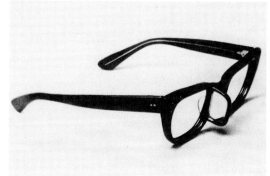

图4-15　反射平面镜

（3）以右侧偏盲为例，嘱患者双眼向左注视，调整平面镜的角度，并适当调整眼镜的鼻托，使患者向左注视时平面镜能够完整遮盖患眼鼻侧原有的健康视野，同时能从反射平面镜内看到颞侧的视野目标，鼓励患者参与调整平面镜的角度和眼镜瞳高。

（4）当患者双眼向左侧注视时，右颞侧目标的反射影像在右颞侧有功能的视网膜成像，此时左颞侧的目标影像会在左眼鼻侧有功能的视网膜成像，为了避免右颞侧和左鼻侧的健康视野发生混淆视，训练患者在向左健侧注视时，左眼适当闭合，为了间断看清右颞侧视野的盲区目标，患者很容易掌握这种双眼交替视的方法。

（三）注意事项

1. 望远镜倒置

（1）采用望远镜倒置来扩大视野的基本条件是患眼必须具备较好的中心视力，因为目标缩小后使患眼的分辨注视目标的内容更为困难，若没有良好的中心视力作保障，则无异于扩大了更为模糊的视野。

（2）望远镜倒置在诊断性试用时，建议采用低倍率望远镜，以1.5～2.0×为好，因为高倍

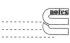

率望远镜虽然视野更大,但由于目标变得更小,患眼对目标的分辨度更低,适得其反。

2．菲涅耳三棱镜

（1）常见影响成功的问题为患者反映发生复视,主要原因是膜状棱镜的位置进入了健康视野区,当目标物通过棱镜如愿折射到有功能视网膜成像时,同一个目标物在棱镜区以外被患眼直接看见,因而形成单眼复视。需适当将膜状棱镜的位置向颞侧少许调整。

（2）膜状棱镜的成功率很高,然而患者反映通过膜状棱镜看到的景物不够清晰,这是膜状棱镜的缺陷所在,只能说服患者逐渐适应,若确实不满意,可以改用平面反射镜进行矫治。

3．反射平面镜

（1）通过反射平面镜所看到的反射目标像左右颠倒,必须通过熟悉加以适应。实践证实多数患者仍然选择反射平面镜,取其比膜状棱镜清晰明亮。

（2）若是设置镜片中央的反射平面镜,要求平面镜非常薄,平面镜过厚挡在瞳孔中央则反而遮盖健康的视野范围。

第二节 低视力康复的应用范例

学习目标

1．掌握:不同低视力病种光学助视器的处方原则。
2．熟悉:不同低视力病种低视力特点。
3．了解:低视力光学助视器的处方格式。

上文已详尽地介绍了光学助视器的结构、原理和验配方法,但在实际验配时视光师仍然觉得有些无从下手,因此有必要将理论上的低视力康复知识与临床实践进行联系,以便针对每一种低视力患眼迅速找到矫治的切入点。

一、非光学助视装置的应用范例

本章节主要介绍一些使用范围广而且使用非常方便的非光学助视装置。它们无需通过增加目标像的大小或者改善视网膜成像的质量,而是通过亮度对比或色彩对比等其他助视方法来帮助患者更容易地看到物体,同时也通过增加触觉给予患者额外的认知帮助。例如:可以放置一个彩色的标记在台灯的开关处,使患者能更容易地看到开关;同时让标记在开关表面突出,使得开关更容易被触及。

（一）亮度对比

一些低视力患者对低对比度的物体非常不敏感,即使通过增加照明和放大物体都没有很大的帮助。例如,一张白纸恰巧放在白色的桌面上,对于一位对比度不敏感的患者很难识别出白纸的边缘,更不用说在白纸上写字。一个非常简单的方法就能解决这个问题:在白纸周围放置一个黑色边框,使得患者很容易地分辨出白纸的边缘。

1．使用水彩笔会得到一个高对比度的字体,它会比圆珠笔写出的字更容易识别;同样我们可以使用较粗黑色下划线的纸;各式各样的书写边框可以在患者书写时,提供黑色的边框使得患者在写字时能保持一直线;支票、信封辅助边框,它们的本质是一张黑色卡片在某些部位镂空,镂空的部分提示患者把固定信息写在适当的位置上。

2．在楼梯的最顶端安装一个灯管,通过光线的反射可以告诉患者楼梯到达平坦的台阶。

3. 将白色的餐巾或者手帕放在黑色的餐桌上,可以帮助患者定位某一样物体,比如钱包等。

4. 房间里散落的深色工具可以放进一个白色桶里,这样可以避免丢失或因为丢弃在地板上而造成的危险,同时白色的桶能很容易地和深色地面区分开来。

5. 在房间的布置上,可以通过白色的墙面,来和黑色的家具产生一个高对比度;如果家具附带条纹,可以通过垂直或者水平条纹来帮助分辨不同的家具。

6. 黑色的门把手能很容易在明亮环境下浅色的门上被识别,同时也能阻止患者与门相撞,闪光的门把手安装在黑色的门上同样能获得被识别的效果。

7. 白色的餐具选择放置在黑色桌布上;如果使用白色的桌布,可以选择带有黑色边缘的餐具。

8. 厨房一般会被装饰成白色,无法提供很高的对比度来观察物体,但是我们可以在倒液体的时候使用一张黑色纸作为背景来提高对比度。

（二）颜色对比

选择合适的背景颜色有时个体差异性较明显。如果需要从事某项专业作业,应当多尝试几种不同背景颜色,例如在同一张表格中使用不同的背景颜色,比较哪种颜色搭配最好。一个理想的颜色组合同样具有提高亮度对比度的重要意义。

1. 当一个干净的玻璃容器放在白色的桌布上几乎是隐形的,但如果给玻璃器皿配备彩色的塑料把手或盖子,就可以使它们更容易被看见。

2. 把食物放置在与其不同的对比色的盘子中,例如胡萝卜放在白色盘子里、鱼肉放在蓝色盘子里。将较显眼的绿色蔬菜放置在两种容易混淆的食物中间,以区分食物的位置。

3. 工具的手柄可以被漆成亮黄色,使得更加容易辨别它们的位置。

4. 在手提包上绑上颜色鲜亮的丝带用来方便识别。

5. 淡色的吊灯不容易与墙壁形成对比,可能会被撞倒,如改成鲜亮色的外壳会使其更清晰可辨。

6. 使用彩色的电插头和插座。不同的电器插头可以使用容易分辨的不同颜色,比如电热水壶的插头用红色的、电视机的插头用黄色等。

7. 牙膏、漱口水或化妆品等,尽量买不同颜色的瓶身使其容易区分。有潜在危险的物品例如漂白剂、有机溶剂等必须用有特定颜色的瓶身,以防混淆。

8. 水龙头或浴室的花洒可以用荧光色的带子绑上,使其更容易看到。

9. 餐具器皿尽量使用不成套的,因为有时杯子、奶杯、糖罐等形状都比较相似。可以从两至三套不同颜色不同形状的套件里选择搭配。

10. 厨房器具不要选择颜色统一的配套组件。并且选择不同颜色,例如开罐器用红色手柄的、削皮器用黄色手柄等。如果器具都是统一颜色的,也可以用不同颜色的带子绑在手柄上。

11. 冰箱里的食物也可用不同颜色的包装袋来区别,比如绿色的放蔬菜、红色的放肉类等。

（三）阅读架

使用助视器必须固定放大镜到目标物之间的距离。由于每个患者习惯的阅读姿势不同,而且长时间保持一个姿势是非常不舒服的,以致许多低视力患者会抱怨颈部和肩部酸痛。此时,使用阅读架或调整桌面高度会很有帮助。通过调整不同的倾斜度和固定工作页面来减轻长时间阅读的负担。简易的阅读架也可以自己手工制作。

（四）双头夹

对于某些需要双手配合使用特殊作业,例如写字、做针线活等,可以使用一种可定形软弯管的双头夹,一头用来夹着手持式放大镜,另一头夹在桌子上或书架上,双手就可以解放出来了。

(五)增加目标尺寸

最常用的增加目标尺寸的方法有大字印刷品,患者可以通过复印机的放大功能来自己获得大字印刷品。同时还有大字号的电话拨号盘;为低视力患者提供的文体活动工具,有大扑克牌等;大字地铁交通图;大字日历等。

在指导患者使用大字印刷品的过程中,要注意其优缺点:

1. 优点

(1)患者可以选择他们习惯的阅读姿势,可以用双眼及正常的阅读距离阅读。

(2)不需要像其他助视器那样学习如何使用,在需要的时候可以借助光学助视器联合使用。

(3)不会出现光学助视器引起的畸变等问题。

2. 缺点

(1)当字体被放大时,相应书本的尺寸也会变大,这样会降低患者阅读时的舒适性以及书本的可携带性。

(2)大字印刷的书本种类较少。

(3)如果书本通过复印机来放大,这会造成书本的对比度和质量的下降,所有图片都会变成黑白。

二、低视力光学助视器的验配范例

(一)高度近视

1. 低视力特点

(1)屈光不正达到-10.00D以上时,视网膜成像显著缩小,发生辨认困难。

(2)病理性近视后期,各种合并症可导致矫正视力无法提高。

(3)不戴镜可获得较好的近视力,但患眼远点太近,如-15.00D的近视,远点在眼前6.7cm处,长时间在6.7cm距离近读易发生疲劳和工作不便。

2. 光学助视器处方原则

(1)采用角膜接触镜可以显著增大患眼视网膜影像,且视野和视像质均有所改善。

(2)远视力矫正:在矫正眼镜上加用倍率适当的卡式望远镜助视器可以显著改善患者的远视力。

(3)近视力矫正:根据残余视力采用倍率适当的手持放大镜,若近读距离过短,带光源的立式放大镜可增加近读距离,但看近时应该配戴适度低矫的远用矫正眼镜。

(二)眼球震颤

1. 低视力特点

(1)由于眼位的不稳定,视细胞不能接受固定的影像刺激,有逐渐形成弱视和低视力的趋势。

(2)视近时,为了努力看清,常使用过度的调节,调节痉挛导致多数患眼伴有中度以上的近视。

2. 助视器处方原则

(1)远视力矫正:在矫正屈光不正的基础上,加用倍率适当的卡式望远镜助视器。

(2)近视力矫正:选择焦度合适的近用助视眼镜、手持放大镜或镇纸放大镜,若近用助视眼镜阅读距过短,可试用复式近用助视眼镜。

（三）白化病

1. 低视力特点

（1）黄斑发育不良，无黄斑中心光反射，视细胞数量和光敏色素质量低下，导致各项视功能均减退。

（2）伴发中高度近视、中高度散光、眼球震颤和显性外斜视等。

（3）由于虹膜色素浅淡，可有畏光,眩光等症状。

2. 助视器处方原则

（1）远视力矫正：在矫正屈光不正的基础上，将眼镜透镜染成黄色或茶色，选择加用倍率适当的卡式望远镜助视器。

（2）近视力矫正：选择近用助视眼镜、根据残余视力采用倍率适当的手持放大镜或镇纸放大镜,放大镜可染成黄色。

（四）圆锥角膜

1. 低视力特点

（1）常表现为无法矫正的高度近视、中高度散光,近视力优于远视力。

（2）视物有垂直性细长状变形,重症发生单眼复视。

（3）锥形角膜诱发异常折射,可有畏光、眩光等症状。

2. 助视器处方原则

（1）远视力矫正：硬质角膜接触镜为较为有效的方法。检测患眼角膜曲率，根据平 k 值选择试戴镜片，通常试戴镜选择比角膜平 k 值平 5.00D。取镜片后光学区对角膜中心轻度包裹重塑作用，改善角膜的光学结构，同时限制圆锥角膜的进一步发展。

（2）近视力矫正：根据残余视力采用倍率适当的近用望远镜助视器或选择手持放大镜或镇纸放大镜。

（五）角膜混浊

1. 低视力特点

（1）视力低下的程度与角膜病变的部位、范围和严重性相关。

（2）角膜表面形态不规则,导致入射光线散射,发生眩光,助视器矫正效果不够理想。

2. 助视器处方原则

（1）远视力矫正：远用望远镜助视器因吸收和反射可见光的照度，故虽增大患眼的视网膜像，但因亮度和对比度下降对提高患眼视力并无很大帮助。可试用角膜接触镜，取其镜下泪液填平角膜的粗糙面，常可收到较好的效果，但要特别注意角膜健康的追踪复查。

（2）近视力矫正：根据残余视力采用倍率适当的近用望远镜加阅读帽，也可选用复式近用助视眼镜。

（六）老年性白内障

1. 低视力特点

（1）核性白内障由于晶状体核的折射率增高,可导致晶状体核性近视。

（2）在测定近视力时，由于瞳孔的反射性缩小，障体遮盖视野的中心部，通常近视力尤差。

2. 助视器处方原则

（1）远视力矫正：核性白内障导致的近视如能通过光学眼镜提高视力，则值得选择，不要因其进行性发展而放弃矫正，若戴近视矫正眼镜后发生视近困难，则可选择应用双焦或渐变多焦点眼镜来提高视力。

（2）近视力矫正：近用助视眼镜通常能收到较好的效果。

（七）视神经萎缩

1. 低视力特点

（1）视力高度下降，对比敏感度异常。

（2）中心暗点或视野缺损。

2. 助视器处方原则

（1）远视力矫正：仅有视力下降，对比敏感度异常，未合并发生大的中心暗点，可选用倍率合适的远用望远镜助视器。

（2）近视力矫正：选用复式近用助视眼镜，若中心暗点较大则高倍率的助视眼镜可能反致影像不全，可考虑选用 4.0～6.0× 带光源手持放大镜或 6.0～8.0× 带光源立式放大镜。

（八）青光眼

1. 低视力特点

（1）进行性视力损害，对比敏感度显著下降。

（2）视野向心性缩小，常形成管状视野。

2. 助视器处方原则

（1）远视力矫正：采用倍率适当的远用望远镜助视器，管状视野可考虑将 1.5× 远用望远镜倒置，以扩大视野。

（2）近视力矫正：视野缩小不严重可选择近用助视眼镜，若视野缩小明显，4.0～6.0× 带光源手持放大镜或 6.0× 带光源立式放大镜，助视器上加用黄色滤光膜可提高目标的对比度，从而提高目标物分辨效果。

（九）视网膜色素变性

1. 低视力特点

（1）视野向心性缩小。

（2）视力显著下降，常伴有白内障。

2. 助视器处方原则

（1）远视力矫正：对于中心视力较差的案例，选用倍率合适的远用望远镜助视器。对于部分中心视力尚好，但视野显著缩小的患者，可选择倒置 1.5× 远用助视器，以扩大视野。

（2）近视力矫正：视野显著缩小的患者不适用近用助视眼镜，通常选用倍率适宜的手持放大镜或立式放大镜。为防止短波光线（紫外光、蓝色可见光）对视网膜的侵害和发生眩光，在室外可选用琥珀色有色眼镜，在室内则选择青绿色有色眼镜。

（十）年龄相关黄斑部病变

1. 低视力特点

（1）远近视力显著下降，是患病率较高的低视力病因之一。

（2）常伴有中心或傍中心相对暗点或绝对暗点，对比敏感度曲线高中频率段下降，或伴有色觉异常。

2. 助视器处方原则

（1）远视力矫正：根据残余视力采用倍率适当的远用望远镜助视器。

（2）近视力矫正：通常用<+12.00D 低焦度助视眼镜，以保持较远的工作距离，因放大倍率过大或工作距离过近，视野常受到中心暗点的遮盖。若助视眼镜矫正效果不理想，可以选用近用望远镜助视器以增加阅读距离，或倍率适当的手持放大镜。

（十一）低视力助视器的处方

依据视力检测、屈光检测和眼部检测的结果开具低视力助视器的处方（表 4-1）。

表 4-1　低视力助视器的处方

低视力处方　　　No：

诊断	1.	2.		
视力级别	Ⅰ级低视力　　　　Ⅱ级低视力			
康复要求	注重远用　注重近用　需要足够视野　需要足够近用距离　增加照明　降低照明 增加对比度			
远　　　用	类型	倍率（×）		远用瞳距
	目镜后眼镜处方	调焦（D）	物镜帽处方	助视器视力
右　　眼				
左　　眼				
近　　　用	类型	总焦度（D）		近用光心距
	助视眼镜焦度（D）/棱镜（△）	望远镜倍率/外置阅读帽（D）	注视距离（cm）	助视器视力
右　　眼				
左　　眼				
	立式放大镜焦度（D）	手持放大镜倍率（×）	注视距离（cm）	助视器视力
右　　眼				
左　　眼				

（齐　备）

参 考 文 献

1. 孙葆忱. 临床低视力学. 第2版. 北京：华夏出版社，1999.
2. Donald C. Fletcher. Low vision rehabilitation. San Francisco: American Academy of Ophthalmology, 1999.
3. Paul B. Freeman. The art and practice of low vision（Second Edition）. Newton MA: Butterworth Heinemann, 1998.

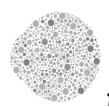

第五章　功能性视力和助视器的训练及使用

学习目标

　　1. 掌握：功能性视力的定义。远用、近用助视器的训练和使用。

　　2. 熟悉：熟悉功能性视力训练的基本内容、目的和意义。远用、近用助视器训练的原则和注意事项。

　　3. 了解：功能性视力的模式。日常生活技能的训练和影响助视器成功使用的因素。

第一节　功能性视力

一、功能性视力的定义

　　功能性视力的定义：为了有目的的行为而去使用的视力，或指在日常生活的各种活动，包括阅读、移动、游戏、职业工作或教育活动中为了有目的的行为而使用视力的方式。

　　低视力康复是为了使视觉损害的影响降至最小，以使患者能够更好、更有效地使用其残余视力。因而进行功能性视力的研究、评估与干预具有重要意义。曾经有错误的观点认为低视力患者如果继续使用视力会进一步损害他们的视力，因此常常使用眼罩或教患者使用盲文以"保存视力"，但这一观点并未考虑功能性视力的因素。对于视力损害的患者来说，使用视力并不是一个自动的过程，需要一些特殊的训练方案来促进他们最大限度地使用残余视力，有证据表明功能性视力的提高可以促进其他方面的发育。功能性视力可以通过训练而得到提高，许多人都可以通过学习而更好地使用他们的视力，并能够在只有很少量的视觉信息的情况下获得有效的功能，他们在视物模糊不清或只能看见部分物体时，也能识别出该物体或字迹。

　　临床诊断相同的患者其功能性视力却很少相同，功能性视力的变化可能由于性格、智力、经历、其他损害或视觉注意和视觉加工的缺陷等因素所致。低视力专家长期以来认为衡量观察视觉行为对于了解功能性视力比单纯测量视力更为重要。研究视力损害患者的专家们认为：对于功能性视力的评估，比临床评定更能够提供关于患者在教育或其他环境下使用视力能力的信息。事实上，功能性视力与临床评估之间没有直接的联系。

二、功能性视力的模式

　　功能性视力是一个有灵活性的三维结构，包括视觉能力、个体可利用的储备及环境线索。

　　（一）视觉能力

　　视觉能力包括视觉的五种成分：①远、近视力；②中心和周边视野；③视觉器官（眼球）

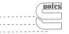

的运动；④大脑枕叶和其他参与固视、融和、运动性知觉区域的功能；⑤对光和颜色的接收，包括对光的耐受和色觉缺陷。Barraga 指出：①视觉能力的发育不是天生的或自动的；②视觉能力不仅取决于视力，对视觉能力的评估也不单由视力而定；③视觉能力和功能性视力与视觉损害的种类和程度之间没有必然的联系；④视觉能力和视觉效率可以通过对有关视觉经验的一系列训练方案的学习而得到提高。

（二）个体可利用的储备

个体可利用的储备是指患者过去的经验及一些有效的功能对新的刺激作出的反应，或利用这些经验和功能做新的活动。共包括五个部分，即认知、除视觉以外的其他感觉的发育和各种感觉的结合、知觉、心理特征、身体特征。

1. 认知（cognition）　是指一个人的思想、知识和对事物的解释、理解或看法。认知在学习过程中的作用目前还不清楚，但认知过程肯定参与了学习的全过程，故需从认知来理解人的学习和行为。

2. 知觉　是指对直接作用于感觉器官的客观事物的整体反映。如对苹果的知觉即是从整体——从其视觉的形状、颜色，嗅觉的香味，触觉的硬度等属性全面反映。知觉可解释为：了解所见之意义。要知道所见的物体或符号究竟是什么，一个人需要见到过并能够记住许多类似的物体或者符号。

3. 心理特征　在低视力评估与康复过程中，患者常受其情感状态如焦虑、抑郁、缺乏自信等的影响，因此需要注意患者的心理状态，而不是只让患者将注意力集中在视觉信息和视觉技巧上。

4. 身体特征　包括运动的发育和全身健康状况。视力损害和运动的发育是相互影响的，通常视力损害的儿童其运动发育也受到影响。同时，运动发育迟缓也会影响认知能力的发育，并且也影响儿童学习如何最大限度使用其视力。

（三）环境线索

是指通过后天学习而获取视觉线索的患者，通过环境线索能够感知外界物体。它包括以下方面：

1. 颜色　色度、饱和度、亮度。有些物体只需通过颜色而无需看清其细节就可以识别出来，例如可以通过香蕉的黄色来识别香蕉。因此无论视觉损害者的病理改变如何，对其进行色觉测试都是极为重要的，对色觉的感知与对形状的感知一样，都是功能性视力的组成部分。

2. 对比度　由于不同颜色的光照到同一物体的不同部分或两个以上物体间的强度不同而产生对比度的差异。良好的对比度对低视力患者是很重要的，只增加对比度而无需改变物体的形状和距离就可使患者更容易看清物体或字迹。

3. 时间　物体显示的频率、持续的时间和速度。

4. 空间　包括物体的大小、式样、距离、轮廓、体积、内部细节、物体与物体之间的距离。就物体的大小而言，大的物体并不总是比小的物体容易看到，对于某些只存留部分视野的患者，他们只能看见大的物体的一部分。就物体的距离而言，距离物体越近越容易被看到，但是如果物体过小或对比度太差即使再近也很难被看到。

5. 亮度　包括进入眼内光线的量、种类及物体的反射情况。有些人在光线比较亮时看得更清楚些，而有些人喜欢比较暗淡的光线。眩光对任何人来说都影响其看清物体，并且环境和物体周围的光线也可以影响物体能否看清。

（四）功能性视力模式中三维结构间的相互关系

为了引发、维持并扩大功能性视力，上述三维结构的每一维中的每一部分都需要满足一个最低的量，以构成一定"体积"，这一"体积"能达到患者视觉工作所需的量。如果"体积"过大（如视觉工作只需要 0.2 的视力而患者的视力为 0.6），则会产生不同的美学效果。视力为 0.2 的患者会自由地在一个堆放着家具的室内活动，但患者很容易将一个有花格子的桌布看成一个单一色调的桌布，因为他们只有走到近处时才看清楚图案。

（五）有效的和高效率的功能性视力

有效的和高效率的功能性视力主要取决于三个因素：视力能力、视力加工和视觉注意。在功能性视力中上述三种因素及其作用是相互联系的。

从功能性视力训练的角度出发，有效的功能性视力应具备：

1. 视觉注意行为　包括对物体的固视、优先固视、搜索物体、跟随物体、转头时维持固视、眼跟随呈环形运动的物体、从一个物体转而注视另一个物体、跟随下落的物体、对近处周围的物体的反应、对远处物体的反应。

2. 视觉检查行为　包括集中注意力看手、对面孔或物体消失的反应、注意小的物体、注意潦草的笔迹、看图画并识别图画、位于远距离的识别家人、匹配物体或图画、跟随下落的物体。

3. 视觉指导性运动行为　包括伸手触脸和玩具、转头时伸出手去触摸、模仿无声的动作。

三、功能性视力训练的目的和意义

功能性视力是表示为了特殊目的而去使用的视力，即指应日常生活中的种种需要，而以不同方式使用各种视觉技巧的能力。眼病类别与视觉损害时间的不同，形成低视力患者对视觉技巧的掌握人皆不同，而患者的年龄、文化层次及职业的不同，也使他们对视力的需求不尽相同。如有的低视力患者只求在社区走动时不必依靠他人的帮助，而有的则希望能阅读一些书刊，甚至打牌、钓鱼。

进行功能性视力训练的目的有两个：一是提供各种看的机会，鼓励低视力患者更好地使用视力；二是帮助低视力患者掌握视觉技巧，学会视觉操作，提高患者利用自身残余视力的能力。

低视力患者的功能性视力训练是依据眼球运动的注视、跳动和追随三种基本形式及患者缺乏视觉经验等现实状况，按低视力患者的实际需求进行的。训练分近距离视力训练和远距离视力训练，还包括指导使用助视器。功能性视力训练既包括视觉认识和视觉记忆，更重在注视、跟踪、辨认、搜寻等视觉技巧的训练，训练的中心点是指导低视力患者学会视觉操作，掌握视觉技巧。

四、功能性视力训练的基本内容

（一）认识和注视训练

视觉认识是视功能发展的基础。该项训练主要适用于缺乏视觉经验的儿童患者。通过训练帮助患者识别颜色，辨认物体形态，有助于建立视觉印象。认识训练依赖于注视，注视即集中注意看清一个目标。这是视觉技巧中一项最基本的内容。

注视训练包括固定注视和定位注视两方面，其间包括学会使用助视器。

1. 固定注视　固定注视的训练指帮助患者学会注视远、近距离的某一目标。目的是使要看的物体进入视野最清晰的区域，以便看清这个物体更多的细节。

2. 定位注视　继固定注视以后可进行定位注视。定位注视是指把视力固定注视到需要的地方，即学会向不同方向注视。对患者来说，近距离的定位注视关系到患者今后阅读及生活的细节，如阅读需找每一页开始，查字典、查电话簿需要在该页顶端找到关键的字，生活上编织毛衣也要寻找漏针处。远距离的定位注视则涉及患者对环境的认识等。

（二）视觉追踪训练

视觉追踪是控制眼球运动的一种视觉训练，即能用眼或头部的运动跟踪一个活动的目标，或用移动视线来追随物体。这是人们日常生活及阅读、书写中必不可少的视觉技巧。

（三）视觉辨认训练

视觉辨认是集视觉认识与视觉技巧中注视、追踪为一体的训练。通过区别物体的异同及细节差异来辨认物体，对增强低视力患者的视觉识别能力和提高他们的视觉技巧有着重要作用。

（四）视觉搜寻训练

视觉搜寻训练也是控制眼球运动的一种训练，与视觉跟踪不同的是指利用视觉做系统的扫描，以找到某一目标的视觉技巧。视觉搜寻技巧的要点：一是视力必须由物体一侧向另一侧运动，然后由上而下一行一行地覆盖要搜寻的区域，要防止快速而不规则的乱找目标。二是眼球移动时，眼球必须平稳地运动，不偏离到其他方向。

（五）视觉记忆训练

视野缺损使低视力患者看到的目标往往仅是一部分或是一个模糊的全貌，而通过视觉记忆的组织，则有可能将其变得完整而清楚。因此，视觉记忆的形成对低视力患者特别是儿童低视力患者更准确地了解他们所看到的一切是至关重要的。

五、训练的组织与指导

功能性视力训练是低视力康复中一项必不可少的内容，为保证该工作取得有效的成绩，我们的工作应注意以下几点：

（一）个性化训练

低视力患者的视觉状况各异加上年龄生活经历，视觉经验等差异，特别儿童患者与成年患者需求不同，儿童患者中先天致残与后天致残又不同，因此训练计划要因人而定，不能千篇一律。

（二）启发诱导式的训练

首先，鼓励患者积极参与。功能性视力训练内容广泛，各项内容之间既有先后次序又有相互关系。但视力训练不是机械训练，它的有效度取决于患者的积极配合。因此训练的安排既要从内容本身的顺序性上考虑，还要设法调动患者积极性，激发他的兴趣，引导患者高兴参与。

（三）适合患者实际的训练材料

合适的材料是功能性视力训练中的重要一环。我国中残联出版了一套远近视力训练图谱，但由于患者的情况不一，除了使用图谱，还应使用其他物品，尤其对于年龄幼小的患者，静态的图片不会引起他们的兴趣和注意，需要用一些动态的甚至发声的东西。

第二节　助视器的训练和使用

低视力患者如何使用助视器，如何通过视觉康复训练，获得更好的功能性视力，这是在低视力康复中的一个非常复杂和重要的问题。下面将说明低视力患者在使用远用或近用助视器时常遇到的一些问题及其解决方法。对于每一个低视力患者，都应制订一个适合于患者本人情况的训练计划。

一、远用助视器的训练

为了很好地制订一个训练计划，首先应该熟悉以下基本情况：①在训练开始之前，指导者应知道低视力患者的眼科诊断、视力、视野、对比敏感度等视功能情况;②指导者应该了解助视器的特殊功能、优缺点及光学原理等;③指导者应该知道低视力患者使用助视器要达到的主要目的与要求;④训练的原则是先简单后复杂,训练的目标应该是先静止后活动;⑤低视力患者可能需要放大倍数较大的助视器,但在开始训练时应该用低倍助视器,训练用的目标也应该大一些,这是一种由易到难的训练原则;⑥在训练初期,时间要短一些,以防止患者产生视力或身体疲劳,影响训练效果。

（一）训练前准备及训练中注意事项

作为训练的房间应该安静、简单、整洁,可以利用人工或自然照明。墙壁应该为浅色,地面为深色,以使对比度良好。在墙壁上应挂有色彩明显的目标或图片,原则是低视力患者裸眼看它们时,只能看到一个大概情况,如果要看清需使用助视器。室内应有桌椅,以便低视力患者开始训练时,用它们支撑住患者的肘部。

指导者进行训练时,遵循一个合理的顺序是非常重要的,即患者在了解一个复杂的技术以前,应该先学习简单的技术。如果受训练的低视力患者有使用助视器的经验,则训练工作可以简化。在教学或训练中使用的物体,也应遵循逐渐变复杂这一进程。受训练的低视力患者,首先应该在室内训练,然后再到室外训练。如果患者需要多种助视器,则首先使用低倍数助视器进行训练。低视力患者在训练中使用的物件大小、形状、离患者的距离,物件位置的高低及角度,质地结构,反光情况(颜色、饱和度及亮度),物件与周围环境的对比度,以及患者对此物件是否熟悉等,指导者都应仔细考虑。在训练过程中,指导者应该记录下低视力患者取得进步的情况,应该随时询问患者使用助视器时的困难并帮助解决。指导者与患者都应该明确知道每次训练的主要内容、目的和要求。在患者掌握了基本技术以后,每次训练的间隔期间,患者都要在家中自行练习。如果患者用眼去固定或寻找一个物体有困难,可以用带声响的物品代替,如收音机、带嘀嗒声的钟等,以使听觉与视觉互相联系与补充。但是有时无论如何努力,指导者仍感到训练有困难,此时指导者应该与低视力门诊工作的医生或验光师共同研究患者在训练中的表现,共同设法解决患者在训练中出现的问题。

在门诊或康复点进行训练时,如低视力患者使用某种助视器感到不满意,可以随时更换其他助视器。如果助视器使用失败,或患者拒绝使用,可预约复诊再次试用。在家中或学校内亦可进行训练。在低视力门诊得到初步训练以后,患者再回到家或学校中进一步训练,这是一个很好的方法。指导者应该与患者家属及教师共同讨论低视力患者的视功能情况、助视器的性能及使用方法等,指导者需要与家庭及学校合作,建立一个适合于低视力患者的训练场所,如适合于患者的照明、桌椅及其他简单设施等。

（二）训练方法

1. 目标定位训练　为避免摔坏望远镜,可在望远镜上加一小带子,套在手腕上。许多小学生愿用长带子套在颈部,特别适合在户外使用。筒状望远镜常常很难分辨哪一端是目镜,哪一端是物镜,对低视力患者困难就更大了,指导者应该在目镜端涂上或贴上一个明显标志,以便于患者使用。训练用的房间要简单,以免目标或物件过多而使训练受到干扰。患者使用望远镜时,应尽量保持望远镜的稳定,在患者取坐位时,使用望远镜一手的肘部应该支撑在桌面上,桌子矮的可以在桌上加几本书,肘部支撑在书上,尽量保持稳定和舒适。患者站立使用望远镜时,可用一只手支撑着持握望远镜手的手肘,以求望远镜能稳定不动(图5-1)。

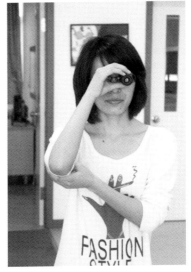

图5-1　患者使用望远镜观察的姿势

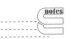

老年人,尤其是患有神经系统疾病,要保持望远镜稳定常常十分困难,应该有个支撑系统来帮助此类患者。如果患者利用望远镜仅仅做一件事情如看电视,则可把望远镜固定在一个三角架或类似的支架上。也可以用卡式望远镜卡在患者的眼镜上,这样比较容易保持稳定。

首先应进行目标定位即寻找目标的训练。指导者先以患者为目标,两者之间距离为2～3m,调节焦距,直到看清楚患者为止。然后两者互换位置,指导者在离患者2～3m处,让患者通过望远镜找到并看清指导者。有时这种训练要重复几次,患者才能掌握这种简单的定位训练。

2. 注视训练　患者掌握了目标定位技术以后,应进一步训练注视技术,因注视技术是以目标定位为基础的。

首先进行望远镜的调焦训练。在训练调焦之前,患者应具备利用望远镜能对准及发现目标,使目标与眼睛成一条线中的两点。

有些患者可能总也学不会调焦,这样便可以试用非调焦或固定焦距望远镜。如果该类低视力患者常常只用望远镜做一种工作,或看一个固定距离的目标,可以由指导者帮助患者调好焦,然后沿望远镜镜筒的长轴全长画或标记出一清晰的线,如果离开此焦点或焦距,镜筒上的标记线便断开,把断开的标记线重新联成一条线,则望远镜便又重新恢复到原来的焦距处。实践证明,这是一种简单有效的方法。

3. 定位注视联合训练　定位与注视的联合训练包括在不用望远镜的情况下找到目标,再用望远镜寻找目标,使目标与眼为一条线中的两点,然后对望远镜进行调焦,直到看清楚目标为止,即准确的定位及看清目标(注视)的联合训练。

如果用望远镜进行定位注视联合训练有困难,可用一纸筒放在眼前进行定位、注视等练习。因为纸筒的孔径比较大,易于获得成功。纸筒训练无困难以后,再戴望远镜进行训练。

各种训练方法均不满意时,可考虑更换较大视野或较大物镜的望远镜,或试用较低倍数的望远镜。

4. 跟踪训练　跟踪训练是介于注视与追踪之间的一种训练。指导者可以在黑板上或纸板上画一条连续的直线,此线全部在患者视线之中,先不用望远镜看到此线,然后使用望远镜看清此线,再画一条更长的线,练习用眼从线的开始看起,沿着线看下去,直到线的末端,患者可以控制自己的头部(不是眼)慢慢均匀运动,从线的一端看到另一端。先不戴望远镜做此训练,然后戴望远镜再做上述训练。在此过程中头部(及眼)与望远镜"连在一起"或"连成一体",在运动中望远镜不能偏离眼部。先看的是实线,后看虚线,线可为水平、垂直或斜线。然后指导者画一个几何图形,患者从图的一边看起,逐渐看完全图,然后说明或画出图的形状。在上述训练完成后,再看不规则的图,图上的每一条线都标明号码,号码字要小些,只有使用望远镜才能看清(图5-2)。线的颜色各不相同。让患者练习看清各条颜色的线及其号码,说明为直线、斜线、实线或虚线等。技术熟练以后,再画另外一个由各条线组成的不规则曲线(实线或虚线)图。曲线图是由各种颜色的粉笔画出来的,曲线的起止端各有一个号码(图5-3)。例如患者跟踪看完8～9号是个虚线曲线图,而3～7号是一个实线曲线图后,能将图形及实或虚线讲清楚,然后再将图形的线变细,号码变小,重画一个新图,继续进行训练。

5. 追踪训练　跟踪训练是跟踪一个静止的目标,而追踪练习是追踪一个运动的目标。因此,后者比前者更难一些。因为这样患者无法控制目标的运动速度,而患者头部(眼前有望远镜)的运动速度及方向完全取决于所要看清的目标的运动速度及方向。所以在这种情况下患者常常处在被动困难的地位。

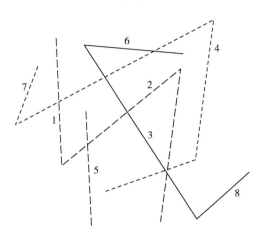

图 5-2　带有号码的各种不规则线图

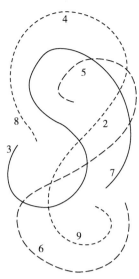

图 5-3　用望远镜进行训练的曲线图

追踪训练在室内可以看指导者手中的目标,而目标可以做各种运动。在室外可以练习追踪一个玩耍的小孩、骑自行车者或一个跑动着的汽车等。

6.搜寻训练　这是用望远镜搜寻周围环境中的某一目标的练习方法。

患者应该用直线、重叠、一行一行的扫描方法来覆盖要搜寻的地区,而不是用快速、不规则或无规律的方法进行搜寻目标的训练。

训练方法是患者戴上望远镜助视器,面对黑板,其上画一个搜寻图形(图 5-4)。患者练习跟踪此图(按箭头方向)并读出线旁的号码。当患者已能熟练跟踪此图以后,指导者便需另画一个,与图 5-4 相似,只是为一个虚线图,待患者能跟踪此图以后,则再画图,使虚线图的线变短,线间间隔加长,最后一图是线全部消失,仅有在原线旁的号码。这些号码是随意而不是按顺序排列的。当患者已掌握水平搜寻技术以

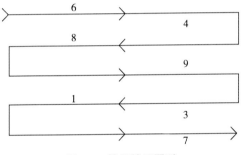

图 5-4　搜寻练习图形

后,再练习垂直搜寻技术,方法同上。然后增加患者与黑板间的距离,线变细,号码变小,照明降低等,继续进行训练。

最后是实地训练,练习在拥挤的人群中搜寻患者所熟悉的人,搜寻十字路口的红绿灯、街道牌、各种不同的建筑物(如商店、政府办公机构、影剧院等),以及天空中的飞鸟等。

二、近用助视器的训练

近用助视器的训练与远用助视器的训练有许多共同之处,前已谈到的不再赘述。

(一)训练前准备及训练中注意事项

1.训练前的准备工作　应了解患者视力及视野改变,可以根据视力情况决定所用训练目标的大小。如有中心暗点、管状视野或偏盲,均须采用不同的训练方法。

应该知道患者发生视觉损害的时间,如果在近期,患者心理方面存在的问题可能是更重要或更需要加以解决的。如果视觉损害已存在较长时间,则患者更易于接受训练或康复。

患者全身健康状况较重要,如患者全身健康状况较差,为避免患者疲劳,对一般性训练计划可能要做一些必要的修改。

由于患者有不同的文化水平而可有不同的需求,例如一位大学教授和一位文盲患者对助视器及训练要求和目的肯定会有较大的差别。

应了解患者的职业,不同职业对助视器的要求不同。例如一个修理钟表工人与一位售货员对助视器会有不同的要求。

还应了解患者的业余爱好,业余爱好能使人们的生活更加丰富,生活质量更高,不同业余爱好需要不同的助视器。例如一个集邮爱好者与一个钓鱼迷,便需不同的训练方法与计划。

既往使用助视器的种类与效果,也是应该重点了解的。如既往使用助视器失败,应特别注意找出问题或困难之所在,以求在训练中加以解决。

2. 训练中的注意事项 在第一次训练开始前,指导者首先应向低视力患者介绍自己,使患者感到亲切、舒适,创造一种友好的轻松气氛。指导者要向患者及其家属询问接受近用助视器的主要目的。还要询问患者既往工作及目前工作情况,这是在训练工作中必须加以考虑的。然后指导者与患者共同讨论患者的视力、视野、眼病情况及低视力门诊给患者开的助视器处方,并用通俗的语言就上面讨论的问题对患者进行说明及解释。上述讨论和解释必须包括陪伴患者前来的家属或其他人员,因为这些人将帮助指导者及患者在家及学校中进行训练,这是一种非常重要和有效的支持力量。

另外一个要与患者探讨的是照明问题,即患者在何种环境下需要明亮或较暗的光源,白天及夜晚照明有何不同。

（二）训练方法

1. 近用助视器或近距离训练时的基本原则 ①应使训练环境尽可能轻松,患者不出现紧张、疲劳等情况;②开始训练应简单一些,以使患者易于取得成功,既有信心又有兴趣;③训练的时间应短一些,中间可加一些指导者与患者的谈话,讲一些有关助视器问题,不要使训练太单调和枯燥。当患者对技术比较熟练时,再将训练时间延长也不会使患者感到疲劳或厌烦。

2. 注视 患者如果没有中心凹视力,则必须避开盲点,用视网膜最敏感区阅读或工作。当患者向前用中心凹视力时,盲点侧方的目标可以看到,而患者所要看的目标恰好看不清楚或看不到。此时指导者应该向患者说明视网膜哪一部分无法使用,然后再告诉他应该用哪一部分视网膜看。

3. 定位 在阅读时,找到每一页的开始处、文章的题目或图表等,必须使用定位技术。又例如在查字典或查电话簿时,首先要在该页的顶端找到关键的字,也需定位技术。在编织毛衣时如要寻找漏针处,也需定位。检查定位方法是:①指导者给患者一本书,让他找到某页书中左上或右上角的第一个字,左下或右下角最末一个字等;②如果做上述练习有困难,指导者可以在纸上写几行字,来做定位练习,或在桌子上摆一些小东西（成行）,让患者做定位练习;③在检查过程中,指导者要观察患者的体位、头部及眼部位置,并向患者提供合适的照明与对比度。

4. 搜寻或扫描 搜寻或扫描技术可用于各种印刷品,如阅读书刊、报纸、查电话本上的名字等。患者的眼球可以不动注视书上的某一处,让书本沿着一定方向运动,使字"进入"患者的注视区;或保持眼球及读物不动,仅仅移动头部。如果患者有视野缩小而无中心暗点,此时患者常不愿使用助视器,而仅仅用眼进行扫描。

5. 追踪 在写字时,患者需追踪在纸上运动着的笔;织毛衣时,需追踪毛衣针。许多职业都需有良好的追踪技术。指导者使用下列方法可以检查患者的追踪技术:①指导者以手拿一小目标,在患者面前从上到下,从左到右,以及做圆形运动,使患者用眼及头部运动来追踪此目标,最终单纯用眼追踪此目标。并逐渐缩小目标,观察患者的反应。②让患者自己手持目标,做上述追踪练习,观察患者的眼—手协调运动。当目标运动时患者是否能够固视,患者追踪目标时是头和眼睛一起追踪,还是仅有眼睛追踪等。

6. 视觉技术的有效应用

（1）调焦训练：首先用眼垫遮住患者视力较差眼，然后让患者通过助视器中心部看目标。目标与眼之间距离以患者能辨认清楚为合适。十分重要的一点是目标与背景的对比要好。让患者明白焦距或景深的含义，将目标离开焦点，即离眼很远或很近时，患者便无法看清此目标。开始由指导者，以后由患者自己操作，使目标离开焦点，然后再回到焦点，前者图像模糊，后者清晰，反复练习。

若患者对上述调焦练习有困难，可考虑以下方法：使用阅读架，也可使用带距离控制罩的放大镜。当患者使用手持放大镜难以控制焦距时，可用立式放大镜代替。在阅读时可先让读物与助视器透镜接触，然后互相离开，读物向远处慢慢移动，直到患者能看清楚为止。

（2）定位训练：让患者手拿读物，或将读物放在阅读架上，患者用示指指向文章的开头处，或指向文章的标题，注意此时要有良好的照明。然后在使用助视器的情况下重复上述练习。

如患者做上述训练时有困难，则可采取以下措施：使用裂口阅读器，这样更易定位。设法增加目标与背景的对比度。让患者在不用助视器的情况下，使用其视网膜最敏感区对目标进行定位，然后将助视器移到眼前，进行定位及调焦。如患者仍有困难，则应考虑换用低倍助视器，这样视野会大一些，定位较为容易。

（3）搜寻或扫描训练：指导患者应用系统搜寻法寻找目标。在阅读时，慢慢从左向右读，读完一行，从原行末尾回到第一个字，然后再移到下一行。如果在搜寻训练中遇到困难，可以采取下列方法解决：使用阅读裂口器，或在读过的每行字下面作出标记。患者可以用手指压住每行的第一个字，然后眼与手指同步移动。另外尚可在纸上画横线，线的两端标出大数码（图 5-5），进行搜寻或扫描阅读。具体方法是让患者从 1 读到 2，然后回到 1，再移到 3，读到 4，依此类推。下一步练习是以字代替数码 1、2、3 等，最后取消每行字两端的标记进行阅读。

（4）注视训练：如患者使用助视器也难以保持注视能力，即应采取下列方法进行训练：增大训练目标，如阅读时使用大字印刷品；设法增加对比度；可改变助视器的种类。

```
1 ————————— 2

3 ————————— 4

5 ————————— 6

7 ————————— 8

9 ————————— 10
```

图 5-5 搜寻或扫描训练

7. 演示近用助视器的光学特点 向患者演示放大镜放在不同的位置，所看到的视野范围不同：放大镜离眼睛的距离越近，所看到的视野范围越大（图 5-6A、B），放大镜离眼睛的距离越远，所看到的视野范围越小（图 5-6C、D）。向患者演示将手持放大镜置于合适的位置，可以获得理想的放大率和清晰度，当手持放大镜和阅读材料相接触的时候，几乎没有放大作用，当手持放大镜逐渐离开阅读材料时，通过放大镜看到的字体逐渐变大（图 5-7A、B），直到接近一倍焦距时，字体变得最大，继续移动放大镜所看到的字体会变形。

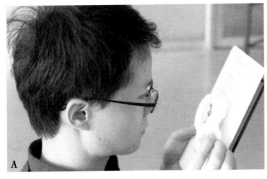
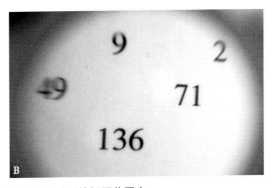

图 5-6A、B 患者离放大镜的距离近，所看到的视野范围大

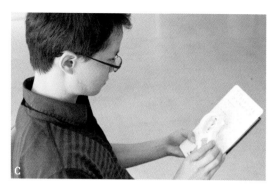
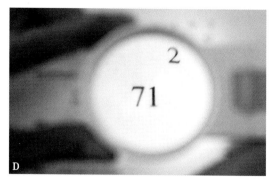

图 5-6C、D　患者离放大镜的距离远，所看到的视野范围小

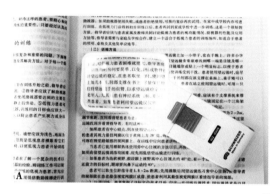
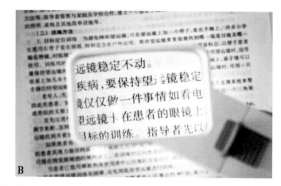

图 5-7

A. 放大镜和阅读材料接触时，几乎没有放大作用；B. 放大镜置于恰当的位置，可获得理想的放大作用

三、闭路电视助视器的训练

除了上述近用光学助视器的训练方法外，患者还需要掌握另外一些操作技能，通过训练，使用闭路电视助视器（CCTV）能产生比光学助视器更好的效果。

1. 使用 CCTV 的阅读距离。患者配戴合适度数的屈光矫正眼镜，注视 CCTV 的显示屏，患者采取自己习惯的工作距离，并保持舒适的体位，这对需要长时间工作或学习的患者是十分重要的。

2. 让患者熟悉仪器，他们能够触摸到仪器的每一个操作控件（开关按钮、对比度按钮、亮度按钮、对焦按钮、放大按钮等）。了解各按钮之间是如何相互作用和影响的（如增加放大率常常需要重新调焦）。针对每位患者优化仪器的设置，并注意他们各自的偏好。其他功能如下划线等功能也可以演示给患者。

3. 了解水平 - 垂直轴（X-Y 轴）阅读平台的运动范围。始终保持运动时整个阅读物都能显示在屏幕上。将阅读平台最大限度地移到右下角，应该在显示屏的右下角看见阅读物左上角边缘。

4. 对于比较厚的书本，翻开后可以放置一块塑料或者玻璃透明板压在书本上，压平后以便于摄像头的清晰对焦。

5. 在低放大率的状态下浏览整个阅读物，然后在高放大率的状态下阅读你所感兴趣的段落。对于特别感兴趣的部分要采用有顺序的一行一行地扫视来进行阅读。

6. 如果患者要用 CCTV 写字，他们要逐渐养成借助显示屏看着自己的手和笔的习惯，而不是直接看自己的手和笔。先要训练从左到右画线，练习在固定区域画十字，最后练习写字。

四、改善视野的助视器的训练

在临床低视力康复中改善周边视野的助视器处方开得很少，还没有标准的模式来训练如何使用改善周边视野的助视器。对于倒置的望远镜，患者主要是用它们来帮助进行定位。它可用于看远，比如患者进入一个新的环境以前，用倒置的望远镜先观察他即将进入的新环境的地形；也可用于看近，如在桌面上找某个物体。后者用于训练患者更容易，因为只要患者能看到物体，他就能伸手去触摸到物体。由于望远镜的缩小作用所导致变形和空间距离感对空间定位不会产生很大的影响，但是如果没有触觉的反馈，对于所有缩小的物体患者将很难定位和适应。指导者要密切注意患者的反应，尽量让患者在各种不同的情况下多做练习，根据患者的具体需求和具体问题，提出解决办法。

扩大视野的另一种方法是通过三棱镜来看物体，要指导患者通过棱镜来观察物体。给患者演示如下的成像特点：

通过三棱镜成像的清晰度将下降：患者戴上条状的 Fresnel 三棱镜，眼睛直视正前方远处的 Snellen 视力表，检查患者的最佳远视力。然后指导患者转动头位，让视轴通过棱镜来观察视力表，他会发现视力下降。头转回到原来的位置，把三棱镜从视线上移开，视力又恢复到原来的水平。通过这种方法让患者知道通过三棱镜感知到的物体，其清晰度会下降。因此不能通过三棱镜来看清物体的细节，而仅仅是感知物体的存在。

棱镜移位：物体放在患者视野偏盲侧的不同位置，大概离患者 0.5m 远，指导患者通过棱镜观察物体。棱镜所起的作用就是把像移到正前方，这时让患者指向物体所在的位置，他会指向比物体真实位置更靠近中心的位置。同时让患者继续按照这样的方法指向物体，然后指导患者转动头位，不通过棱镜来看物体，这时看到的是物体真实的位置。经过反复的训练，患者就能够精确地指出物体所在的位置了。然后将物体放在离患者更远的地方，重复上述的训练。随着物体离患者的距离增加，通过棱镜物象的线性移位也增加，让患者知道事实就是这样。现在用移动的物体来代替静止的物体：指导者从患者的旁边移动物体，当指导者从旁边接近时，患者要积极地扫视和寻找移动的物体。如果没有棱镜，患者找不到指导者，直到指导者自己站在患者的前面。如果配戴了棱镜，当指导者还在患者的旁边时，患者就能看见指导者。一旦患者发现指导者，就叫患者指向指导者，然后视线离开棱镜通过眼镜片来确定指导者的真实位置。

第三节　影响助视器成功使用的因素

临床常见的影响低视力助视器能否成功使用的因素如下：

1. 视力　最佳矫正视力介于 0.16～0.05 之间，预后较好；最佳矫正视力在 0.015 以下的，预后较差。患者视力受损越严重，助视器的选择范围越小，患者越难以使用助视器（因为助视器的放大率越高，通常工作距离越近，视野越小）。

2. 视力低下的持续时间　持续时间超过 1 年或先天性的，预后较好；最近视力刚受损或视力低下超过 10 年的，预后较差。最近视力刚受损的患者还沉浸在震惊或压抑的状态，还没有完全接受他们视力将永远受损的事实。而先天性视觉受损的患者由于他们一出生视觉就受损，他们从来没有"正常的视觉经验"，所以更容易接受低视力康复和低视力助视器。

3. 动机　对有明确需求的患者，低视力助视器能帮助他们完成某项特定的事情，患者容易掌握助视器的使用，预后较好；患者所要做的事情助视器帮不上忙或助视器能帮助做的事情患者不感兴趣的，预后较差。绝大多数低视力患者的主要工作是阅读，而这项工作低视力助视器刚好能胜任。

4. 患者是否容易接受新事物(灵活性)　对于那些愿意改变旧的方式,容易接受新的方法来工作的患者,比较容易掌握助视器的使用,预后较好;而固执且不愿接受新事物或新方法的患者,不容易接受助视器,预后较差。助视器的使用不可避免地会影响到阅读姿势(如阅读距离变近)或光学性能(如通过镜片的周边观看,像会产生畸变等),低视力患者必须愿意接受这些变化。

5. 视野　周边视野良好或小的中心暗点的患者容易成功使用助视器,预后较好;大范围的周边视野缺损或大的中心视野缺损的患者难以成功使用助视器,预后较差。给周边视野缺损的患者验配助视器比给单纯视力受损的患者验配放大镜要难得多。如果视野受损的患者需要一个放大镜,必须要有足够的视野来容纳放大的像。

6. 病情的稳定性　病情比较稳定,视力缓慢变差的,容易掌握助视器的使用,预后较好;病情活动,视力迅速进行性变差的,预后较差。如果病情稳定,低视力助视器不需要频繁更换,患者就有机会去熟练使用它。如果患者视力下降很快,每次随访都要更换放大率更高的助视器,那么他们就没时间去熟练掌握助视器的使用。如果患者的病情还处于活动期,患者可能会去寻求药物或手术治疗,而不会对助视器产生兴趣,因为他们认为还存在着治愈的希望。

7. 导致视力损害的病因　黄斑变性,高度近视,眼结构性异常(如先天性无虹膜、眼组织缺损等),原发性视神经萎缩,无晶状体眼,白内障等病因导致低视力的患者,预后较好;视网膜色素变性,青光眼,糖尿病视网膜等病因导致低视力的患者,预后较差。病因学的影响主要在于眼病的病情和视力是否稳定,以及是否同时造成视野受损。如视网膜色素变性和青光眼的患者难以康复是因为他们在视力受损的同时伴有视野的丧失;糖尿病视网膜病变的患者病情进展快,同时伴有中心视力受损或视物变形。

8. 色觉　无色觉障碍的患者预后较好;获得性色觉障碍的患者预后较差。色觉良好说明黄斑区还有正常的视锥细胞,色觉障碍提示黄斑部的视锥细胞丧失功能。

9. 年龄　16~80岁的患者容易掌握助视器的使用,预后较好;小于16岁或超过80岁的患者较难掌握助视器的使用,预后较差。幼儿对助视器的需求比较低,他们尽管需要看很精细的细节,但是他们有足够的调节储备,能维持近距离工作。青少年自我意识强,他们会因为助视器外观不好看,被同学嘲笑等原因拒绝使用它。老年人由于反应慢,身体健康状况变差,手脚不灵活等原因限制了其对助视器的使用。

10. 对眼病的了解程度　患者受教育程度高和理解力强则容易掌握助视器的使用,预后较好;患者受教育程度低和理解力差则较难掌握助视器的使用,预后较差。患者对眼病和目前的状况了解得越多,他们就越能接受现状,他们的目标越现实,患者也能更好地理解和遵从医生的指导。

11. 自我形象　对于那些已经使用过各种助视器,或那些不在意他人知道他是低视力的患者,容易掌握助视器的使用,预后较好。而对于那些想要隐瞒自己视力受损的现实,或拒绝任何外观不好看的助视器的患者不容易掌握助视器的使用,预后较差。

实训 5-1　远用助视器的使用训练
1. 操作前

(1)用物准备:各种类型远用助视器、各种远距离视标、磨砂镜片、白板、标记笔、视觉训练图谱。

(2)检查者和被检查者准备:两两一组,分别作为检查者和受试者,交换进行助视器训练,用磨砂镜片模拟低视力患者。用望远镜进行视觉训练,练习定位、注视、调焦、跟踪以及追踪功能,记录视觉训练的要点,体会如何使用望远镜提高视觉效率。

2. 操作步骤

（1）目标定位训练：

1）指导者先以患者为目标,两者之间距离为 2～3m,调节焦距,直到看清患者为止。

2）将已经调好焦距的望远镜递给患者,两人之间相对位置不变,首先让患者在不配戴望远镜的情况下看指导者,并保持视线不动,缓慢将望远镜放在眼前并清晰地看到指导者。重复数次,直到可以熟练定位。

3）注意事项：如果寻找目标有困难,可用一纸筒放在眼前,然后进行定位、注视等练习。因为纸筒的孔径比较大,易于获得成功。纸筒训练无困难以后,再戴望远镜进行训练。

各种训练方法均不满意时,应使用较大视野的望远镜(比如降低倍率)。

（2）目标注视及调焦功能训练：

1）已做到望远镜下准确定位。

2）若望远镜下目标不清晰,可以捏住望远镜镜筒两端,左右慢慢旋转镜筒进行调焦,直到目标最清晰为止。

3）注意事项：调焦一定是建立在可以熟练定位基础之上的。

若患者的望远镜通常只在固定距离下使用,比如座位相对固定的学生,用望远镜看黑板,则一般调好焦之后下次就无需再次调焦了。

有些视力障碍患者自幼视力低下,并没有清晰像的概念,如果碰到此种情况,需要让患者明白什么是清晰像或是模糊像,可通过投影放大的方法让其有感性认识。

不能学会调焦者,可以试用非调焦望远镜。

（3）定位注视联合训练：

1）在不使用望远镜的情况下找到目标。

2）保持视线不动,缓慢将望远镜放至眼前,使用望远镜寻找目标,并锁定目标不动。

3）对望远镜进行调焦,直到看清楚目标为止。

（4）跟踪训练(静止目标)：

1）在黑板上或纸板上画一条连续的短直线,此线全部在患者视野内,先不用望远镜看到此线,然后使用望远镜看清此线。

2）再画一条更长的连续直线,练习从线的一端开始看,沿着线看下去,直到线的末端,患者控制自己的头部与望远镜"连在一起"缓慢匀速移动,在运动过程中望远镜不能偏离眼部。先不戴望远镜做此训练,然后戴望远镜再做上述训练。

3）熟练之后改用虚线,采用同样的方式继续训练。

4）熟练使用线条图训练之后可改用几何图形,患者从图的一边看起,逐渐看完全图,并说出图的形状。

5）熟练使用几何图形之后改用不规则图形,患者从图的一边看起,逐渐看完全图,并说出图的形状。图上的每一条线都标明号码,号码字要小些,只有使用望远镜才能看清。线的颜色各不相同。让患者练习看清各条颜色的线及其号码,说明为直线、斜线、实线或虚线等。

6）注意事项：训练难度由浅入深,采用短线、长线条、虚线、规则图形、不规则图形等逐渐复杂的图形进行训练。

先固定训练距离,比如在黑板上的各种线或图形做训练,基本上望远镜调焦一次即可跟踪或看清全部图形。然后用一条彩色带或绳,放在地板上,旁标有号码,低视力患者从条带的一端看起,然后跟踪此条带到其末端。这样就要不断地定位、注视、调焦,才能完成上述训练。

（5）追踪训练：跟踪训练是跟踪静止的目标,而追踪练习是追踪运动的目标。因此,后者比前者更难一些。可以先在室内训练,看指导者手中的目标,而目标可以做各种运动。待熟练之后可改为室外训练,比如练习追踪一个玩耍的小孩、骑自行车者或一个移动的汽车等。

（6）搜寻训练:是用望远镜搜寻周围环境中的某一目标的练习方法。

1）患者戴上望远镜,面对黑板,黑板上画一个搜寻用实线图形,在实线上沿着箭头方向标记不同的号码,注意号码是无序排列的。练习时,告知患者尝试沿着箭头方向,找到某一个号码,重复训练,直至患者能够熟练找到号码。

2）当患者能熟练在实线上搜寻以后,改用和上述实线图类似的虚线图,用同样的方法练习,待患者能熟练找到目标号码以后,继续加大难度,将虚线的线段变短、线间间隔加长,最后线条全部消失,仅存留原线旁的号码。

3）当患者掌握水平搜寻技术以后,再练习垂直搜寻技术,方法同上。然后再加长患者与黑板间的距离,线变细,号码变小,照明降低等,继续进行训练。

4）最后实地训练,练习在拥挤的人群中搜寻患者熟悉的人,搜寻十字路口的红绿灯、街道牌、各种不同的建筑物(如商店、政府办公机构、影剧院等),以及天空中的飞鸟等。

3. 复习思考题

（1）在配戴望远镜的基础上,先对眼前50cm的目标进行调焦,然后对无穷远的物体进行调焦,为了能看清无穷远的物体,这时需要如何转动望远镜?(镜筒拉长还是缩短?)。

（2）分别在黑板两端水平对应的位置上随机标出数字(在左边)和字母(在右边),每边各10个,数字和字母要小到只能戴放大镜才能看清的程度,在配戴望远镜的基础上,运用上述的视觉训练技巧,分别读出相对应的数字和字母,并由搭档记录漏读或错读的数字或者字母,以及读完所有字母和数字所花的时间,总的错误数(包括漏读、错读以及其他情况)。

实训5-2　远用助视器的使用训练

1. 操作前

（1）用物准备:各种类型近用助视器、各种不同字体大小的阅读材料、汉字两对比阅读视力表、视觉训练图谱。

（2）检查者和被检查者准备:两两一组,分别作为检查者和受试者,交换进行助视器训练,用磨砂镜片模拟低视力患者。用近用助视器进行视觉训练,练习定位、注视、调焦、跟踪以及追踪功能,记录视觉训练的要点,体会如何在使用近用助视器情况下提高视觉效率,测试使用不同字号阅读材料、不同阅读距离下的阅读速度。

2. 操作步骤

（1）调焦训练:在使用手持放大镜时,需要调焦训练。

1）用遮盖板遮住患者视力较差眼,让患者通过放大镜看目标。

2）将放大镜放在阅读材料上,缓慢向上移动放大镜,调整放大镜与阅读资料之间的距离,使得通过放大镜看到的字体变清晰并变大,且再往上移动放大镜时,阅读资料反而变模糊,往回移动放大镜直至清晰为止,在此距离上可清晰阅读。重复练习几次,熟练掌握调焦技术。

3）注意事项:若对上述调焦练习有困难,可考虑使用阅读架,也可使用带距离控制罩的放大镜。当患者使用手持放大镜难以控制焦距时,可用立式放大镜代替。

需要让患者明白焦距或景深的含义,将目标离开焦点,即离眼很远或很近时,患者便无法看清目标。

如果患者的较差眼对阅读带来干扰,建议遮盖该眼,如果没有明显干扰,可以双眼直接开放,使用好眼阅读。

（2）定位训练:在阅读开始时,需要找到每一行的开始处、文章的题目或图表等,必须使用定位技术。

1）给患者一本书,让他找到某页左上或右上角的第一个字,左下或右下角最末一个字。

2）让患者手持读物，或将读物放在阅读架上，用示指指向文章的开头处，或指向文章的标题，沿着一行一行的文字内容，找到页面最后一个字。

3）在使用助视器的情况下重复上述练习，直至手眼协调，能熟练找到开篇第一个字以及最后一个字。

4）注意事项：如做上述练习有困难，指导者可以在纸上写几行字，如前所述做定位练习。或在桌子上摆一些小东西（成行），让患者做定位练习。指导者要观察患者的体位、头部及眼位，并向患者提供合适的照明与对比度。

如患者仍有定位困难，可设法增加目标与背景的对比度。让患者在不用助视器的情况下，使用其视网膜最敏感区对目标进行定位，然后将助视器移到眼前，进行定位及调焦。

如患者定位有困难，应考虑换用低倍助视器，以增大视野，降低阅读定位难度。

远用助视器训练时的定位相对容易，近距离助视器使用时除大致定位材料段落位置之外，在阅读过程中仍需要实时定位，否则容易串行。

（3）搜寻训练：指导患者应用系统搜寻法寻找目标，阅读即是典型的近处搜寻功能体现。

1）阅读时，慢慢从左向右读，读完一行，从原行末尾回到第一个字，然后再移到下一行。阅读时，可以使用手指或裂口阅读器来辅助。

2）注意事项：为防止串行，降低阅读难度，可以采用一些辅助方式进行阅读。第一种方式可以采用裂口阅读器。第二种方式是在读过的每行字下面作出标记，用手指压住每行的第一个字，然后眼与手指同步移动。第三种方式是在纸上画横线，线的两端标出大数字，进行搜寻或扫描阅读。让患者从 1 读到 2，然后回到 1，再移到 3，读到 4，依此类推。下一步练习是以字代替数字 1、2、3 等，最后取消每行字两端的标记进行阅读。

（4）追踪训练：近处的动态视觉训练。

1）指导者用手拿一小目标，在患者面前从上到下，从左到右，以及做圆形运动，使患者用眼及头部运动来追踪此目标。并逐渐缩小目标，观察患者的反应。

2）让患者自己手持目标，做上述追踪练习，观察患者的眼 - 手协调动作。内容包括当目标运动时患者是否能够固视，患者追踪目标时是头与眼一起运动，还是仅有眼球运动等。

（5）注视训练：对于一些使用助视器难以保持注视能力的患者，即应采取下列方法进行训练：增大训练目标，如阅读时使用大字印刷品；设法增加对比度；可改变助视器的种类，或降低助视器的放大倍率。

3.　**复习思考题**　阅读速度测试，并通过测试，体验不同放大倍率、不同阅读距离、不同字体大小情况下的阅读感受。为受试对象提供以下资料：两种放大倍率的手持放大镜，2× 和 5×；两种不同阅读距离，10cm 和 35cm，两种字体大小的阅读材料，小五号字和小二号字，分别进行如下测试，连续阅读 2 分钟，取平均值：

放大镜倍率（倍）	阅读距离（cm）	字体大小	阅读速度（字/分钟）
2	10	小五	
2	10	小二	
2	35	小五	
2	35	小二	
5	10	小五	
5	10	小二	
5	35	小五	
5	35	小二	

（于旭东　王　犁）

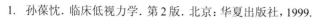

参 考 文 献

1. 孙葆忱. 临床低视力学. 第2版. 北京:华夏出版社, 1999.

2. 孙葆忱. 低视力学. 北京:人民卫生出版社, 2004.

3. 徐亮. 低视力学. 第2版. 北京:人民卫生出版社, 2011.

4. 亢晓丽. 低视力助视技术. 北京:人民卫生出版社, 2012.

5. 周翔天. 低视力学实训指导. 北京:人民卫生出版社, 2018.

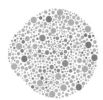

第六章　儿童低视力

第一节　概　　述

近年来人们对儿童低视力问题关注程度越来越高。虽然从统计数据上低视力儿童在整个低视力人口中占的比例并不高，但是低视力残疾对于儿童造成的影响远比成人严重得多。其原因主要有以下几点：

第一，儿童期是生长发育的关键时期。此阶段任何生理功能受到损伤，不论是先天遗传还是后天获得的，都会对儿童今后的生理或心理发展产生重大的影响。尤其是视觉方面受损，作为取得外界环境信息的主要功能，越是早期受损，造成的损伤越大。一旦最基础的视觉发育受干扰，则以后其他与视觉直接相关或间接相关的感觉、感知功能都会受到影响。例如眼肌发育、手眼协调、方向感、平衡感等。视力残疾发生的时间越晚，则越有可能通过其他感知或经验辅助，大大提高生活质量。

第二，从视力残疾的年数角度来看，低视力儿童比起成人或者老年低视力患者，所经历的患病年数是他们的几倍。占低视力人口比例最多的老年低视力人口，约75%以上致残年龄大多在其退休年龄（约60岁）以后；而大多数低视力儿童在其年龄很小的时候，视力就早已经开始衰退。例如一患儿先天视力残疾，预期寿命是80岁，相对大多成人60岁退休后获得视力残疾，所经历的残疾年数是多数情况的4倍。所以低视力儿童长期所承受的生理或心理负担，以及对家庭的经济压力和社会压力，远比想象中严重得多。

第三，低视力儿童中，有很大一部分是由于先天性的遗传疾病造成的，而且通常伴有其他残疾，例如听力、智力及肢体残疾等。这使得低视力患儿的康复工作及提高患儿的生活质量工作，更加困难。

第四，低视力儿童普遍存在自卑、孤僻甚至自闭等不健康的心理状态。由于视觉障碍使他们的活动明显受到限制，在没有经过康复训练之前，他们不会利用残余视力的技巧，以至于与正常视力儿童相比在学习生活各方面明显落后。再加上有的患儿眼部及头部的先天异常，或者与众不同的行为方式，经常会招来同龄人的嘲笑或歧视。我们应该认识到大部分低视力患儿的智力是正常的，问题在于如何提供一个适宜的环境来发挥他们的潜能。

因此，做好儿童低视力的康复工作对于儿童、家庭、从业人员甚至整个社会都具有重要而深远的意义。我国在 20 世纪 80 年代末努力贯彻实行的"金钥匙视障工程"在全国各地成功开展了视力损伤儿童随班就读的教育模式；《中华人民共和国教育法》及《中华人民共和国残疾人保障法》的实施，确保了残疾儿童的受教育权利；近年来社会各界对于低视力儿童的爱心慈善活动等。整个社会对低视力患儿的关注关怀程度，一定意义上从侧面反映了整个社会的文明发达程度。

对于儿童低视力康复工作者而言，除了具备专业知识，更加必须具备耐心、理解和良好的沟通能力。及早发现、及早干预、及早治疗；同时与儿科或儿童神经科医生，以及心理医生的协同合作下制订切实可行的治疗康复计划。只有灵活地把以上各部分必要条件结合好，才能取得成功。

第二节 儿童低视力病因分析

一、世界各地儿童低视力概况分析

根据 WHO 的报告，世界各地儿童致残致盲的病因差异较大，且与国家社会经济发展情况有关。首位的致残因素还是遗传及先天的原因所致，其中先天性白内障最为常见，其他例如较贫穷的国家其他较常见的病因，营养缺乏、麻疹、新生儿眼炎等；中等发展中国家其他较常见的病因主要为遗传性视网膜病变和早产儿视网膜病变；发达国家中其他常见病因为眼球组织缺损、晶状体后纤维增生症、先天性眼球震颤等。其中有一部分盲童为可避免盲，即通过预防治疗可以使视力提高和恢复。

二、国内常见的儿童低视力病因

根据 2006 年第二届全国残疾人抽样调查显示低视力病因分析，结果见表 6-1：

表 6-1　2006 年第二届全国残疾人抽样调查儿童视残情况

病因	比例
先天、遗传性眼病	48.83%
弱视	24.90%
屈光不正	12.35%
白内障	7.65%
视神经病变	5.10%

通过统计数据表明，我国低视力患儿的主要病因均为先天性及遗传性疾病，列第一位的是先天性白内障及术后无晶状体眼；其他还有先天性眼球震颤、屈光不正及弱视、先天性小眼球小角膜、原发性视神经萎缩、视网膜色素变性、白化病等。

三、常见的儿童低视力疾病与特点

（一）先天性白内障

先天性白内障（congenital cataract）是临床上较常见的一种先天性眼病。主要表现为婴幼儿期发生晶状体混浊，易造成形觉剥夺，影响视力发育。及早发现及早干预或手术，对预后有重要意义。

（二）先天性婴幼儿型青光眼

先天性婴幼儿型青光眼（congenital glaucoma）是由于胚胎时期发育障碍，使房角结构先

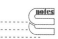

天异常或残留胚胎组织,阻塞了房水排出通道,导致眼内压升高眼球扩大,使视盘受压迫产生明显的病理凹陷。是致盲率较高的眼病之一。

(三)小眼球

小眼球(microphthalmia)是由于原始视泡生长发育受到阻碍引起眼球发育异常所致。多并发白内障、角膜混浊、晶状体缺如、晶状体脱位等异常。常与妊娠妇女风疹、弓形虫病等有关。

(四)早产儿视网膜病变

早产儿视网膜病变(retinopathy of prematurity,ROP)是指妊娠期 36 周以下、低出生体重、长时间吸氧的早产儿,其未血管化的视网膜发生纤维血管瘤增生、收缩,并进一步引起牵拉性视网膜脱离和失明。早期筛查诊断具有重要的意义,其预后以活动期病情严重程度及纤维膜残存范围大小高度相关。

(五)原发性视网膜色素变性

原发性视网膜色素变性(retinitis pigmentosa)为视力进行性受到损伤的遗传性疾病。常于幼年发病,伴夜盲,病变进行较缓慢,后期出现管状视野及视神经萎缩,严重者致盲。

(六)白化病

白化病(albinism)为先天性遗传色素缺乏,常伴眼球震颤、近视、黄斑发育不全,视力显著减退。对强光较敏感,如不注意防护,眼底有进一步受损的可能。

(七)先天性眼球震颤

先天性眼球震颤(congenital nystagmus)多见于婴幼儿期中心视力丧失者。主要原因是患儿出生后黄斑功能尚未充分发育,其固视功能未能建立,因而造成眼球震颤。多发生于各种先天性眼疾。

(八)屈光不正

屈光不正(ametropia)多见于高度屈光不正的儿童。由于先天性的高度屈光不正在幼儿期未被发觉或者没有及时矫正造成的重度弱视,以达到低视力程度。又或高度近视造成的严重的视网膜病理性改变、视网膜脱离、黄斑出血等造成的低视力甚至盲。

(九)全色盲

全色盲(achromatopsia):色觉是视网膜锥体细胞的功能之一。先天性色盲中以红绿色盲较多,蓝色盲较少,全色盲更罕见。表现为对颜色不能识别。常合并弱视、眼球震颤、光敏感症等。

其他眼疾或外伤或综合征:先天眼组织缺损(coloboma)、家族性渗出性玻璃体视网膜病变(familial exudative vitreoretinopathy,FEVR)、眼弓蛔虫病、视网膜母细胞瘤、Usher 综合征(遗传性耳聋 - 视网膜色素变性综合征)、先天性风疹(妊娠期母婴传播)等。

四、儿童低视力联合其他功能障碍疾病

一些遗传综合征或先天感染导致的疾病不仅影响视力,而且会造成听力障碍或其他功能障碍。其中较常见的有:

Usher 综合征,常染色体隐性遗传病,在聋盲患者中的发病率高达 50%,是耳聋儿童致盲的主要病因。其特点是神经性耳聋伴视网膜色素变性,较少出现出生后立刻视力损伤,随年龄成长加重,视力损伤可开始发生于任何年龄,程度不均。

马方(Marfan)综合征,可以是感音性、传导性或混合性耳聋;体型偏瘦长,蜘蛛指,常伴有晶状体脱位。

还有妊娠期风疹病毒感染,梅毒螺旋体感染,单纯疱疹病毒性感染等。

第三节　儿童低视力特点

一、正常儿童的视力发育规律

婴儿出生后两眼球从解剖结构上来看，已是发育完整的器官，只是视觉功能尚未成熟。其视力发育的情况，大致如下：

1个月内的新生儿一般没有集合，也没有调节功能，能做双眼追随一个光源的同向运动，但持续时间较短。其视力较微弱，一般认为仅有手动视力。

2～3个月的婴儿，开始有注视功能，双眼能追随人的活动。视力相当于0.01～0.02。3个月以后出现防御性反射。

4～5个月，可抬起头部，能看到自己的手，并试图用手去接触物体，开始出现粗略的调节能力。视力能达到0.02～0.05。

6～8个月，可以追随移动的目标物，能够观察到眼前8mm直径的目标物。身体可对随头部及眼睛转动，视力达到0.06～0.1。

10个月至1岁，身体可逐渐站起，可以具有不完全的集合功能，持续时间也随着成长延长，视力可达0.15～0.25。

2岁，有较完全的集合及调节能力，能有意识的观察周围的景物，特别喜好颜色鲜艳（尤其是红色）的物体，视力可达0.5左右。

3岁，建立初步的双眼视觉功能，双眼单视反射处于巩固阶段，但也容易丧失。其眼球长度可达23mm接近于成人。此时视力为0.6～0.8。

4～5岁，双眼单视功能较稳固，虽还易引起紊乱但不至于丧失，训练后可再建立。视力可达到0.8～1.0。基本与成人无异。

二、儿童低视力康复的注意事项

1. 儿童低视力中的康复工作，是指通过一系列的指导训练以及低视力助视器，帮助低视力患儿有效地利用其残余视力，以满足患儿日常生活及学习生活中的大多要求。除去个别情况，大多时候患儿的残余视力不会有显著提高，甚至还会进一步损失。应与家长多沟通，以消除他们不切实际的期望。

2. 有时低视力患儿所患的眼病与成人低视力患者一样，但其预后及处理方法却完全不同。许多低视力儿童或盲童仅有短暂的或者根本没有视觉经验，以致丧失了许多以视觉记忆为基础的活动能力。

3. 儿童的调节能力很强，可以保持8～14D的调节力，因此幼年的低视力患儿的近距离视力较好，甚至视近时常常拒绝使用助视器，但其工作距离相当近。

4. 低视力幼儿往往能自然的利用残余视力，常意识不到自己有视觉缺陷，有时连家长也较难察觉。应在幼儿期尽早地进行较全面的眼科综合检查，以免错过最佳的矫治时机。

5. 低视力患儿在选择助视器时比较敏感，任何因素都会造成其拒绝使用，需要治疗师灵活判断。

6. 有些低视力儿童即使经过手术后，视力也不会马上恢复或提高，家长及患儿都应理解，实事求是，不应有不切实际的过高的心理预期。

7. 低视力患儿不仅视力受到影响，而且常伴有其他先天异常，致使他们的外表或行为跟正常孩童不同。因此常会受到外来的歧视或特别对待，这些都会对患儿的心理成长产生重大的影响。低视力患儿的康复计划不仅是针对其实用视力的提高，更应关注其心理活动的成长。

8. 低视力儿童多合并有弱视因素,因此,对于多功能障碍的患儿,应当更加积极频繁地进行弱视治疗。对这些特殊孩童的检查与治疗,往往很困难,效果常不显著。考虑到弱视眼有发展趋势,经治疗视力有提高的可能,所以任何可能提高最佳视力的努力都是有重要意义的。

三、制订低视力儿童的康复目标

（一）了解视力损伤原因

为了制订最有效的康复计划,需要了解视力损伤的原因。如果疑似诊断为遗传疾病,那么需要考虑家族病史。一旦确诊,患儿的兄弟姐妹皆有潜在视力受损的可能,应该尽可能早地接受筛查。确诊后应立即接受相应的药物治疗或手术治疗。如果患儿还不能承受手术,则需要进行仔细的屈光检查,并给予合理的框架镜验光处方,个别情况也可考虑角膜或巩膜接触镜。

（二）预测儿童视力

了解患儿的预期视力对于制订低视力康复计划是非常有帮助的。患儿的视力是否会迅速下降?受损的是中心视力还是周边视力?视力是否会随年龄改善?预测视力对于判断将来患儿是被训练阅读盲文,还是使用大号字体及助视器有着很大的影响。

（三）各年龄儿童的视力需要与复健的目标

由于视力需要与复健的目标随着儿童年龄增长会发生改变,所以评估的标准必须根据儿童年龄的发展规律相应改进。

婴儿期需要视觉刺激以及与周围环境接触。随着儿童生长,视觉的需求也在增长。

学龄前儿童可能需要进行方向感及移动训练,以适应他们周围的环境。必要时可以指导患儿如何使用简单的望远助视器注视远处景物或动物。这类技能可以帮助孩子观看影片或表演等。

学龄期的孩童需要看到黑板和他们的老师,也会参与一些集会或者表演。更重要的是他们还必须学会看课本、做作业、浏览书籍。在替他们选择低视力助视器时,不仅需要考虑在校园学习中使用,还需要考虑到助视器的便携性或者置备另一套以便在家中也能使用。

此阶段的孩童往往希望有与同龄人一样的作息方式。例如有的青少年喜欢在睡前舒服地靠在床上看书,而不是端坐在写字桌前使用闭路电视式助视装置前。由于闭路电视式助视装置体积较大,但放大效果较好,更适合在学校课堂中应用。日常躺在床上看书时,选择高度正球镜的框架镜助视器更为合适。通过详细客观地评估青少年低视力患儿的实际视力需要,选择最合适的方式及辅助装置。

制订低视力复健的目标,必须是事实就是,切实可行的。幼儿期孩童不会表述,复健目标大多出自于双亲的期望与焦虑。随着年龄增长,他们会表达出自身对视力的要求,此时制订复健目标应当采纳他们意愿。双亲必须理解并接受低视力患儿的自身的要求是第一位的,因为只有当低视力患儿主动自愿参与其中,低视力复健工作才能顺利进行,而且更容易成功。

复健的目标随年龄和患儿能力不同需要灵活定制。家庭成员在没有与低视力康复医生讨论咨询之前,不该当即否定低视力患儿对新鲜事物的尝试。有时,团队合作和想象力能够取得预料外的效果,即便患儿及双亲根据过往的失败经验认为是不可能做到的事情。康复师在整个康复治疗过程中,应当实事求是、不断鼓励支持、同时能清楚地知道患儿的潜在可能性及医学上的限制。

四、低视力儿童的功能视力

低视力儿童的功能视力（functional vision）也称为实用视力，指为了有目的的行为而去使用的视力。功能性视力可以通过训练获得，并通过学习及反复练习来提高，能够在少量视觉信息有限的情况下获得有效的某些功能。其中周边视力可以辅助孩童行走和活动，比如穿过教室或者操场等。中心视力可以辅助孩童进行较精细工作，例如阅读书本或者看黑板等。低视力复健的目标就是尽可能地提高或者放大残余视力，使之能够在实际生活中运用。目前用来评估功能视力的主要方法使用 LV prasad- 调查问卷（LV prasad vision questionnaire，LVP-FVQ）。

低视力助视器应当根据个人的实际需要来放大功能视力。低视力康复工作者需要意识到，患儿在家里或学校里的各种视力需求是不同的。例如需要看黑板的作业时，患儿需要望远式助视器；参加音乐课时需要放大了的乐谱；在家里看书时需要频繁翻页，此时使用眼镜式助视器会更方便。总之低视力康复工作者为了尽可能提高功能视力，需要准备不同的方案。

第四节　儿童低视力检查

一、儿童低视力检查的特点

低视力儿童的复健的临床评估与常规眼部的检查有着显著的不同。普通眼科医生通常习惯于检查测量视力损失了多少。而在低视力康复训练中，目标是测量儿童的能力和需求，更合理地使用残余视力，帮助儿童的正常生活学习。如有必要可以在儿科保健医生或儿童神经科医生，以及眼科医生的协同下，配合特殊教育者与治疗师，制订患儿的康复计划和长期随访计划。不但要关注早期的视觉发育情况，更要了解关注远期的视力发展情况。

在评估视力时，根据不同的视觉刺激，孩童会出现较典型的行为反应，并且是可预期的。如果表象正常的儿童没有作出与其年龄习惯相适应的行为反应，那么就可以怀疑其可能具有异常的视功能。由于视觉受损的孩童，一般还会伴有别的障碍，临床医生还应该意识到可能存在许多其他因素会影响其反应行为。这些因素包括：基础反应失调及其对行为的影响；使用药物的影响作用；检查的时机；为了有效使用视力产生的强迫头位或体位；还有病患从过往相似的检查情况中产生的经验等。

评估应当安排在对儿童而言最适宜的时机，例如不要在幼儿即将睡眠或需要喂食的时间，且应当安排在一个对儿童而言较舒适、非胁迫的环境下，通过言语或手势引导患儿的注意力与其交流。应选择与年龄相适应的测试目标物。家长、老师以及助手可以从旁协助与患儿交流。为了确保结果可靠，检查者必须是能够随机应变，具有想象力的。

二、常用的儿童低视力检查方法

（一）视力检查

分为远视力检查与近视力检查。根据患儿的年龄和配合程度选用相应的一种或几种方法来定量患儿视力。由于患儿表述能力较差，配合性较差，有时需要不同的目标物来估计患儿的视力范围。

1. 视力表测定　远视力的检查，一般只要患儿（2 岁以上）配合均可使用视力表测定视力。例如标准对数视力表或者低视力专用的"LogMAR"视力表。儿童检查时可能受检查距离的限制，需要进行相应的换算。为了吸引儿童的注意力，帮助儿童更易理解，也有儿童专用的图形视力表（图 6-1）或者 Lea Symbols 视力表（图 6-2）。近视力的检查：国际上常用的近视力表有：Lighthouse 测定表以及各种儿童符号卡片等。

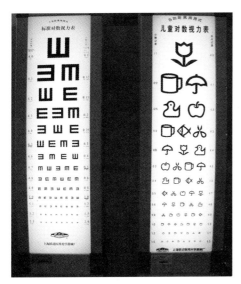

图6-1　远用标准对数视力与图形视力表

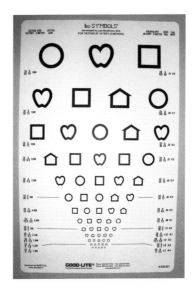

图6-2　Lea Symbols 视力表

2. 追随目标　对于 2 个月内的婴儿利用追随目标进行粗估的估计。1 个月以内的新生儿若视功能正常，应能随着手电筒的光转动头部和眼睛，且有瞳孔对光反射。

3. 优先注视检查　使用不同间距的黑白相间的条纹作为目标物，与灰色的背景对比，婴幼儿会转头或追随注视其能分辨的条纹图像，如此反复多次，更换更细的条纹图像，直至其不再注视，估算其视力（图6-3）。

4. Sheriden 测试　Sheriden 通过反复试验发现，两岁以内的儿童容易被一个运动的小球所吸引，白色的小球在黑色背景下更易于辨认。检查距离 3m，将白色小球直径设计成 6.3cm（0.014）、5.1cm（0.017）、3.8cm（0.024）、1.9cm（0.05）、1.3cm（0.07）、0.95cm（0.1）、0.62cm（0.15）、0.47cm（0.2）、0.32cm（0.3）等，括号中为小数视力。观察患儿是否注视到相应的小球，估算其视力。

5. 配对试验法　适用于智力较低，不能用画、图片和视力表测试的孩童。测试者手中持有一个目标物，让受试孩童手边有多个目标物，并嘱其选出与测试者所持相同的目标物。此方法也同样适用于聋哑儿童。各种大小不同的玩具都可用来作为目标物。通过公式推算其视力：视力 =1.5/ 实际目标大小（mm）× 检测距离（m）/5。上述测试都通用。

6. 视动性眼震（OKN）　将视动滚筒放在患儿眼前，转动滚筒，观察如果幼儿出现眼震，说明其有一定的视力。可以根据条纹宽度估计视力（图6-4）。

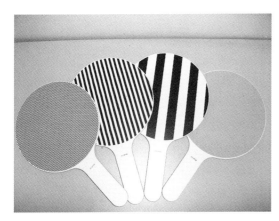

图6-3　优先注视检查卡片

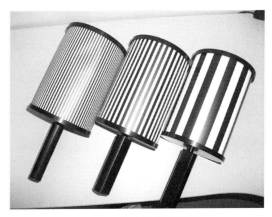

图6-4　视动性眼震检查

7. 视觉诱发电位(visual evoked potential,VEP) 记录在一定光或图像刺激条件下视网膜的神经冲动向中枢传递,到达视皮质层所引起的电位变化。记录电极位于枕骨粗隆上方,反映黄斑、视路、视皮质的功能。其中图形视觉诱发电位(PVEP)反映的是黄斑中心凹的形觉视功能。还可用于不能接受视力检查的婴幼儿的视功能检查,以及心理性视力障碍患者、伪盲等的鉴别诊断。可通过改变目标屏幕空间棋盘格的大小,观察其波形的振幅与频率变化,评估其视力。

（二）屈光状态检查

大多低视力患儿都伴有相当严重的屈光不正,准确的屈光矫正可以有效地扩大实用视力。并且,这些孩子在从事近距离作业时常需要用到调节作用及线性放大作用。通过矫正较大的散光、高度远视以及屈光参差等,可以帮助他们近距离作业时有效的利用调节作用。

1. 视网膜检影镜 由于眼内介质结构可能有较大改变,或者各种原因造成的偏心注视等情况,在低视力患儿的屈光状态检查通常比较困难。通过视网膜检影镜可以检测到一些可以被矫正的屈光不正,例如高度散光、远视近视等。由于婴幼儿具有较强的调节能力、瞳孔较小、配合性差等特点,临床上为了提高检查质量,通常在睫状肌麻痹、瞳孔散大的情况下进行。如患儿配合性差,可考虑使用少量镇静药物,趁其熟睡时检查。此时应注意患儿眼位可在任意位置,检影时应尽量保持入射光线沿着视轴。

2. 主观对比验光 如果屈光介质混浊,例如角膜瘢痕、晶状体混浊、瞳孔闭锁等情况,视网膜检影镜就无法检测,此时应该尽早开展主觉验光。为了能显著观察到不同度数镜片的矫正效果,可以使用±10D的试镜片作为起始度数,使用极差较大的试镜片进行比较性试戴,反复更换缩小范围找到较满意的结果。

3. 计算法 在既不能通过视网膜检影检查,也不能进行主观验光的情况下,由于眼部影响屈光的因素主要为角膜、晶状体以及眼球长度,角膜的屈光度以及眼轴长度均可通过测量得到,眼内各部分的折射率也是已知,测量不到的数据可参考年龄的平均值代入公式。通过计算大致可以估算眼部的屈光状态。所测的相关数据越多,得出的结果越接近实际屈光状态。

（三）双眼视觉检查

大多低视力儿童双眼视力差别较大,且视力较低,大多没有双眼单视功能。正常婴儿6个月左右即可开始检查双眼单视功能。

1. 常用的4点法 只能查出二级融合视力。

2. 铅笔试验 嘱患儿用铅笔垂直对齐检查者的铅笔,判断其是否有立体视功能(图6-5)。

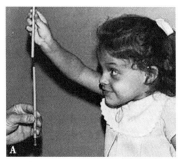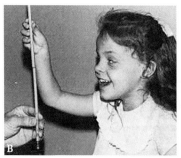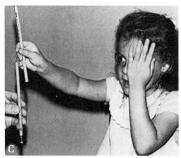

图6-5 铅笔试验

3. Titmas 立体视检查 易于小儿理解,有立体视功能的儿童会用手去抓取它所看到的立体图像。也可以使用 Lang stero 试验,有同样效果(图6-6)。

（四）色觉检查

色觉测试对很多疾病的早期鉴别诊断,尤其是视网膜相关疾病有重要意义。

1. 色彩物体识别　常用的方法比如从各种混合颜色的线团中挑选出指定颜色的线。

2. 假同色图谱　适用于较大的儿童,检查方法与成人一样(图6-7)。

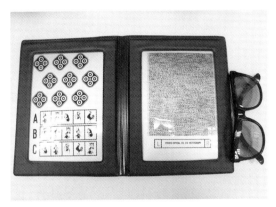

图6-6　Titmas 立体视检查

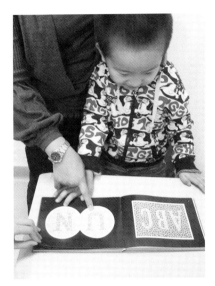

图6-7　假同色图谱检查

（五）视野检查

视觉损伤除了中心视力的损伤,还包括对视野的影响。对低视力儿童而言,失去了周边视力,会产生对周围环境的定位困难,导致行动不便。

常用的检查方法有 Amsler 视力表、弧形视野计、Goldman 视野计等。对于婴幼儿,可以使用简单的“面对面”对比法。家长抱着幼儿或举过肩膀,面对检查者,另一名检查者可同时拿着两个目标物从幼儿背后进入其颞侧和鼻侧视野,观察幼儿的注意力方向,大致估计其视野范围(图6-8)。

（六）对比敏感度检查

对比敏感度功能的评估是一种测定患者残余视功能的有效技术,可用来预测低视力助视器的使用效果。常用的有对比敏感度视力表及儿童使用的对比敏感度卡片,例如 CARDIFF 测试卡表(图 6-9),正面是不同对比度的卡通图形,背面有相应的检查距离和视力。

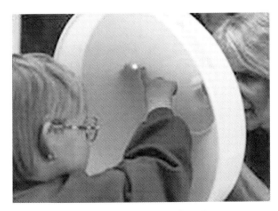

图6-8　简易的视野检查法

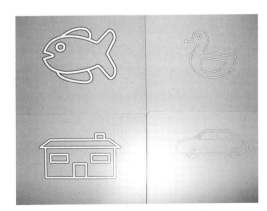

图6-9　CARDIFF 测试卡表

（七）其他检查

眼底、眼压以及其他特殊检查应根据患儿病情，引入常规检查及复查中。

三、不同年龄阶段儿童的检查特点

（一）婴儿期（出生至1周岁）

为了提高低视力患儿的实用视力，可以通过高度数的框架镜，放大目标物，或者对先天性白内障的患儿进行早期干预等方法。医生可以观察婴幼儿能否看到婴儿床上方悬挂的移动物体或画片。如果婴幼儿看不到目标，也许可以改变目标物的颜色大小，使之能被婴儿看到，也可以尝试改变照明亮度，从而判断是否有足够的视力引导婴儿抬起头部。婴幼儿期没有视觉信息的输入，可能会激发婴幼儿眼肌、颈部肌肉以及其他方面的发育异常，例如斜视、震颤、斜颈等。

检查者可以询问或观察婴幼儿是否可以看到他们自己的双手并很好地注视它们。如果不行，可以通过带颜色鲜亮的半露指手套、指甲油、手镯使婴幼儿能够看到他们的双手。这对培养手眼的协调性很有意义。色彩鲜亮或者其他高对比度的，较小的目标物，例如玩具，都可以改良为视觉检查的工具。特殊教育者应当尽早计划教授认知卡片，不仅有利于视力检测也对患儿将来发展及学习有帮助。

（二）幼儿期（1周岁以后至学龄前）

患儿1周岁以后，生长发育的个体化差异开始显现出来。此时，可以参考儿科医生的意见，考量孩童下一生长阶段中有关视力康复的需要。复健过程中与儿科医生的合作是非常重要的，尤其对于多功能障碍的患儿。

一般18个月以后，儿童可以开始理解"相同"及"不同"的概念，而且可以尝试比较不同颜色、形状、大小的目标物。许多幼儿可以开始着手检查双眼视功能、对比敏感度以及色觉检查。为了使检查更加顺利，应当在一个放松的环境下进行，检查者需要有耐心且能灵活应变。

幼儿期孩童可以开始接受单眼的检查。劝说他们接受配戴眼镜或试镜架，用眼罩遮盖一边进行检查。为了让幼儿更容易接受戴框架镜或试镜架，可以准备多副不同颜色的镜架。例如一副蓝色的框架和一副红色的框架，然后询问孩童更喜欢哪一副。在日常生活中可以在玩具、图书、动画中多让其看到一些戴眼镜的角色，让患儿消除对眼镜的恐惧感，更易接受。

患有进展性视网膜疾病的幼儿，尤其是对视杆细胞或视锥细胞功能产生影响的患儿，为了评估他们的视觉状态，可以适当降低亮度。此时可以使用滤光镜片。例如一个视锥细胞营养不良的患儿，给予配戴不同的滤光镜片，会引起显然不同的行为动作。结果表明他们的视力功能依赖于入眼光线的光谱性质。

幼儿的视野较难精确测量，可以根据观察患儿是否注意到目标物移入视野，或通过家长或监护人日常观察，大致了解视野是否有明显的缺损。

（三）学龄前孩童

当患儿成长到即将入学的年龄时，可以引入更多的专项测试。更加复杂的颜色测试或者更精细的对比敏感度测试，检查结果可信度较高。学龄前孩童可以被教授如何配合弧形视野计的视野检查。这个年龄阶段的孩童变得更加主动自愿地参与到检查中来，一系列标准的低视力检查项目都基本可以利用起来。

实训6-1　选择性注视卡片（操作练习一）

1. **环境准备**　应当安排在一个对儿童而言较舒适、非胁迫的环境下。安静封闭；亮度适中；墙壁颜色浅色均一；尽量减少房间中不必要的物品，以免幼儿的注意力被干扰；避免房间中刺鼻的气味，如消毒药水、酒精等。

2. **检查者准备**　随身手机调至静音挡；衣着简洁；特殊情况下，如幼儿对白大褂或护

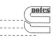

士服有强烈排斥感,可着简洁便装。

3. 被检者准备 评估应当安排在对儿童而言最适宜的时机,例如不要在幼儿即将睡眠或需要喂食的时间。家属可以从旁协助与患儿交流,请家属随身手机调至静音模式。

为了确保结果可靠,检查者必须是灵活的,具有想象力的。

检查流程:

(1)使用不同空间频率的测试板(或 Teller 卡,图 6-10),卡的一侧是黑白相间的条栅,另一侧是均匀一致的灰色。

(2)检查者手持测试卡,先水平后垂直移动,正常情况下,婴儿选择性注视黑白条栅侧。

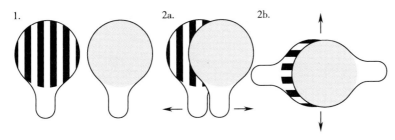

图 6-10 Teller 卡

(3)改变条栅的空间频率,观察婴儿是否注视黑白条栅侧,直到不再注视为止,此法可以定量检查婴儿的视力。

(4)记录单位采用周 / 度(cycle per degree,cpd),周表示黑白循环一次,度表示视角。例如:30cpd,表示 1° 的视角内,共有 60 个黑和白的条带,相当于 1′ 视角,即 1.0 的视力。以此类推换算成视力。

第五节 儿童低视力助视器的应用

综合考虑各种因素,包括患儿的年龄和视力损失的原因等,都有助于成功地为低视力患儿选择合适的低视力助视器。孩童对低视力助视器的接受程度是复杂的,例如一个助视器的确可以帮助提高视力功能,但孩童却不喜欢它的外观或颜色。

不同的低视力助视器都有其特殊的使用方式、优点以及缺点。

一、手持式放大镜和立式放大镜

手持式放大镜和立式放大镜可以用来放大近距离的目标。可以用来帮助阅读、观察家用电器上的仪表刻度、拨电话号码等。这类放大镜使用简便,而且便于随身携带。大多手持式放大镜大小允许孩童随手插在书包里或口袋里。大多数孩童使用这类助视器即使没有受过指导训练,也不会遇到什么困难。它也可以帮助由于中央视野有盲点或者广泛的视敏度下降造成的视力下降。由于大多立式放大镜的像方平面在观察页面的下方,有较高调节幅度的孩童不能充分地利用他们近聚焦能力。镇纸式放大镜的像方平面接近观察页面,可以使孩童结合其近聚焦能力增大放大镜的放大效果(图 6-11)。

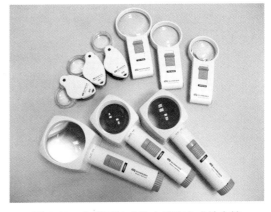

图 6-11 各类手持式放大镜和立式放大镜

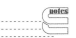

二、高度正球镜框架镜

儿童偏向喜欢近距离作业，但常常拒绝配戴高正度数的框架镜。因为他们的调节力，使他们即使不用戴眼镜在近距离作业时也能提供清晰的像。在使用手持式放大镜的患儿中，有些伴有行动困难或者不能长时间拿住放大镜的，此时选用高度数阅读附加的框架镜片则较为合适。高度的阅读附加可以考虑使用双光镜片（图6-12）。

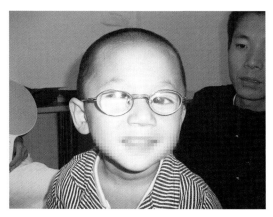

图6-12　图为配戴高度正球镜框架镜的患儿

三、望远镜

望远镜用来使远处的目标放大。它既可以是单目式望远镜（图6-13A），也可是双目式望远镜（图6-13B）。手持式单目望远镜使用起来比较灵活，可以用来看黑板或者记分板等。可变焦的望远镜或者附加在框架镜上的套镜及镜片夹可以用来观察中距离的目标物，比如电脑屏幕等。望远镜可以扩展孩童的行动能力，使他们更加独立。

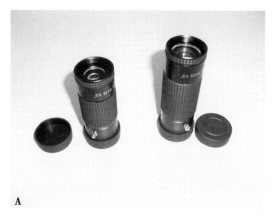

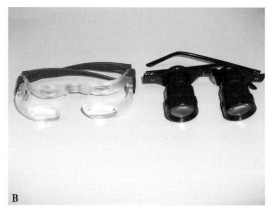

图6-13
A.单目式望远镜；B.双目式望远镜

四、滤光镜

很多镜片可以通过染色、偏振等方法，能够有效地降低眩光，增加对比度，使成像质量提高，从而提高患儿实用视力。例如给受眩光干扰的孩子一副深灰色的滤光镜片，可以滤过干扰视力的光线增加对比度。对于幼儿，在发现最合适的滤镜之前，有时需要尝试一系列不同种类和光谱的试镜片。对于较年长的孩童，他们会直接表达以便缩小选择范围，白化病是此助视技术的典型受益病例（图6-14）。

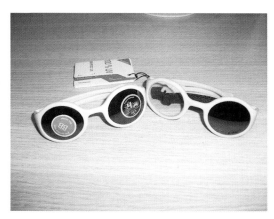

图6-14　幼儿用滤光眼镜

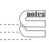

五、闭路电视

这类设备不受光学特性的限制,放大效果好,但一般价格较贵,有台式的也有便携式的。台式的设备适合学校教学使用。它可以帮助教师和孩童同时看到影像,这个特点对于学龄前教育非常有价值。教师可以在屏幕上指出影像的特征或细节,并确认孩童意识体会到这些。如果没有闭路电视,患儿需要把阅读材料拿得非常近,以至于教师不能确定他们看到的和患儿看到的是同一个地方(图6-15)。

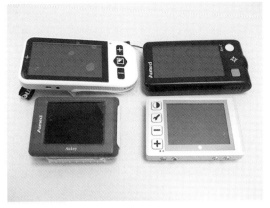

图 6-15　各类便携式 CCTV

六、非光学助视设备

非光学助视设备,比如阅读架、照明灯、放大阅读材料、笔迹较粗的水笔等有助于患儿方便使用的器具。在学校的书本上大多使用大号的印刷体。许多棋牌类游戏被设计成适应低视力患者的。许多家庭通过游戏的方法可以和患儿交流放松,使整个家庭愉快。有时游戏会对家庭和患儿产生意想不到的效果。

第六节　低视力儿童其他视觉及感知功能训练

一、视觉训练

视觉功能的高低不单纯取决于视力的好坏,依靠相关的训练也可以提高视觉效率。正常的视觉技能包括固定、注视、扫视追踪、调节集合等。正常儿童通过日常生活自然获得上述视觉技能,但严重视觉障碍的儿童根据其视觉受阻碍的程度及时间不同,其视觉技能的发育也会相应出现障碍。应该设法使其接受更多的视觉刺激,提高并完善这些视觉技能。普遍认为,低视力儿童应该尽量多使用其残余视力,其用眼越多,视觉技能就使用越熟练,视觉效率也越高。

让儿童注视及追随手电筒的亮光,是视觉训练初期最有效的方法。随着其年龄增长,更多的视觉训练可以被引入进来,例如通过捕捉摆球训练锻炼其手眼协调能力;brock 线及翻转拍训练可以提高其调节集合功能;练习描图或者迷宫可以提高其追视能力,帮助其阅读时不跳行错行;拼图等训练可以帮助患儿达成较高级的视觉记忆及组织能力,使其可以把不完整的部分目标组织成有一个完整的目标。

二、其他感知训练

对于盲童和低视力儿童,除了视觉信息以外,他们需要比正常人更多地使用其他感官信息,来弥补视觉的不足。根据很多研究表明,对于低视力儿童而言,其他感觉越早接受训练,收效越大,而且往往这些感觉功能会更优于正常人。这些感官功能训练包括:听力训练、触觉或触 - 运动知觉训练、嗅觉以及味觉训练等。

听力训练就是让患儿尽量听各种声音,并使其了解不同声音的差别及含义,例如打雷声是要下雨了。同时也要训练患儿能够分辨声音是从哪个方向传来的,这可以帮助其确定自己所在的位置。患儿也可以通过说话人的语气音调来代替视觉看到的面部表情等。

触觉或触 - 运动知觉训练,通过手及身体其他部位与物体接触获得信息,比如形状、质地、重量等。尤其对于学习盲文有重要的意义。

嗅觉以及味觉训练,使患儿授受各种气味与味道,并使其了解其来源与含义,更好地帮助其判断外部环境,例如厨房的香味、停车场的汽油味等。

第七节　不同年龄阶段的儿童低视力康复

儿童低视力的复健计划随着孩童成长阶段定期评估,根据其视力需要选择相应的助视器。

一、学龄前儿童

当患儿较早地被指导使用低视力助视器时,孩童一般不会感到来自同龄人的压力。一个中等放大倍率的简易的手持式放大镜,比如3倍或5倍,就可以帮助学龄前孩童更方便地探索他们周围的环境,给予一个积极的正反馈。学龄前孩童可能需要在一个较为自然的工作距离辨认他们的手、玩具、小虫和树叶等,放大镜就可以避免线性放大所必需的很近的工作距离。例如用几乎贴近地面的距离,趴在地上观察蚂蚁的自然习惯较为不合适,使用手持式放大镜就可以在一个合适的距离观察。有的孩子在看书或图片时,近用的功能视力优于镇纸式放大镜,但后者提供了家长和孩童一起分享图像的机会。当孩童将低视力助视器融入他们的日常生活中,助视器的使用也会变得更加熟悉,舒适,方便(图6-16)。

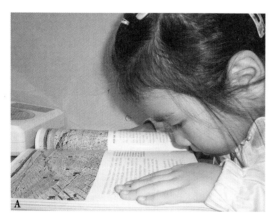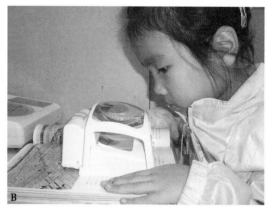

图6-16　图为患儿使用立式放大镜前后阅读距离的改变
A. 使用前;B. 使用后

低视力患儿随着他们的成长要频繁地被评估。他们的视觉活动会变化,调节幅度会降低,视觉质量可能会下降。应当将其可使用的所有系列的低视力助视器介绍给患儿的家庭。需要强调的是儿童低视力复健是一个持续的过程,可能需要数年的时间。一个患儿3岁时拒绝使用简易的望远镜式助视器,但到5、6岁时,随着他日常需要的扩展,比如看电影或者表演、郊游等,就愿意接受望远镜式助视器了。

二、初等学校的孩童

对于这个阶段的孩童,在复查时携带学校里或者课外活动使用的阅读材料是非常重要的。放大镜和望远镜应当适应其年龄与教室环境。学龄期的孩童根据日常生活的需求可能需要准备几个不同类型的放大镜。例如一个五年级的孩子需要一个立式放大镜用来查看地图或者几何图形,并且可以把铅笔置于放大镜的下方用来绘图或写字;同时也需要一个可以折叠的手持式放大镜，让他可以随身放在口袋里携带着，用来在图书馆翻阅资料、观看同学的笔记作业等。

望远镜在这个阶段同样需要，使用手持式的单目望远镜可以帮助辨认黑板上的字或者操场上的同学。骑跨式眼镜望远镜通常不被这个年龄段的孩童所接受，因为孩童会觉得它外观比较丑。

电子视屏放大设备和电脑设备近年有逐渐被广泛采用的趋势。早期指导孩童学会打字能使电脑迅速地融入他们的日常生活中。便携式电脑可以帮助孩童完成笔记或者课堂作业。许多电脑系统都带有放大操作界面的功能，或者发声功能，甚至声控功能。

同时，做好孩童的课堂与特殊教育教师的联系，以及保持与孩童日常看护人员的开放式交流相当重要。

三、中高级学校的儿童

康复师必须与这个年龄段的孩子多交流。青少年在十来岁时常常会拒绝使用当他们小时候非常乐意使用的助视器。家长往往希望低视力专家在指导低视力复健过程中成为他们的同盟，因为容易接受医生或老师的意见是少儿的心理特点。家长也许会告诉孩童说，是医生说的，你必须戴着眼镜还有使用望远镜。对于低视力康复师而言，较明智的方法就是保持中立。

低视力少儿，一方面处于特殊的年龄段，另一方面时常由于来自同龄人的歧异或压力，往往比较敏感、孤僻、易受激惹、烦躁，甚至显得不可理喻。低视力复健团队应多尝试与患儿沟通，按照患儿的逻辑方式或心理特点去解决问题，比如为其替换一个更小的望远镜，虽然放大倍率不如原来，但是可以被藏在手掌心里，不易被人注意。染色镜片通常不易被这个阶段的孩童接受，因为其颜色款式可能较容易引起同龄人的嘲笑。其主旨应是确认让孩童理解什么是对其有利的，以及通过使用助视器可以帮助其实现什么。

可以开创一个教室，只对低视力患儿开放，让他们可以在没有其他同龄人在场的环境下使用助视器，使其感觉更轻松。放大阅读写作的材料，或安排特别的考试环境也是对其有帮助的。低视力的青少年会看到他们的朋友同学可以骑车运动、独立打工或与家长分开独自居住等，自己却要等着别人带着他们才能外出。低视力复健人员必须认识到这些对低视力孩童来说都是压力，及时地与其沟通，多鼓励他们，接受自己，缓解青少年向成人期过渡阶段遇到的各种问题。

同龄人之间的鼓励和家人的支持也都是很重要的。多与他们交流是最基本的手段，引导他们坦率地表达出他们的焦虑，并保持心胸开阔。

第八节　儿童低视力伴听力障碍或多功能障碍

一、儿童低视力与听力障碍

较早地确诊和处理低视力病情对于听力损伤的患儿尤为重要。耳聋的孩童完全依赖视觉输入进行交流和学习。对于听力受损的婴幼儿，综合性的眼科检查应该被安排入常规健康检查的一部分。由于良好的视力是耳聋孩童交流的基础，必须尽早确认有无屈光不正，并尽早矫正。如果发现或疑似视觉听觉双重受损的患儿，比如 Usher 综合征（遗传性耳聋 - 视网膜色素变性综合征）、先天性风疹（妊娠期母婴传播）、早产儿病变等，应尽早制订视觉复健计划。尽早在儿童发展书写语言的阶段进行辅助检查，安排手语指导，预防视力受损。

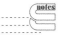

（一）婴儿期

对疑似 Usher 综合征的不明原因造成的耳聋患儿，在被确诊病因前，应尽可能早地给予视觉刺激以提高视觉认知及学习能力，一旦视力受损，这些就会变得很重要。

（二）学龄前儿童

所有听力障碍的儿童，都应检查近视力、远视力、对比敏感度、色觉、眼球运动功能、睫状肌麻痹前后的屈光状态检查等。Goldman 视野检查也有参考价值，但要求有 5 岁左右的听力障碍患儿能良好地配合检查比较困难。在检查过程中最好有手语翻译人员，便于灵活的交流。

Usher 综合征的患儿可能在学龄前期间，同时失去了视杆和视锥细胞功能。患儿畏惧黑暗或者在昏暗的环境下显得行为笨拙，均有可能提示开始出现了夜盲。为了确认视网膜是否改变，诊断上很大程度依赖于视网膜电流图检查。

（三）学龄期孩童

每个学年开始前，都应该进行视力检查，使康复师了解其视力的限制程度。对于学龄期的听力障碍儿童的视觉功能的评估项目与学龄前的儿童一样。

滤光镜片可以有效减少畏光。由于每个病患的感知细胞损失情况不同，没有一个单一类型的镜片可以满足所有 Usher 综合征的患儿。可以尝试试戴多种滤光镜片，最好能让患儿借回家多试用几天。由于美观因素对这个年龄阶段的患儿很重要，功能性染色的镜片像对于反光镜面的镜片更容易被接受。

Usher 综合征的青少年会有显著的中央视野减少，或周边视野残留小的视岛。可测试在学校中通常照明环境下的视野，并告知患儿的教师其不同距离的视野范围。有时尽管视野产生了显著的缩小，但视力及对比敏感度可能被很好地保留下来；以致大多青少年在学习和看黑板时几乎感觉不到困难。暗视力受损可能会造成行动不便，青少年的行走活动指导可以训练其专注手电筒的光照方向，从熟悉到学校的夜间路线开始。

二、儿童低视力与多功能障碍

多功能障碍的儿童应该尽早做视力评估，因为他们一般都有较高的屈光不正以及其他视觉损伤存在。越严重的功能障碍，就越普遍伴有视觉损伤。

严重视觉受损的婴儿会阻碍视觉发育，甚至影响全身的发展。因为视觉是大脑功能发育的有效媒介，给予有效的视觉刺激，可以使婴儿感觉到视觉的存在，培养发展其注视和追随运动能力，这是早期视觉发育的基础。

多功能障碍的儿童常常患有中枢神经系统异常导致视觉损伤。

大脑受损的儿童可能完全丧失调节能力。有些儿童可能伴有睫状肌麻痹，以致他们试图聚焦近距离时发生混淆。失去调节能力可以从早期就通过配戴阅读眼镜或者双光镜片矫正。当儿童长大到可以控制手部运动时，眼科治疗师可以尝试引入光学助视器，比如放大镜或简易的望远镜。

这类患儿的复杂的知觉能力，比如视觉认知、视觉注视、视觉空间方向感等功能也常受到显著影响。此时，儿童的物理治疗师可以开展方向感及眼动功能训练的指导练习。多功能障碍的儿童需要眼科康复及儿科物理治疗师的合作治疗。

实训 6-2 掌握 LV prasad- 调查问卷（操作练习二）

LV prasad- 调查问卷（LV prasad vision questionnaire，LVP-FVQ）。它是一种评估视力障碍儿童的功能视力的调查问卷，Gothwal 等作者最终将 LV Prasad- 视力调查问卷缩短到 19个问题，包括 4 部分组成项目：远视力（6 个问题），近视力（6 个问题），色觉（2 个问题），视野（5 个问题）。这 19 个项目都是有关执行各种工作时的困难。所有问题中的 19 个项目都采取 5 点等级制（0~4 点），对每一个问题回答开始时：“是”或“否”，如果回答“否”，则记录为“无困难”，此问题得分为 0，如果回答“是”，则表示视力障碍患者在执行工作有 4 种水平的困难，1 表示有点困难，4 表示因视力原因无法做此工作，另外回答尚有“不适合”者。积分越高代表功能视力越差。

LV Prasad- 功能性视力调查问卷：

您是否可以独立完成以下动作

　　　是 / 否，如回答是否，您有多大困难？

　　　　　有点困难

　　　　　中度困难

　　　　　很大困难

　　　　　不能做此工作

1. Differentiating between gender（分辨性别差异）。

2. Seeing a waving hand across the road（看到街对面有人挥手）。

3. Walking in the corridor at school（在学校的走廊里步行）。

4. Walking back home at night（晚上走路回家）。

5. Copying from the blackboard（从黑板上抄写）。

6. Reading bus numbers（读取公交车的号码）。

7. Reading destination of the bus（读取公交车的目的地）。

8. Reading a textbook at arm's length（保持一臂的距离阅读教科书）。

9. Writing along a straight line（沿直线写作）。

10. Locating the next line while reading（在阅读时找到下一行）。

11. Locating dropped objects（找到掉落的物品）。

12. Threading a needle（穿针引线）。

13. Differentiating between coins（区分硬币）。

14. Climbing stairs（爬楼梯）。

15. Lacing shoes（系带鞋）。

16. Locating a ball（找到球）。

17. Locating food on a plate（把食物放在盘子里）。

18. Differentiating between colors（区分颜色）。

19. Applying paste on a brush（将浆糊涂在刷子上）。

（亢晓丽　田琳璐）

参 考 文 献

1. Donald C.Fletcher，MD. Low Vision Rehabilitation Caring for the Whole Person.

2. 王思慧，谢培英. 低视力学. 北京：北京大学医学出版社，2003.

3. 孙葆忱，胡爱莲. 临床低视力学. 北京：人民卫生出版社，2013.

4. 孙葆忱. 临床低视力学. 第 2 版. 华夏出版社，1999.

5. 徐亮. 低视力学. 第 2 版. 北京：人民卫生出版社，2011.

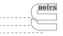

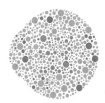

第七章 老年低视力

学习目标

1. 掌握：老年低视力的视觉特点和主要病因，常用的老年低视力康复手段。
2. 熟悉：老年低视力评估方法和老年低视力康复对生存质量的意义。
3. 了解：老年低视力的流行病学特点。

第一节 概　　述

随着科学技术的不断发展和社会的进步，人们的预期寿命不断延长。国际上通常把60岁以上的人口占总人口比例达到10%，或65岁以上人口占总人口的比重达到7%作为国家和地区进入老龄化的标准。现全球70亿人口中，65岁以上人口占比达8.5%，预计到2050年全球65岁以上老年人口将达到16亿。WHO预测，到2020年全球60岁以上的老年视力障碍者约为2亿，其中包括老年盲人5 400万，低视力老人1.5亿，大约有70%低视力老人生活在发展中国家。

据我国国家统计局公布，2006年4月1日我国残疾人占全国总人口的比例为6.34%。各类残疾人的人数及各占残疾人总人数的比重分别是：视力残疾1 233万人，占14.86%；听力残疾2 004万人，占24.16%；言语残疾127万人，占1.53%；肢体残疾2 412万人，占29.07%；智力残疾554万人，占6.68%；精神残疾614万人，占7.40%；多重残疾1 352万人，占16.30%。其中如果将多重残疾中合并有视觉残疾的人群统计在内，则估计2006年的视力残疾为2 003.5万人，其中盲人661万人，低视力者1 342万人。按照2005年底人口统计，我国60岁及以上的老年人为1.49亿，占总人口的11.33%，从而推算出老年人总残疾患病率为24.0%，为3 576万人；其中老年人视力残疾的患病率为4.6%，为685.4万人，排在各项残疾的第三位（表7-1）。

表7-1　我国老年残疾人主要残疾患者人数和所占百分比（2006年）

类型	人数/万人	百分比
听力残疾	1 236.7	8.3%
肢体残疾	908.9	6.1%
视力残疾	685.4	4.6%
精神残疾	104.3	0.7%
智力残疾	44.7	0.3%
言语残疾	14.9	0.1%
全部残疾	3 576	24.0%

2017年年末全国大陆总人口13.9亿,60岁及以上人口占总人口的17.3%,65岁及以上占11.4%。60岁及以上、65岁及以上老龄人口在总人口中占比都在同比持续上升。我国老龄化发展迅速,老年人口规模巨大,老龄化与经济发展不协调,这将对社会发展产生严重影响。老年人中视觉残疾者的数量也在相应增长,尤其是一些低收入处于边远地区的老年人任由其眼病的发展,因此,如何做好眼保健和康复工作,提高老年人的生活质量,减轻社会和家庭的负担是我们在21世纪面临的严峻挑战。

第二节　老年低视力的病因及患病率

眼的主要功能包括视力、视野、对比敏感度、调节力、色觉、明适应、暗适应、深度觉和立体视等。当老年人的视功能特别是视力减退时,本人及家属常会归咎于年老所至。老年人的视功能减退不仅与其眼部生理方面的改变有关,也与其各种眼病所致的视力损害有关。一些主要影响视力的眼病,如白内障、黄斑变性、青光眼及糖尿病性视网膜病变等都考虑与年龄相关,但年龄并非是唯一的危险因素,因为这些眼病也可发生在儿童及年轻人(Marmor 1995)。一般认为40岁以后每年长十岁,低视力的发生率就会增加很多,这是因为退行性病变多在老年人发生,所以凡是有老年人生活的环境中就会有低视力患者,由此说明低视力主要与年龄大小有关。事实上,寿命越长,将来发生严重视力丧失的发病率就会增加。当然全身的健康状况、药物的应用、膳食、环境及遗传等因素都会对眼产生一定的影响。因此,区分老年的生理性眼部改变和老年性眼病是十分必要的。

一、与年龄有关的眼解剖和视力的变化

关于视功能随年龄增长而出现减退是否属于"正常"现象,目前仍有争论。但在老年人中许多视功能的减退确与眼解剖方面的改变有直接关系。

(一)老年性眼解剖方面的改变

老年人泪腺结缔组织增多,泪液分泌减少等眼表生理性改变引起干眼症和视疲劳。

生理状态下,一般角膜保持透明,但当角膜内皮细胞密度随年龄而减少时,角膜内皮细胞维持角膜厚度和透明度的功能下降,角膜会轻度水肿变厚,从而使光线发生散射,减少光通过量。角膜直径变小及扁平趋势,使老年人的角膜屈光力发生改变,是导致老年人远视的原因之一。

瞳孔随年龄增长会变小,以致进入眼内的光线减少,对光反应灵敏度下降。

晶状体的密度增高,弹性下降甚至丧失,导致调节力的下降,看近物困难而出现老视;晶状体蛋白出现变性,使晶状体透明性下降进而出现混浊,晶状体颜色变深,透光能力减弱。

玻璃体凝胶浓缩和萎陷,致使患者在注视天空或白墙时眼前出现飘浮物。

视网膜血管组织的改变与全身血管的改变相同。视网膜在胚胎时期是脑组织的一部分,故随年龄增长视网膜细胞数目会减少且视网膜内的和视皮层内的神经细胞亦会逐渐减少。

(二)老年人的视力改变

有关老年人视力方面的调查,资料较少。Framing Heart曾做了一个镇的全体居民的连续调查。两眼中较好一眼的矫正视力至少为0.8者,在52~64年龄组为98%;65~74年龄组为92%;75~85年龄组为70%;75~85年龄组人,视力在0.5或以上者占87%。调查结果是老年人群中大多数人视力仍保持良好。调查仍显示,75岁以上人群中有10%的人视力减退,以致无法驾车及进行日常工作。

瑞典 Sahlgren 大学医院眼科（2002）为预计未来视残人数及康复技术作依据，研究了老年人随年龄增长的视力改变。他们对在哥德堡生活的一批老年人，在他（她）们 70 岁、82 岁、88 岁、95 岁和 97 岁时各作了一次眼部检查。按≥0.8 作为正常视力的标准。70 岁时正常视力者为 86%，至 95 岁时降至 7%。70 岁时视力为 0.1 者仅为 1.4%，至 97 岁时增至 27%。说明年龄越大视力下降越快，同时性别之间无明显差异。

据天津眼科医院报道（2000 年）该市某一社区中 60 岁以上未经选择的 210 名居民，由眼科专业人员对眼部进行全面检查。结果为双眼视力均在 1.0 以上者仅 12 例（5.71%）。经屈光矫正后较好一眼的视力在≥0.8 者 109 例（51.90%），0.3～0.6 者 94 例（44.76%），总计视力≥0.3 者 203 例（96.67%），证明大多数老年人尚拥有较好的生活视力。

二、老年低视力的患病率

我国在 1987 年和 2006 年分别对残疾人进行了两次残疾情况调查，1987 年的视觉残疾的抽样调查结果显示，60 岁以上老年人视觉残疾的患病率为 7.77%，其中盲的患病率为 3.46%，低视力的患病率为 4.31%，视觉残疾人群中盲与低视力之比为 1:1.33，绝大多数的视觉残疾为低视力状态，男女性别之比为 1:1.68，女性明显多于男性。2006 年进行的全国视觉残疾的抽样调查显示，视觉残疾人群中盲与低视力之比转变为 1:2.03，低视力状态的人群明显增加。

如表 7-2 所示，从 60 岁以上年龄组开始，盲和低视力的患病率急剧上升；年龄越大，患病率越高。

表 7-2　全国残疾人抽查 50 岁以上各年龄组视觉残疾患者所占百分比（1987）

年龄 / 岁	50～59	60～69	70～79	80 岁及以上
百分比	1.70%	4.35%	10.90%	20.98%

在上海市的盲和低视力流行病学调查中，将低视力单独作了统计，随着年龄增高，低视力发生率亦增高（表 7-3）。

表 7-3　上海残疾人抽查 50 岁以上各年龄组低视力所占百分比

年龄 / 岁	50～59	60～69	70～79	80 岁及以上
百分比	0.60%	2.20%	7.19%	19.30%

国外报道低视力的患病率也随年龄增长，如美国 70～79 岁的白种人患病率为 5%，80 岁以上增至 20%。澳大利亚 70～79 岁的患病率亦为 5%，80 岁以上增至 10%，90 岁以上则为 40%。美国 Lighthouse（2002）报道，65 岁及以上人群中，5 人中有 1 人存在视力问题，75 岁起比例会增至 4 人中有 1 人存在视力问题。

三、老年低视力的主要病因

目前全世界有关低视力的病因的资料较少，一般都与盲一起统计，因为盲和低视力同属视觉残疾，只是程度上的差别，有些低视力可因视功能继续减退而成为盲。在视觉康复方面两者亦无绝对之划分。

美国老年人（52～85 岁）低视力的主要病因及患病率依次为老年性白内障（15.50%）、黄斑变性（8.80%）、开角型青光眼（3.30%）和糖尿病性视网膜病变（3.10%）。英国 65 岁老年人低视力的主要病因是青光眼（13.95%），白内障（23.6%），脉络膜萎缩（9.65%），黄斑部损害（32.00%），糖尿病性视网膜病变（8.85%），视神经萎缩（1.60%）等。秘鲁报告的 480 例低视力患者中 75～90 岁者达 42%,老年人低视力的主要病因依次是视网膜变性 66%,高度近视 15%,青光眼 7%。泰国报道 473 例成人低视力患者,其中 45～60 岁 255 例(53.91%),61～89 岁 218 例(46.09%)。其中年龄相关性黄斑病变 75 例(15.88%),糖尿病性视网膜病变 50 例(10.57%),青光眼 12 例(2.53%),白内障 11 例(2.33%)。

根据 1987 年全国残疾人抽样调查结果,60 岁以上老年人视觉残疾的主要病因为白内障、沙眼、角膜病、脉络膜视网膜病变、青光眼等。2006 年全国残疾人抽样调查结果,60 岁以上老年人视觉残疾的主要病因为白内障、视网膜和葡萄膜疾病、角膜病、青光眼、屈光不正、视神经病变等。两次调查显示白内障仍是 60 岁以上老年人视觉残疾的第一位原因,沙眼逐渐消失,脉络膜视网膜病、角膜病、青光眼是主要致残病因。

在低视力专科门诊所见低视力患者的病因与流行病调查结果并不一致,澳大利亚墨尔本低视力门诊(1977—1984)老年低视力患者主要病因为老年黄斑损害(58.40%),青光眼(9.80%),年龄相关性白内障(8.70%)和糖尿病性视网膜病变(4.20%)。加拿大(1991—1994)报道 65 岁老年低视力患者中以年龄相关性黄斑病变为首位原因占 75.49%。日本(1992—1997)国立康复中心低视力门诊 1 072 例低视力患者中,50% 以上为视网膜色素变性,其次为糖尿病性视网膜病变,视神经萎缩及黄斑变性。

北京同仁医院低视力门诊报道,60 岁以上老年人低视力病因主要是高度近视(33.16%),老年性白内障(17.34%),青光眼(15.31%),黄斑变性(6.60%)和视网膜色素变性(4.59%)。天津市眼科医院低视力门诊老年低视力的主要病因是高度近视眼(49.00%),视网膜色素变性(9.30%),年龄相关性黄斑病变(7.01%),白内障 / 术后无晶状体(5.60%),糖尿病性视网膜病变(4.70%)等。

综上所述,我国在低视力专科门诊低视力的首位原因是高度近视眼(属于屈光不正 / 弱视),而在流行病调查结果低视力的首要原因为白内障。这是因为绝大多数白内障可用手术康复,而用医疗康复无法解决的低视力疾患则要用医疗以外的康复,故专科门诊的病种带有一定的"倾向性"。

四、常见老年低视力眼病的临床特点及处理原则

(一)高度近视

高度近视又称病理性或变性近视,常伴有眼底改变。我国是世界上近视眼最多的国家之一,高度近视在人群中的患病率为 1%～2%。低视力患者屈光度多在 -10.00D 以上其至达 -40.00D。由于眼轴不断增长,眼球后极部向后扩张形成后巩膜葡萄肿,脉络膜视网膜组织进行性损害引起视功能障碍(彩图 7-1,见书末彩插)。视力的减退还可因并发性白内障或视网膜脱离引起。

1. 检查　高度近视眼所致的低视力在康复方面的首要措施是仔细进行屈光检查,配戴合适的眼镜,将远视力提高。对低视力患者而言,即使只增加 1～2 行视力表视力也是有实效的。

2. 照明　需用较强照明,避免眩光。

3. 光学和非光学助视器　有 44.7% 的患者乐意使用远用望远镜式助视器,高度近视眼所致的低视力患者虽远视力差,但看近时大部分人摘下眼镜后在近距离阅读或工作一般仍无困难。有一小部分患者需家用近用放大镜来助视。闭路电视亦可应用需要的患者。

(二)年龄相关性白内障

年龄相关性白内障病因多为年龄相关,65 岁以上的老年人约有 95% 发生晶状体混浊,多为双眼发病,发病有先后,混浊程度也不一致。晶状体的混浊多开始于皮质浅层,一部分可先围绕着核发生,晶状体完全混浊需要数月或数年,也可停止于任何时期。白内障复明

手术可以使视觉功能恢复正常，是减少低视力患病率的有效手段。

1. 症状与体征　主要症状是视力减退，视物模糊，由于白内障部位及程度的不同，其对视力的影响也不同，晶状体周边部的轻度混浊可不影响视力，若混浊位于晶状体的中央，轻者视力减退，重者视力可能只看见手动或光感，此外还可表现为近视度数加深，需要经常频繁更换眼镜；单眼复视或多视症，眼前固定性黑影或视物发暗，畏光等症状。老年核性白内障初期晶状体核呈黄色混浊，以后逐渐变为棕黄色或棕黑色，此时视力极度减退，眼底不能看清。晶状体核颜色改变可产生色觉异常，患眼对蓝色和绿色光的色觉敏感度下降。

2. 视力检查特点　核性白内障初期由于晶状体核折射率增高，常致屈光性近视，表现为老视减轻。随病情发展，看近时瞳孔反射缩小，遮盖视野中心部，导致近视力低下。配镜原则是如能通过光学眼镜改善提高的予以配镜，不要因其发展而放弃矫正，亦可用双焦/渐变多焦眼镜。

3. 照明　改善照明，避免眩光，戴滤光镜和护目眼镜可以减轻眩光；黄色或琥珀色镜片可以增进对比敏感度。

4. 光学和非光学助视器　可试用一般远近助视器有效，非光学系统的大字印刷品可以改善视觉质量。

（三）年龄相关性黄斑病变

年龄相关性黄斑病变（ARMD）是世界性中老年人盲目的主要原因，分为干性（萎缩性）和湿性（渗出性）黄斑变性，渗出性致盲率高，临床上正探索有效控制病变发展，增加或保护视功能的方法。随着人类平均寿命的延长，年龄相关性黄斑病变日益多见。在美国，65～75岁的老年人因本病丧失部分中心视力不少于10.0%，Famingham眼科研究所的调查表明，52～64岁的患病率为1.60%，75～85岁的患病率则高达27.90%，为前组的17.4倍。我国吴氏报道50岁年龄组患病率7.70%，60岁年龄11.40%，70岁以上年龄组25.50%。

1. 症状与体征　一般症状为精确距离感丧失，阅读困难。视力受损程度取决于暗点的大小、密度及其位置。眼底检查黄斑区视网膜可有水肿、出血、渗出及玻璃膜疣等（彩图7-2，见书末彩插）。

2. 视野　周边视野正常。可用围棋格视野表查出不同大小的中心暗点。

3. 治疗　年龄相关性黄斑病变是双眼发生，病情呈进行性，对患者的处理除在饮食中用抗氧化剂外，应配戴滤光眼镜以防止视网膜不必要的损伤。对湿性黄斑变性，抗新生血管药物治疗显示了良好的应用前景。此外，还有激光光凝治疗、光动力疗法、黄斑手术治疗等，但效果尚待进一步评定。

4. 照明　与视力紧密相关，因其能决定物象的明暗对比，大多数患者需要明亮的光线直接投照在目标上。

5. 光学和非光学助视器　各种助视器均可使用，可根据患者需要给予不同放大倍数的眼镜式助视器。闭路电视也可应用。此外由于患者有较大的中心暗点存在，所以要训练患者用旁中心注视，而旁中心注视的训练非常困难，因此Romayanada等（1982）主张将三棱镜附加在阅读眼镜的镜片上，设法使光线的焦点从丧失功能的中心凹区转移到周边部功能尚完好的视网膜上，这样对某些低视力患者颇有帮助。外出时可采取康宁滤色镜片及灰色或棕色NOIR滤色镜片。戴后可减轻眩光，改善对比，因而能提高视力并可保护视网膜。

（四）特发性息肉样脉络膜血管病变（IPCV）

特发性息肉样脉络膜血管病变是1990年由Yannuzzi等正式命名，有色人种多见，平均发病年龄>50岁，双眼或单眼均可患病。

1. 症状与体征　若病变未位于黄斑部，患者可无明显的临床症状，有的患者是眼底检查时偶然发现。如果黄斑区发生出血性或浆液性渗出,可有明显视力下降或视物变形,如发生玻璃体积血,视力可突然严重下降。

2. 检查　息肉样脉络膜血管病变眼底特征性表现为多发或单个橘红色息肉样病灶,脉络膜内层异常血管网,出血性或浆液性视网膜色素上皮脱离。有的患者眼底可见大片深层和(或)视网膜前出血,出血可进入玻璃体腔(彩图 7-3,见书末彩插)。

3. 治疗　激光治疗,光动力治疗,手术治疗,抗血管生成药物玻璃体腔注药。玻璃体腔注射抗血管生成药物可以减轻水肿和渗出,但不能使息肉样病灶和脉络膜内层异常分支血管网消退,因此可联合光动力治疗。

4. 照明　多数需要增加照明强度。

5. 光学和非光学助视器　可选用远用及近用放大镜,闭路电视也可应用。如果患者有较大的中心暗点,对患者进行旁中心注视训练,也可使用三棱镜将投射在黄斑病变部的光线转移到周边视网膜。

(五)糖尿病性视网膜病变

糖尿病性视网膜病变(DR)是继发于糖尿病的一种视网膜出血、增生、渗出或阻塞性疾患,是糖尿病的严重并发症(彩图 7-4,见书末彩插)。按视网膜病变发展阶段和严重程度,临床上分为非增生型(NPDR)和增生型(PDR)。目前我国糖尿病患者较前增多,糖尿病性视网膜病变是 50 岁以上人群主要致盲眼病之一。

1. 症状与体征　不同程度的视力障碍、视物变形、眼前漂浮混浊物、视野缺损、最终导致失明,患者伴有糖尿病所致的身体虚弱。

2. 检查　早期应做眼底荧光素血管造影,并定期重复施行以紧密观察血管异常变化。玻璃体积血的患者用 B 型超声波检查确定视网膜有无脱离。

3. 视野　可有中心和周边视野缺损,取决于视网膜病变部位。广泛光凝治疗后的患者视网膜对视觉刺激的敏感度下降。

4. 遗传　糖尿病性视网膜病变可能为多对基因遗传所致并受环境因素影响。

5. 预后　视网膜病变与糖尿病的病程、发病年龄、遗传因素和血糖控制情况有关。胰岛素倚赖型糖尿病患者较非依赖型者发病率高。许多报告证明:控制血糖能降低视网膜病变的危险,而且低脂饮食和控制高血压亦有裨益。对于重度 NPDR 和 PDR,采取全视网膜光凝治疗,阻止病变继续恶化。对于玻璃体积血长时间不吸收、发生牵拉性视网膜脱离,应行玻璃体切除手术,若合并白内障可予以手术摘除,有望改善视力。

6. 照明　照明光需均匀,或适度增强照明标准。

7. 光学和非光学助视器　糖尿病视网膜病变是一种不需给予复杂或昂贵助视器的典型疾病,尤其是有反复出血时,在患者尚存在一定视力期间可给予手持放大镜。视网膜轻度水肿,视力中度受损患者可用双眼半光棱镜和 +6.00D 或 +8.00D 的阅读镜。患者如已做光凝治疗,其视力可获一定的稳定期,在其病情缓和时,可给予中度凸镜。当视网膜出现新生血管时应重复光凝治疗,但视力并不因此能够改善。对于所有患者都应认真随访,根据需要及时调整光学助视镜。

(六)青光眼

青光眼是一组以视神经萎缩和视野缺损为共同特征的疾病,病理性眼压增高是主要危险因素。青光眼是主要致盲眼病之一,有一定的遗传倾向。

1. 症状与体征　有些青光眼患者发病急骤,可在数天甚至数小时内视力迅速下降。由于眼压急剧升高,角膜上皮水肿,患者可有"虹视"。急性发作时有剧烈的头痛、眼痛、畏光、流泪,可伴有恶心、呕吐等全身症状。有些患者没有症状,在不知不觉中视野缺损逐渐加重,直至管状视野,甚至失明。

2. 视野 青光眼的视野缺损从旁中心暗点和鼻侧阶梯开始，随着病变发展而逐渐增大，形成弓形暗点、象限型或偏盲型缺损，到晚期仅存管状视野和颞侧视岛（图7-5）。

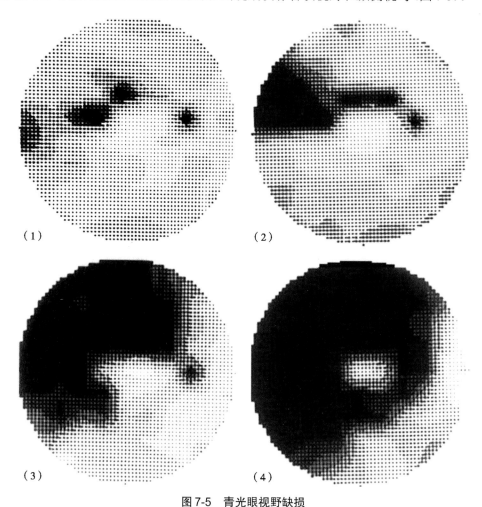

（1）　　　　　　　　　　　　　（2）

（3）　　　　　　　　　　　　　（4）

图7-5　青光眼视野缺损
（1）旁中心暗点　（2）弓形暗点及鼻侧阶梯　（3）象限型缺损　（4）管状视野和颞侧视岛

3. 治疗 青光眼治疗的目的是保存视功能。治疗方法包括降低眼压和视神经保护性治疗。主要通过药物和手术降低眼压。

4. 照明 可提高照明光环境。

5. 光学和非光学助视器 手持或立式放大镜对患者有益，但要考虑视野受损情况。滤光镜对视功能的改善有帮助。青光眼患者晚期中心视力和周边视野多受累，可用三棱镜、倒置望远镜、取景式助视器等观察环境扩大视野。

（七）视神经病变

引起视神经病变的原因有很多，包括遗传性、缺血性、中毒、炎症及外伤等。视神经病变后期多发展为视神经萎缩。视神经萎缩通常指视交叉前病变的结果，视盘因视神经纤维坏死而呈特有的白色，变扁平并有比正常纤细的血管。但诊断不能仅凭检眼镜下所见，还要参考其他症状，如中心视力和辨色功能减退，视野缺损以及瞳孔光反应异常。中心视力减退范围在轻度者为0.1~0.3；重度时为0.01或更低。

1. 检查 患者应做全面神经科和眼科检查，如精细的视野检查和视觉电生理检查。ERG可确诊或除外视网膜退行性变。必要时应做眼眶和鼻窦的X线和CT检查。眼底荧光素血管造影通常不能提供确诊依据。多发性硬化症和视盘正常怀疑球后视神经炎者，做对比敏感度测定表现为高频丧失，VEP 也异常。

2．视野　可出现各种类型的视野损害，中心暗点、与生理盲点相连的弓形或扇形缺损、周边视野缩窄、生理盲点扩大，视交叉与视路病变也会引起特征性视野改变。

3．照明　患者可主诉感觉光变暗，对比度和色觉均降低，需用较强的照明光。

4．光学和非光学助视器　在考虑作为低视力处置之前应确定病因和治疗。应用高倍放大率的眼镜能否成功取决于暗点的大小极其扩展的范围。如中心暗点太大或周边视野缺损扩展到中心视野，当把书贴近眼前或影像被助视镜放大时，放大的影像会落在盲区。中等度患者，应使用 3× 手持放大镜。当暗点为中心性且比较小时可接受眼镜，过去 3× 用三棱镜底向内做双眼矫正是首选的矫正方式。现在用闭路电视助视器最为理想。

（八）视网膜色素变性

视网膜色素变性约有 12 种不同类型，但所有形式的视网膜色素变性的病理特征都是光感受器细胞和视网膜色素上皮营养不良性退行性病变。视网膜色素变性的临床表现为进行性视野缩小和夜盲。该病有多种遗传方式，可为性连锁隐性遗传、常染色体显性或隐性遗传。

1．症状与体征　夜盲为最早表现，并进行性加重；周边视野缩小（患者常与周围物体碰撞）。眼底周边部视网膜血管周围有不规则散在的圆形或条形骨细胞样色素沉着，视盘呈蜡黄色萎缩，视网膜血管纤细（彩图 7-6，见书末彩插）。黄斑区数年内仍可保持正常外观。40～50 岁出现后囊下白内障，发展缓慢。来低视力门诊就医的视网膜色素变性患者其眼底表现可有不同，但都有典型的 ERG 反应和视野缩小。

2．检查　应了解患者家族史以确定遗传方式。眼底检查要寻找典型骨细胞样色素沉着或视网膜色素上皮退行性变的眼底改变，但眼底改变并不一定是结论性的。发现周边视野进行性缺损对诊断很重要，典型的缺损是在视网膜赤道部有环形暗点，此暗点最终向周边和中心扩展，直到仅剩余不足 10° 中心视野。仅余的中心视野对阅读和活动也是有意义的。

3．照明　黄斑功能尚佳的患者，需使用高标准照明。患者应避免长期接受紫外线的照射（如海滩、雪地）。无晶状体眼的患者应戴有色的紫外线阻断眼镜。

4．光学和非光学助视器　验光应作为常规，标准的阅读矫正可使患者获得舒适的阅读视力。周边视野缩小限制了眼镜和望远镜的应用，尤当视野小于 5° 时。手持或立式放大镜对患者有益。患者可借助调整手持放大镜与书页的距离，自由控制影像的大小。对于晚期管状视野的患者，闭路电视是唯一的助视手段。滤光镜片周围装有遮光镜框以防紫外线的穿透。常用的吸收镜片有 NoIR 40% 和 10% 透光率琥珀色镜片，Corning 灰色变色及 CPF 系列 550（红色），527（橘红色），511（黄色）镜片。此外还有紫外线 400（Crcolite），为一种淡黄色镜片能阻断低于 400nm 波长的紫外线，而不降低视力。

5．非视觉助视器　视网膜色素变性的患者一般能自立，拒绝作为盲人对待。他们尽力利用其管型视野在夜间行走，但常需要其他感觉系统的帮助，如使用手杖。对于许多患者，如建议其学习使用手杖走路，常遭反对，他们并不认为自己是盲人。医生可以机智的寻找机会让患者接受这种建议，如某患者一次夜间归家迷了路，误入了邻居的家门，在此之后，他欣然接受了手杖。

（九）眼外伤

眼外伤是视力损害的主要原因之一。由于眼的位置暴露，眼外伤很常见。眼的结构精细特殊，即使"轻微"的外伤，也可引起严重后果。由于眼损害的程度轻重不一，视力可以从正常到全盲。可以先对患者进行屈光矫正，放大和照明对于还有残余视力的患者可以提高功能性视力。

第三节 老年低视力患者的特点

老年低视力患者除了双眼视功能明显减退外,还常常伴有其他各种疾病,如耳聋、神经系统疾病等。

一、关于老年低视力患者的心理状态

根据视力损害的程度以及患者年龄、性格、修养及遇事应变处理能力的不同,患者对视功能下降的情绪反应亦不同。不少患者虽已转到低视力专科门诊就诊,以求得医疗以外的康复,但他们仍寄希望于药物或手术治疗。当了解到不能实现医疗康复的愿望时,会忧郁甚至表示活下去没有意义等,所以拒绝用助视器来帮助他们提高视力。低视力工作人员必须与家属紧密配合对患者先作心理方面的疏导,使之了解自己的病情,并乐意接受帮助,才能很好地进行视力康复。

二、老年低视力患者的康复需要

老年人的文化层次不同,对低视力康复的需求也不一。对于知识型老人,首先是解决阅读和书写问题,而且要求不同距离、不同环境下的视力改善或增进。对一般无特殊要求者,至少也要让他们能够观看电视节目,以提高生活质量。有些从事音乐、绘画、书法工作者要求解决中距离(1m左右)工作的问题。

助视器在视力残疾康复中很重要,据统计(2006),老年残疾人数4 416万人中25.53%存在单纯视觉残疾,为1 127万人。71.27%的视觉残疾老人需要医疗服务与救助,8.57%的视觉残疾老人需要助视器具。

残疾人有医疗服务与救助需求的有72.78%;有救助或扶持需求的有67.78%;有康复训练与服务需求的有27.69%;有辅助器具需求的有38.56%。但实际上,残疾人曾接受过医疗服务与救助的有35.61%;曾接受过救助或扶持的有12.53%;曾接受过康复训练与服务的有8.45%;曾接受过辅助器具的配备与服务的有7.31%。目前我们对残疾人的服务工作甚至还没有达到残疾人需求的一半。

今后的工作重点是在推进老年人健康,加强疾病预防的同时,降低老年人的残疾率;认识到老年残疾人在医疗服务与救助、辅助器具、康复服务方面的不足,调整政府在公共卫生领域支出,改善现有康复服务模式,从而满足更多老年残疾人群的康复需求。

三、老年视听双重知觉损害问题

听觉有助于人们参与社交,从听觉获得信息进行交流。人们的知识有90%是通过视、听两种知觉获得的。一般当一种知觉功能减弱时,可用另一种知觉功能来弥补。但如果低视力患者加上听觉丧失时,就会成为双重残疾者。低视力随年龄增长患病率有增加趋势,而绝大多数耳聋人的年龄大于65岁。因此伴随老年人口的增加会有更多视、听双重残疾者。

瑞典Sahlgren大学医院眼科与耳科等单位合作于2002年报道973名老年患者,分别于70岁,81～82岁及88岁时查视力及听力,结果如下:

70岁时约60%的人有正常的视力和听力,0.4%～1%有视力和听力双重损害。81～82岁者,10%以上有正常视力及听力,3%～6%为低视力及中度或重度听力丧失。88岁时,无男性及少于10%的女性有正常的视力和听力,8%～13%有低视力及中度或重度听力丧失。总之,70岁时双重知觉的轻度损害为2%,81～82岁时为11%～22%,88岁为9%～23%。

（一）听力损伤的检查方法

很多人不愿承认自己听力减退，但当与低视力同时存在时就难于隐瞒。患者还会担心自己将变得又聋又瞎，因此在对听力和视力进行认真评估后，同时配用合适的助听器和助视器以利用其残余听力和残余视力是非常重要的。低视力医生要和耳科医生协同处理这种双重残疾的患者。

患者出现下列症状时，应高度怀疑有听觉障碍：就诊听话时坐在椅子前缘；手弄成杯状放在耳后倾听他人讲话；经常错误理解他人说话含义；诉说他人讲话含糊不清等。对于怀疑有听力异常的患者，首先请耳鼻喉科医生进行耳部检查，查看外耳道是否通畅、鼓膜是否有异常情况等。对于中耳或内耳病变者，则常通过下述听力检查法进行检查评价。

1. 纯音听力图　纯音听力计进行检查是耳聋患者最常用的检查方法。通过测定听敏度（阈）来判断听力损失程度，绘出纯音听力图，并结合其他检查来判断耳聋的性质或病因。通过定期随访检查可观察病变的进展情况或治疗效果。

2. 语言听力测试　主试者与患者在自然环境下通过对话进行测试的一种方法。结合纯音听力图对耳聋的最后诊断和助听器的选配非常重要。

3. 声阻抗测听　应用阻抗听力计测定，主要用于测定中耳病变引起的耳聋患者。包括静态声顺测试（测定鼓膜和听鼓链活动情况）、鼓室压声顺测试（鼓膜、听鼓链活动情况和咽鼓管情况）和镫骨肌声反射试验（鉴别反射通路上的各种病变，可用于鉴别传导性和感觉神经性耳聋）。

4. 电反应测听　是一项重要的客观电生理测听方法，主要适用于难以合作的聋儿，其次用于中枢占位性病变患者的定位诊断。

（二）听力障碍分级

1. 聋　一级聋：语言频率平均听力损失>91dB。二级聋：71dB<语言频率平均听力损失≤90dB。

2. 重听　一级重听：56dB<语言频率平均听力损失≤70dB。二级重听：40dB<语言频率平均听力损失≤55dB。

3. 单纯语言障碍　具有社会交往功能障碍。26dB<语言频率平均听力损失大于<40dB。

上述检查分级如表7-4所示，均是指双耳听力障碍；若双耳听力损失程度不同时，以损失较轻的一耳为准。

表7-4　世界卫生组织（WHO，1980）的耳聋分级标准

等级	纯音听阈/dB	程度	表现
A	0~25	正常	
B	26~40	轻度聋	近距离听话无困难
C	41~55	中度	近距离听话感到困难
D	56~70	中重度	近距离听大声语言困难
E	71~90	重度	在耳边大声呼喊方能听到
F	>91	全聋	听不到耳边大声呼喊的声音

第四节　老年低视力患者的处理及康复

对老年人低视力的处理有其一定的特殊性，因为不少老年人除有视觉残疾外，还有全身性疾病如神经系统疾病、关节炎、心血管及呼吸道等严重疾患。这些疾病的存在对低视

力康复的方法应用有所顾忌,特别是光学助视器类型的选择要根据情况而定。康复的目的是要使这些老年低视力患者能充分利用其残余视力,尽可能恢复阅读、书写和独立生活的能力,要提高生活质量,也减轻家属的负担。

一、关于视力的矫正

所有的低视力患者到低视力门诊后都要重新作一次屈光检查,以求通过镜片矫正来提高视力。Fonda 报告通过仔细的屈光检查可使 20% 的低视力患者获得 0.3 以上的视力而不需再用助视器。并认为如果患者视力在 0.1 以下,则 1D 的球镜或 2D 的柱镜加减,患者不会有明显的视力改变,所以他主张 2D 或以下的散光可以不开处方。但也有些学者认为散光应予以矫正,对远、近视力都有帮助。对一些进展缓慢的眼病,如戴镜后视力有明显提高者,可予以配镜。有些患者愿配远、近两用的双焦点眼镜(双光眼镜),但戴此种眼镜后在上下楼梯或台阶时必须特别注意,要使用上方看远的镜片部分看地面,否则如用下方看近的镜片来看则容易使脚踩空而摔倒,因此对双焦点镜的使用必须有一个熟悉过程,方能安全使用。目前虽已有多焦点眼镜,但对老年低视力者适应更为困难且价格较高,不适于推广应用。

二、助视器的选择

当一个人的一只较好的眼矫正视力降至 0.3 以下时,必须转到低视力门诊就诊。因低视力门诊可能是患者获得提高视力的最后一次机会。一般通过助视器的配戴,有 80% 以上的人可以获得视力的改善。

当前我国对低视力的康复,特别是老年低视力患者,主要是依靠助视器。Faye 认为可以改善低视力患者活动能力的任何一种装置和设备,均称助视器。光学助视器和非光学助视器可以结合应用,以提高康复效果。

(一)远用光学助视器

老年低视力患者最易于接受的是双筒眼镜式望远镜(2.5 倍),可看清电视屏幕,且不必用手拿,提供的视野接近 15°～20°。

手持望远镜通常是单筒的,便于携带外出。有 3 倍、4 倍、7 倍等,根据不同视力要求选用,可用来看清路标、门牌号、识别公共汽车路线等。其他各种类型的望远镜式助视器,国内老年患者选用较少。

望远镜式助视器的优点是能使远处目标放大,是提高远视力的唯一助视器,缺点是视野明显缩小,景深短,不能用以走路。老年低视力患者因外出机会相应减少,所以选用助视器者亦少。Lovie-Kitchin 报告,在低视力门诊中,60 岁以上配用远用望远镜式助视器者为 6.60%,而 80～94 岁者仅占 2.30%。

(二)近用光学助视器

有许多有效的助视器可提供患者在近距离工作时选用。老年患者常选用眼镜式近用助视器,即应用高度数的正镜片,这种镜片如不超过 +10D(放大 2.5 倍)时可以维持双眼单视,视野大,立体视觉锐度高。如超过 +10D 或 +12D 则常常难获双眼单视,只能用单眼看目标。当度数增加后,阅读距离明显缩短。手持放大镜亦为患者所乐意选用,但有神经系统损害者(如手颤抖)不能用,因为要使阅读的印刷物保持清晰,手就必须保持平稳。立式放大镜的镜片比眼镜的镜片要大,且可带光源,放大倍率通常为 3～15 倍。此外尚有头戴式放大镜、近用望远镜等。

近用助视器在 60 岁以上低视力患者中,选用者约占 70%,有一位学者对 100 例 80 岁以上的低视力患者进行统计,有 86% 配用。说明老年低视力患者需用近用助视器者多于远用助视器。用于近距离工作的常规光学助视器的最高倍率一般不超过 10 倍,否则会出现视野缩小、工作距离过短、视野景深变短及光学的像差程度增大等一系列缺点。

(三)闭路电视助视器

克服了高倍率光学助视器的缺点,能用电子放大器放大到 60 倍以上而无任何光学变形,且能维持双眼单视。因阅读距离可在 40cm 左右,故体位亦较舒适。对知识型的老年低视力患者,特别是视力低下甚为严重者可以推荐使用。

闭路电视助视器的放大倍率可以由患者选择,一般尽量用较小倍率,如 5~10 倍,而使屏幕上能包括最多字数来完成阅读。原则上采用能看清并完成阅读工作的最小放大倍率。阅读的速度也很重要,闭路电视价格较贵,移动不便,故尚不能普及,但可在图书馆及老年人活动的公共场所置备。

三、改善环境保护老年人的安全及生活方便

视力低下的老年人如稍有不慎就会有更多的机会造成各种身体的创伤,特别是随年龄增长骨折的机会加多。因此改善环境是十分必要的措施。

(一)照明

老年人所要求的照明要比年轻人增强 2~10 倍,而大部分低视力的老年人都要求更为良好的照明。阅读时更多利用自然光线,坐在向阳的窗口最为相宜。利用人工照明则除光源的强度外还要将光源移到目标附近,灯光照射的方向应与近用光学助视器相配合。阅读架、阅读裂口器都是很有用的非光学助视器。对于客厅、卧室、浴室、厨房、楼梯的照明都必须根据其实际需要予以配置。

(二)房间内的陈设

必须简单、整洁、对比度好。地上不可有障碍物,如玩具、鞋、小板凳等杂物以免绊倒。小的台阶,不防滑的地面均应摒弃。厨房宽敞明亮,可能造成危险的必需品应在每次使用之后放于固定位置。

(三)其他感官的作用

要弥补视觉的不足,可用听、嗅、尝、触摸等方法来弥补。如利用拇指和示指来区别不同面值的纸币,不同大小及式样的硬币,分别归类于钱夹或钱包中。邮局和银行需要填写的单子可以取回家中,借助合适的照明和光学助视器填好后再去办理。必要时也可以请求别人的帮助。

(四)有序放置室内的一切物品

这样寻找时变得容易,如衣服、药品、厨房内的调味品和餐具等。

四、康复训练

对低视力患者的康复训练是多方面的,包括的范围也很广,涉及各种专业人员。如国外有职业治疗家,专门负责训练患者在室内的一切活动,包括对患者的居住环境的建议,各种助视器的正确使用和保养,照明的选择,以及处理个人日常生活的方法等。定向及行动指导员则专门负责患者在室外的行动、导向训练,使患者逐渐适应各种外环境而能独立行动。这些训练费时费力,尤其对老年人比较困难;目前国内尚缺乏这些方面的专业人才来为患者服务。因此,首先可解决的是使患者能配用助视器,加上简单的应用训练,以达到提高视力的目的。

对待老年低视力患者的视力康复,首先要解决本人及家属的认识问题。要让他们了解所患之眼疾已无任何医疗方法来恢复视力,只有接受低视力康复才是唯一出路。教会患者熟练应用所接受的助视器,使其达到增视效果,建立患者对低视力康复的信心。

现在城市电话已较普及，且话机多为按钮式。应训练低视力老年患者自己会打电话，与外界保持联系和紧急时的呼救。可用大字将一些重要的电话号码写在一个本子上，最好在不用助视器的情况下也能看清电话及使用号码。

总之，老年低视力患者的困难是多方面的，要帮助他们逐步解决，使之基本具有独立生活的能力，并能从看电视、书报、集邮或织毛衣等活动中获得一些生活乐趣。

第五节 老年低视力保健工作展望

由于全世界人口已达 70 亿人，人均寿命延长，使老年性眼病与其他老年病一样有较快的增长趋势。

国际上已对老年眼保健引起了重视，世界卫生组织曾于 1996 年 7 月在西班牙首都马德里召开了"老年人低视力保健"的国际研讨会。2002 年世界爱眼日的主题是"关爱老年人的眼睛，享有看见的权力"。在老年低视力患者中有 2/3 患者是由于与年龄相关的老年性疾病所致，且大多数患者有残余视力。由于视觉残疾的老年人中有绝大部分还有其他方面的保健问题，所以应该提供全面的医疗保健。全世界对老年低视力保健工作已形成共识，但各地区和国家在做法和成效上并不完全相同。

中国在儿童低视力方面已经作了较好的工作，但对于老年人低视力服务的认识尚有差距。认为低视力是老年人因衰老而引起的不可避免的后果的观念要改变。工作必须从基础作起，如对 60 岁以上老年人应常规进行一次包括视力的全面眼部检查，对一些可预防而易致盲的眼病如青光眼做到早期诊断，早期治疗。对糖尿病患者进行医疗及饮食监控和眼底检查，如视力尚好而眼底病变又不严重甚至还是正常眼底者，可每年检查一次。病情严重者则半年一次随访。

由于我国低视力工作的起步比发达国家晚了数十年，虽然十几年来低视力工作的重要性已被人们逐渐认识，但由于资金、人力资源等原因，对老年低视力尚未引起足够的重视。视觉残疾的大部分人生活在发展中国家，因此，应将眼保健列入初级保健系统并认真执行，这样才能使需要帮助的老年低视力患者获得及时的低视力康复。

（崔丽红　张 缨）

参 考 文 献

1. 孙葆忱，胡爱莲. 临床低视力学. 北京：人民卫生出版社，2013.

2. 赵堪兴，杨培增. 眼科学. 北京：人民卫生出版社，2008.

3. 周翔天. 低视力学. 北京：人民卫生出版社，2017.

4. 孙葆忱. 低视力患者生存质量与康复. 北京：人民卫生出版社，2009.

5. He W, Goodkind D, Kowal P. An Aging Word: 2015 International Population Reports.United States Census Bureau, 2016.

第八章　低视力门诊的建设

学习目标

　　1. 掌握：低视力门诊的布局和低视力患者照明设计的特点。基层单位低视力门诊所需的基本设备和助视器。

　　2. 熟悉：低视力门诊的布局和低视力患者照明设计的注意事项。眼科专科医院和大型眼科中心的低视力门诊所需的其他设备和助视器。低视力门诊的人员配备和各自的分工协作。低视力康复工作的模式。

　　3. 了解：盲校低视力教室的布局和设计。低视力患者检查和康复所需的一些特殊仪器和设备。

第一节　低视力门诊的布局和设计

　　低视力门诊设计时，我们要特别注重环境改造与建筑设计，通过提高物体的能见度或改善环境，来确保前来就诊的低视力患者的安全，在患者就诊过程中，还应给予低视力患者一些建议：通过改变他们家里的摆设从而提高低视力/盲患者的生活和学习能力：比如当低视力患者装修房子时，建议他们选择高反射、浅色的墙纸，与深色的地毯形成鲜明对比；用餐前，为了使食物和盘子之间有明显的颜色对比，最好用深色的盘子搭配浅色的食物，或用深色的食物搭配浅色的盘子。单色的桌布要和餐具等形成鲜明的颜色对比。如果餐厅的地板是浅色的，深色的餐桌也能起到区别餐桌和地板的作用，这样低视力患者就不会碰到餐桌了。用餐时，还有一个有用的方法就是用深颜色的杯子装浅色的饮料如：用黑色的杯子装白色的牛奶，或用浅色的杯子装深色的饮料如：用白色的杯子装咖啡，这样有利于低视力患者判断杯子是空的或满的以避免杯子里的饮料倒出。本节主要侧重于低视力门诊的环境改造和建筑设计，当然其中有很多有用的建议在低视力患者日常生活中也可以借鉴。

一、总体设计

　　低视力门诊的总体设计应该包括以下几个功能区域(图8-1)：办公室主要用于低视力患者病历资料的存放以及一些办公用品的摆放；辅助检查室主要用于视野检查、眼压检查等辅助检查；诊室主要用于患者眼科检查、屈光检查以及其他检查如对比敏感度和色觉检查等；康复训练室主要用于低视力患者功能性视力的康复训练和患者验配助视器后，所进行的助视器使用指导和训练；候诊区主要用于患者和家属的候诊；咨询问诊台主要用于护士对患者病史和日常生活情况的问诊以及其他低视力康复相关信息的询问；低视力助视器的展示和销售区主要用于各种助视器的展示和销售。

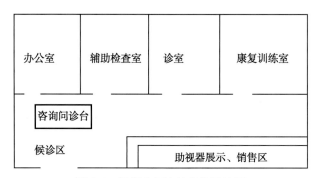

图 8-1　低视力门诊的总体设计图

　　房间应该是普通的长方形,中等大小,所有的表面应该是亚光的,这样不会有特殊的反射而成为眩光的来源。一般来说,装潢应该是淡色的,并提供充足的漫反射,而地板与门(门框)应该是深色的。浅色与深色之间的反差要大,因为浅色的装潢可以反射环境中更多的光线。但是,太多的无特征的白色空间并不好:因为在环境中,我们会参考角落,水平线和边缘来定位自己,没有特征的大范围空间使我们很难定位。这些定位的特征可以再增加,如可以使用高对比度的踢脚线等(图 8-2)。

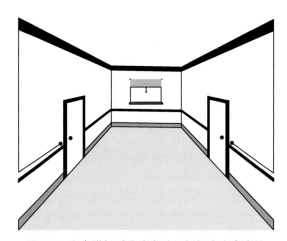

图 8-2　室内增加对比度有助于低视力患者定位

　　不同区域的地板用不同的颜色,来区分不同的功能区域,或者用一条高对比度或不同材质的分界线来区分。重要的是这条道上应该没有桌椅等障碍物(尤其是那些低矮的并有锐利边缘的桌椅)。

　　问诊接待处前台,楼梯和电梯的标示要很显眼。它们不应该藏在角落里,如果患者需要到问询窗口,它前面的地板应该是用不同的颜色来标记它的位置和功能区域的划分。问讯窗口前不要有透明玻璃,否则有可能会让患者头部撞到上面。在公共建筑前面要有方向引导指示标志或工具——它可以是触摸式或是语音式的地图,也可以是电话线记录的信息服务或者是视觉标记。

　　所有的走道应该是恒定的宽度,而且是直线的。所有走道的转角应该是直角的,便于患者保持定位。锯齿形的中间走道并不可取:如若不能按直线行走,那么柔和的曲线也是可以的。在墙上涂上对比度明显的条带可以给患者提供方向,条带应该有断裂点,用于指示门的位置。如果需要也可以在扶手上涂抹颜色对比度明显的条带(尤其是对于有行走困难的患者)。扶手上的触觉标记可以提供信息,比如在门旁边一个突起的点表示教室门口,两个突起的点表示电梯门口。

　　地板应选择能发出脚步声或盲杖敲击声的材质以帮助患者定位。如果有很多背景噪声,将会掩盖声音的定位作用(例如,自动扶梯或其他机械发出的声音),有太多回声的地方也不能利用声音来定位(例如在一个游泳池里)。地板或人行道质地的变化(例如门边有凹凸槽)可以给患者提供一个定位信息或线索。如果整个建筑物铺地毯,就不能利用声音的线索和(或)质地变化来定位。地板必须是亚光的,防滑地板表面应没有松动的地毯或垫子。

在同一个房间或走廊里,地板应该是处在同一水平上的,如果地板有高低,一定要通过地板颜色或质地的变化来提示。在即将来到斜坡前,在走廊的扶手或墙就应有标记。如果只是为了美观的原因,而使邻近地区之间有色彩或质地的差异,视障人士一般会误认为这里会有变化,这是不可取的。

二、障碍和障碍物

应该避开非常狭窄的走廊或过道以免视障人士撞上家具或其他人。如果这些物体不能挪走,那就加强它们的色彩对比度并且安装上防撞角。如果可能的话,就应该将其延伸到与地面连接,以便盲杖或脚能在患者撞上之前碰触到它们。盲杖主要探测地面的信息,一般不能探测到离地面高度超过 0.7m 的障碍物,如障碍物位于患者的头部或者肩部的高度,则盲杖难以探测。

患者应该可以沿着墙壁走过一个通道,而不会碰到单根孤立的柱子。如果患者能够使用追踪技术,用手沿着墙壁来定位特定的标记,这对他们来说非常重要:比如他们可以根据"右边第四个门"这个提示来找到相应的门。避开突出的障碍物,例如碗柜或立柜等,或者这些突出物至少应该从地面水平开始,以便于盲杖能够探测到。通道里应避免设置晾衣架,垃圾箱和消防栓等,或者把它们隐藏到墙里面:突出物的突出量应尽量控制在 10cm 内。距离地面有 2.2m 以上高度的障碍物应设置警示或标志。指示灯应该隐藏在墙里或天花板上,并且应尽量避免潜在的眩光。货柜和碗柜应该尽量连续靠墙排在一起,不断开,避免过多的凹凸不平边缘,以防患者走路时碰到货柜或碗柜的边缘。窗台和栏杆的高度应该在腰部以上。所有容易引起火灾的加热设备应该受到监测。

三、照明

建筑物内的照明设施应该尽量统一。如果有些房间可以利用自然光,而有些房间不能利用自然光,那么后者的人工照明亮度应该更亮一些,否则患者在这些房间之间行走时,要花更长的时间去适应不同房间之间光亮度的差别,特别是对视网膜色素变性的患者,他们的明适应、暗适应时间比正常人要长,他们要花很长的时间去适应不同房间之间光亮度的差别。电源开关的颜色应和墙形成鲜明的对比,灯应该配置灯罩来保护眼睛,以免灯光直接照射眼睛。

有两种类型的光源对低视力患者最有帮助:

一种是提供集中的光线用于特定的工作如写信或阅读。这种类型的光源来台灯或落地灯,它们都有灵活可调的灯臂,低视力患者可以将光源调整到自己所需要的位置,而不需要调整自己位置去适应光源。

第二种类型是能够照亮整个房间的光源如卤素灯或荧光灯。卤素灯更亮,但是会产生额外的热量,而荧光灯节能,能对整个房间提供均匀的照明。如果已经使用卤素灯,最好是购买那种灯光亮度可以调节的灯。

为低视力患者挑选台灯有下面五个基本的要求:

1. 选择高频灯　一般生活中我们所用的白炽灯的频率是 50Hz,这种频率容易使眼睛疲劳,而高频灯的频率一般都在 5 000Hz 以上,能有效防止频闪给眼睛带来的不适。

2. 选择冷光源　常见的白炽灯因为容易发热,长时间靠近台灯阅读时会有灼热感,容易引起不适,而且可能造成烫伤。因此选择优质的冷光源也是必需的。

3.灯光照度可调节 好的台灯其照度应该是可调的,这样可以适应不同患者的不同需求和自然照度的变化。

4.灯臂可调节 灯臂的调节可以适应不同的身高、不同的阅读姿势和阅读距离。

5.要有灯罩 使用台灯时灯罩能避免裸露的灯泡直接照射人眼而产生眩光,造成眼睛的不适甚至疼痛。

四、楼梯、电梯和自动扶梯

楼梯应该设计成封闭式以免患者踏空(图8-3)。在楼梯开始的地方应该设置标记,所有的台阶应设计成同样的高度和宽度。理想的楼梯应该单边上、单边下的楼梯,而不要在一条楼梯同时上下,还要避免在楼梯的中间有停顿的平台。如果转角处有个平台,就应设置成高对比度颜色。台阶的边缘应该设置加亮的高对比度的黄色(垂直和水平都需要)标志,为了使这些标志能够发挥应有的效果,应该对它们进行常规的维护和清洁。楼梯应该设置扶手,最好双侧都有,并延续至底层和顶层台阶之上30cm,然后向内弯向墙面和墙壁延续避免造成意外。在扶手的每一楼层处应该设置盲文数字,以提示楼层数(特别是在一些大型购物商场里)。

在楼梯第一级和最后一级台阶可以改变其颜色和质地做提示。最佳的触觉信号应该是一块0.5~1.0m宽的区域,和患者前进方向垂直的条状物,在距离楼梯口0.3m的地方结束。对地面以外建筑如平台的警示,其接触式警示应该到达平台的边缘。接触性的标志要连续,且质地与周围物体的质地完全不同,这些标志应该有选择性的使用,如果滥用标志,就起不到应有的作用且不美观。

在自动扶梯里,如果没有从扶手上感知,将很难判断扶梯是上还是下;清晰的视觉标志必不可少,如果扶梯沿着前进的方向漆成明显的黄色,那么患者在扶梯底层就可以明显地感知到扶梯的行进方向。在等待上下直行的电梯时,电梯到达时应该有语音提示,如一声提示表示向上,两声提示表示向下。电梯的按钮旁应设置大的触摸式的数字来提示该楼层位于第几层。紧急求救按钮应该是高对比度的颜色,且和楼层按钮独立开来。按钮的位置应该和视线平行,但这又造成使用轮椅的患者不便。电梯到达时应有明确的语音提示电梯的类型和电梯达到的楼层,如果不能设置语音提示,应在电梯口设置盲文标志和触摸式楼层数字。当电梯到达且开门时,患者可以去触摸门框标志以确认目的地(图8-4)。

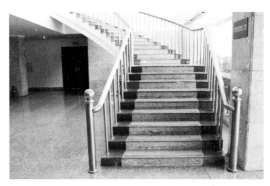

图8-3 做成封闭式的楼梯,避免患者踩空

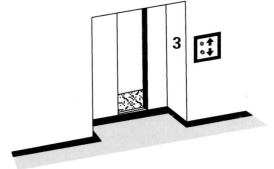

图8-4 利用对比度线索帮助患者进出电梯

五、门

玻璃门和反光的墙面应该有高对比的颜色标志,且在背景的杂光下也能清晰看到,标

志离地面约 1.5m 高。如果患者个子不高或者比较年轻，标志可以设置的低一点。非常大的窗户能让更多的光线进入也会产生眩光：最好采用多个小窗户来达到更好的采光。如果走廊中有大的窗户或者反光的墙会导致患者行走更困难，尤其是对于屈光介质混浊的患者。门口应该紧挨着墙，以免看起来像个走廊。门应该从人多的地方向人少的地方开，就像门从走廊向办公室开一样。人出入多的门容易造成干扰，所以两个等同宽度的门应该并列设置，一出一入。如果门不能保持半开的状态这样更好，最好采用那种能缓慢地自动关闭的门，如果门要开着，就将门完全靠墙打开。门的边缘要设置成高对比的颜色以免撞到。

碗柜的门最好设计成推门，尤其是那些门的高度在腰部以上的。旋转门对视障患者就特别困难，尤其是那种患者靠得很近或碰到它们就自动停止的门。水平自动开关的门比较好，只要有足够的时间来引导患者。门口应足够宽敞，能允许导盲犬或引导者和患者同时通过。门应该漆成和墙成高对比的颜色，门把手应该比较大，容易识别和抓握：用高对比的颜色。还可以利用颜色编码来区分不同的门：例如入口处的门和出口处的门，电梯的门，男厕所和女厕所的门。朝向危险区域的门，其把手上应该有触摸警示标志，例如粗糙的或条纹状的表面。

六、指示标志

所有的标志和信息都应该置于显著的位置，便于视力障碍的患者能找到或触摸到它们：这些标志和信息不要置于栏杆的后面或高过头顶。应选择适当大小对比度好的字体，摆在非常显著的位置并提供触觉信息：标志越远，字体越大。

有光泽或有反光的标志不适合，因为反光会干扰患者对字体的辨认。如果提供建筑的平面图（比如某些公共建筑的入口处都有提供该建筑的平面设计图），图里的颜色要清晰，对比度强，简要。门禁系统（比如报警器或对讲机等）要有大而清晰的按键，最好还有听觉信号提示门是开着或关闭，警报是否解除等。

七、周边环境

如果室外也提供照明的话，要注意照明均匀，而不要在灯下面形成一个孤立的"亮点"。垃圾桶等物品应该放在广场四周边上而不是广场中间。在十字路口处，要在路中间设定一个安全岛，它可以由特定的颜色及质地或高度的变化构成，作为患者的庇护处。非常重要的是，当他们到达或离开安全岛时，通常是要走过台阶或路肩的。斜坡式的路肩比较容易上下但却不能提供明显的线索：如果一定要使用，就要在斜坡式的路肩上钉上装饰钉或刻上沟槽来做好标志（图 8-5）。斜坡式的路肩必须与患者行进的方向保持一致，而不能有角度，避免误导行人走错方向。

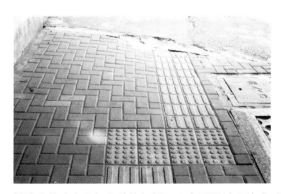

图 8-5　斜坡式的路肩上钉上装饰钉提示患者要通过下坡路到马路上

八、其他需要注意的方面

1. 不要使用凳脚向外延伸的凳子，因为低视力患者很容易被它勾倒。

2. 将大而色彩鲜艳的贴纸贴在玻璃滑门上，贴纸的高度和人眼同高，使低视力患者能够知道有玻璃门在前面而不会撞上去。

3. 在低视力诊室里放置模拟时钟，方便低视力患者看时间而不需要去问别人。

4. 黑色粗的记号笔用来写字是很好的工具。

第二节　低视力门诊所需的设备和助视器

一、低视力门诊所需要的各种设备

1. 视力表　远用的视力表如可移动的标准对数视力表、Bailey-Lovie 视力表以及儿童图形视力表，各种近视力表。给低视力患者做视力检查用的视力表要可以移动，视力表的照明是可调节的，不建议使用投影视力表。

2. Amsler 方格表　可用于评价中心暗点，训练偏心注视。

3. 立体视检查本。

4. 色盲检查表。

5. 镜片箱和试镜架，由于综合验光仪在检查过程中观察不到患者偏心注视和代偿头位等情况，所以不推荐使用。

6. ±1.00DC；±0.75DC；±0.50DC；±0.25DC 手持式交叉圆柱镜，用于主觉验光中散光的矫正。

7. 检影镜。

8. 检眼镜。

9. 裂隙灯显微镜。

10. 角膜曲率计 / 角膜地形图。

11. 眼压计。

12. 自动验光仪。

13. 视野计。

14. 对比敏感度检查表　如 Pelli-Robson 对比敏感度视力表，它可以提供常规视力检查所不能得到的信息：有些患者虽然两眼的视力相等，但是两眼的对比敏感度却有差别。

15. Worth 4 点灯，线状镜，4$^\triangle$ 三棱镜等。

16. 阅读视力表或不同字体大小的阅读材料　适合成人和儿童使用。

17. 各种低视力康复功能训练图谱和实物。

18. 帮助低视力患者使用助视器进行扫视、追踪、定位训练的材料和相应的指导小册子。

19. 阅读架　向患者演示不需要特殊的姿势就能获得很近的工作距离。

20. 各种台灯　向患者演示增加照明的效果。

21. 手电筒、米尺、卷尺等　用于测量工作距离，助视器的聚焦范围和景深。

22. 患者日常生活所用到的各种材料　各种印刷品的样本（杂志，地图，电话号码簿，报纸，时间表，大字印刷的材料）；针、线、羊毛、棉毛用于编织和缝纫；不同类型的笔（铅笔、圆珠笔、记号笔等）；不同类型的纸（白纸，划线纸）；支票的范本，书写框，标记笔，低视力患者用的注射器，大字印刷或会发音的药瓶子，其他大字印刷或会发音的医疗用品，大字键盘的电话，穿线器和各种不同颜色的线，大字印刷的扑克牌或盲人用的扑克牌等。

23．大字印刷体的低视力门诊名片（记录联系电话和地址等内容）。

24．低视力门诊专用的病历。

二、低视力门诊所需要的助视器

1．不带照明的手持放大镜系列　2×,3×,4×,5×,6×,7×,8×，折叠式袖珍放大镜可以放在口袋或手提包中，便于随身携带。相同放大倍数的带照明的手持式放大镜，在光线不足的情况下，需要带光源的放大镜。

2．可变焦距的台式放大镜或胸挂式放大镜可用于针线活和其他业余爱好。

3．固定焦距不带照明的台式放大镜　2×,3×,4×,5×,6×,7×,8×，在台式放大镜下能用笔来写字和签名。以及相同放大倍数的带光源的台式放大镜。

4．镇纸式放大镜　放大倍数在1.5～3×之间，具有很好的聚光特性，在低视力儿童中广泛使用。

5．其他各种小型放大镜。

6．眼镜式放大镜　+6.00D,+8.00D,+10.00D,+12.00D,+14.00D,+16.00D比较常用，可用半框/全框的眼镜进行双眼矫正，也可以用夹持式眼镜放大镜进行单眼矫正，并用遮盖片遮盖非观察眼。

7．望远镜　放大率为2.5～10×，可以是单筒或双筒，可以是手持式、夹持式或头戴式。如3×双目眼镜式望远镜可用于看电视等静止的工作。4×手持式单筒望远镜可用于观察远处的目标，通过调焦还能看中近距离的物体，可用于看超市里的货架、橱窗、布告牌等。眼镜式望远镜用于中距离工作时，双手可以解放出来。

8．各种计算机软件如各种屏幕放大软件。

9．智能阅读机　进行文章的扫描和朗读。

10．各种电子助视器　各种近用、远用或远近两用电子助视器。

11．全球定位系统。

12．各种颜色的滤光片。

低视力诊室的照片（图8-6，图8-7）。

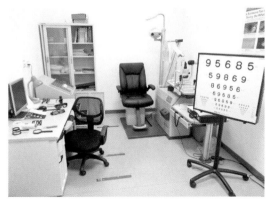

图8-6　低视力诊室照片

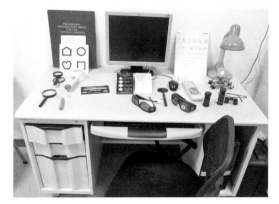

图8-7　低视力诊室照片

第三节　低视力门诊的人员配备和分工

低视力门诊基本人员配备以及其各自的分工如下：

眼视光医生：进行患者眼病的诊治，确定低视力患者，并对患者进行屈光检查，对患者

131

的视力、视野、对比敏感度等各种视功能，以及对阅读能力、照明需求和活动能力等作出评价，确定低视力患者所需的助视器，协助低视力患者选择最适合的助视器，开具助视器处方，并负责随访观察。

护士：患者病史的问诊，详细询问低视力患者的日常生活状况，视力低下在日常生活中所碰到的困难。提供患者各种低视力康复途径和相关的康复信息。

视光学技师或护士：指导患者如何使用低视力助视器，进行视功能训练：如指导患者如何使用助视器进行阅读和看远处的物体，在日常生活和工作中如何使用低视力助视器，以及如何对助视器的保护和清洁等。

如果没有眼视光医生，则低视力门诊应该配备：

眼科医生：进行患者眼病的诊治和处理，确定低视力患者，检测患者所需的低视力助视器，并开具低视力助视器处方，负责随访观察。

验光师：对低视力患者进行屈光检查，协助眼科医生为低视力患者选配助视器，开具助视器处方。对患者的视力、视野、对比敏感度等各种视功能，以及对阅读能力、照明需求和活动能力等作出评价。

护士：患者病史的问诊，详细询问低视力患者的日常生活状况，视力低下在日常生活中所碰到的困难。提供患者各种低视力康复途径和相关的康复信息。

视光学技师或护士：指导患者如何使用低视力助视器，进行视功能训练：如指导患者如何使用助视器进行阅读和看远处的物体，在日常生活和工作中如何使用低视力助视器，以及如何对助视器的保护和清洁等。

如果有条件还应配备：

心理医生：负责低视力患者的心理咨询工作，帮助其树立对生活的信心。

职业治疗师：了解低视力患者日常生活中各个方面的情况，针对性地帮助患者进行生活技能以及安全行走方面的训练如过人行道、上下台阶、自动楼梯等的训练。

在低视力康复工作起步早的国家还有一些社会工作者对低视力患者的工作、福利、社会地位等提供咨询和帮助。

第四节 低视力门诊的工作模式

目前我国尚缺乏各种专业人员，因此低视力门诊可由眼科医生、验光师、眼科护士和技师或康复人员组成。

眼科医生负责眼病的诊断及处理，确定低视力患者，对有适应证的低视力患者开助视器处方，并负责追踪观察。验光师可对低视力患者进行屈光检查，在低视力门诊的眼科医生指导下，开助视器处方。

眼科护士、技师或康复人员可在低视力门诊眼科医生指导下，让患者试用助视器，并教会患者如何使用助视器。

目前我国低视力门诊尚处于起步状态，低视力门诊的工作模式和人员组成以及工作范围有待于进一步发展和确定，下面着重介绍国外情况，可以结合本地区实际情况开展低视力门诊或康复工作。

一、低视力康复工作的模式

1. 低视力患者的确认 关于何谓低视力，在本书前面章节中已详细述及。按世界卫生组织的标准，双眼最佳矫正视力在低于 0.3 且大于等于 0.05 者为低视力。实际略低于此标准，例如 0.02，或稍高于此标准，例如 0.3 或 0.4。均可由一般医务工作者（非眼科医生）、初级卫生或初级眼保健人员、患者家属等转诊或带患者到眼科医生或眼科门诊就诊。

2. 眼科医生或眼科门诊　眼科医生利用各种眼科检查手段，对患者作出正确的诊断，并采取各种医疗措施，包括内科治疗及外科手术治疗等。在各种治疗无效的情况下，患者双眼中好眼的最佳矫正视力或视野范围符合低视力 / 盲的标准时，应及时将患者转到低视力门诊，应该强调的是，对于一些先天性眼病患儿，应尽可能做到早期诊断、早期处理及早期转诊，以免延误患儿康复时机。眼科医生在转诊时应向低视力门诊提供详细准确的眼科诊断、治疗经过、预后等较全面的信息，因为这些对于眼视光医生、各种康复专业人员至关重要。

3. 低视力门诊　低视力门诊工作包括低视力患者视功能的检查和评价、开各种助视器处方及训练等。所以低视力门诊是由包括眼科医生在内的各种专业人员组成，他们共同协调工作。同时，应该解决低视力患者各方面的问题，如患儿身体智力发育、教育、职业、社会及心理等各方面的问题。在进行康复工作中，应该充分认识到多种残疾患者（例如低视力或盲合并有听力损害或智力低下等）的各种需要，应认识到多种残疾较单纯视觉损害的康复工作更困难，也更为复杂。

低视力门诊的训练工作是满足患者的基本需要，尽可能提高他们独立生活、工作及学习的能力，因此各种训练工作都不应停留在低视力门诊的初级阶段，而应该根据低视力患者的具体情况，不断深入和强化各种训练。患者在低视力门诊接受了助视器和初步训练以后，再让患者在各种环境中继续训练，以使患者在日常生活及工作中能够有效地利用其残余视力及各种助视器。还要设法提高低视力患者在各种环境中的行走或活动能力。例如某些患者视野小，行动困难，在黑暗处或夜晚行动更觉困难，此时应对该患者进行定向及活动方面的训练。

4. 随访观察　这是低视力康复工作中一项非常重要的工作。因为许多患者在低视力门诊验配了低视力助视器后，在家里由于环境和照明等情况发生了变化，使患者觉得相同的助视器在家里用得不如在低视力门诊用得有效，因此需要随访指导低视力患者如何在家中使用助视器，如何改善家里的环境和照明来提高助视器的使用效率；同时有些低视力患者的眼病在进展，也应该对他们进行随访检查、治疗及更换助视器，并给予新的训练，这是非常必要的。低视力工作者也可以从不断的追踪观察中取得新的经验和教训，提高低视力的康复工作的能力。

二、低视力康复工作人员的分工及职能

西方发达国家如美国、英国、澳大利亚等低视力康复模式如下：

（一）低视力门诊行政管理人员

他们是低视力门诊工作的组织者和协调者，主要负责贯彻相关的法规和政策，使低视力门诊的全体工作者能向低视力患者提供最佳的康复服务。

（二）门诊办事员

他的主要工作是"收集资料"，负责预约低视力患者按时就诊。他要向低视力门诊的专业工作者提供患者眼部病情、治疗经过及其他有关情况。

（三）接待员

负责接待初诊患者，进行登记，以及照顾候诊患者等。

（四）协调者

常常由眼科护士担任，在会见患者时，在办事员记录的基础上确定患者来低视力门诊的目的、主要困难或问题是什么，是阅读还是活动有困难，日常生活及职业或工作方面有何问题。协调者要对患者由于视力损害而造成的残疾及失能作出初步估价。

如患者的希望过高、不切合实际，或过于悲观失望，失去康复及生活信心等，协调者应予解释、安慰及开导。他应对患者的全面情况作出初步描述，为下一步的康复工作打下基础。他是患者在低视力门诊中的顾问，负责解答患者在诊断处理上所提出的一些问题。他是患者与专业工作者之间的桥梁。

（五）眼科医生

协调者会见患者并于特定的表格上作记录之后，眼科医生对患者做全面仔细的眼科检查，作出准确的诊断。例如确认为低视力患者，评估已接受的各种眼科治疗无效或失败，评估患者是否适合于低视力门诊康复工作。

（六）眼科医生与验光师

验光师不能对低视力患者进行诊断及治疗。以下工作验光师与眼科医生都可以做：对患者的视力、视野、对比敏感度等各种视功能，以及对阅读能力和照明要求等作出评价。向患者提供各种光学及非光学助视器。当然，在提供助视器以前要进行包括屈光检查在内的各种眼科检查。应该尽可能靠普通眼镜来提高患者的视力。眼科医生和验光师可根据患者视力、视野及其他视功能情况，以及患者本人的工作、生活或学习与爱好需要，选用各种助视器。所以常常是一个患者根据不同需要而配制几种助视器。眼科医生与验光师都可以开助视器处方。如果有眼视光医生，他们可以兼顾眼科医生和验光师的工作，进行临床低视力检查和助视器验配工作。

眼科医生和验光师应该同低视力门诊的各专业工作者，特别是定向及行走指导者、职业治疗师密切合作，使患者能获得他们在工作、生活、学习中所需要的各种助视器，并通过各种训练计划使他们能够更有效地使用这些助视器。对低视力患者应定期追踪观察。为使患者都能用上合适的助视器，国外低视力门诊有借用助视器制度，常常是一次借给低视力患者几种助视器，让患者带回家、学校和工作单位使用，2～3周后复诊，眼视光医生再根据患者的意见开助视器处方。闭路电视助视器或电子助视器是在助视器中价格比较贵的一种，在国外低视力门诊中也可以借给患者。"租借"是一种很好的制度，我国今后在低视力门诊也可以尝试"租借低视力助视器"的方法。

（七）定向及行走指导者

定向是利用包括残余视力（视觉）在内的各种感觉，以确定患者与周围环绕各物体之间的关系。通过利用视觉、听觉、触觉、嗅觉及味觉等，以有效地了解和适应周围环境。行走是指患者能安全及有效地从某处到达另外一处的活动能力。所以，指导者对患者活动能力或潜力作出评价以前，首要的是先收集有关或必需的资料，如眼部及全身健康状况对患者活动造成的影响，在视功能损害以前患者的行动能力如何，患者目前希望得到何种程度的独立行动能力等。应该具体了解患者在室内、室外、熟悉及不熟悉环境中的活动能力，这些活动是患者独立做到的，还是需要其他人的帮助等。

对低视力患者进行训练的具体内容包括：

1. 患者日常生活路线的训练。

2. 训练患者克服经过人行道、人行横道、楼梯、台阶、自动楼梯、头顶部有障碍等所产生的困难。

3. 明及暗适应能力的训练，在室内及室外、眩光、夜晚行动能力的训练。

4. 躲开障碍物能力的训练。

5. 训练过马路及过十字路口的能力。

6. 用眼（包括用助视器）寻找、定位目标能力的训练。

7. 坎坷不平路面上的行动能力的训练。

8. 追随及跟踪目标的训练。

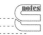

9．体位、步态及平衡运动方面的训练。

10．使用公共交通工具（如汽车、电车、火车及飞机）的训练。

远用助视器（望远镜）的训练由指导者负责，指导者还应负责超声波导向仪、引路狗、盲杖的使用及训练。

（八）职业治疗师

职业治疗师首先会见患者，并记录下患者日常生活中各个方面的情况，以便更有针对性地帮助患者。其主要工作是训练患者的自我照顾能力，包括：

1．个人卫生及修饰化妆　训练患者洗澡、刮胡子、剪指甲、修饰发型、面部化妆等，辨认衣服、鞋袜、洗熨衣服、穿鞋、穿针引线、缝纽扣等。

2．进餐　使用各种餐具，辨别各种食物，倒水时不使水溢出杯外，进餐喝汤的注意事项等。

3．烹调　阅读或听录音带来学习食谱及烹调方法。学习准备配料，具体的烹调方法，餐具及厨房的清洗等。

4．家庭事务　家庭房间的打扫清洗，床铺的整理，药物服用，吸尘器的使用，各种家用电器的安全应用。

5．通信联系　电话的使用，录音机的应用，以及各种书写用助视器的应用。

6．社交及其他活动　钱币的辨认与使用，钥匙与锁的使用，各种文娱及体育活动的训练，公厕的使用等。

（九）社会工作者

社会工作者对患者由于视功能损害或视力低下而产生的各种社会需要，应予以指导及具体帮助。对低视力患者的工作、福利、社会地位等提供咨询与帮助。社会工作者有责任帮助患者改善家庭、工作单位及社会间的关系。

（于旭东　倪灵芝）

参 考 文 献

1．孙葆忱．临床低视力学．第2版．北京：华夏出版社，1999.

2．孙葆忱．低视力学．北京：人民卫生出版社，2004.

3．徐亮．低视力学．第2版．北京：人民卫生出版社，2011.

4．亢晓丽．低视力助视技术．北京：人民卫生出版社，2012.

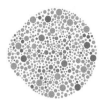

第九章　视力残疾人的定向行走训练

学习目标

1. 掌握：定向与行走的概念及其对视力残疾人的影响。
2. 熟悉：定向行走训练的内容。
3. 了解：盲杖的使用方法。

定向（orientation）就是指个体在环境中，利用各种感觉功能（包括视觉），建立自我与环境或环境中重要物体的关系。行走（mobility）是指个体在环境中应用感觉功能（包括视觉），安全、有效和有目的地从一处移动到另一处的能力。两者相辅相成。

第一节　定向行走的理论

定向与行走是视力残疾人生活和学习中面临的一个特殊问题。对视力正常人来讲，由于有视觉的参与，定向和行走的技能可以通过视觉经验的学习和积累轻易地获得。但是对视力残疾人来说，如何有效、安全、有目的地定向行走却不是一件很容易的事情。

一、定向与行走的概念及相互关系

定向和行走的概念与视觉障碍人在环境中独立行走的过程有关。这里的环境既可以是室内的，也可以是室外的。

视力残疾人的定向就是指视力残疾人在环境中，利用各种残余感觉（包括视觉），建立自我与环境或环境中重要物体的关系。也就是说，一个人在任何时间对自己在空间中位置的意识。一个能进行定向的人就是能运用环境中的知识，通过利用各种感官所收集到的信息，理解自己在所在环境中的位置。

视力残疾人的行走是指视力残疾人在环境中应用残余感觉（包括视觉），安全、有效和有目的地从一处移动到另一处的能力。视觉使视力正常人在行走过程中能迅速准确地知觉周围环境中的障碍物，通过及时避让以保护自己的免于受到伤害。同时视觉还有利于人形成空间概念、部分与整体之间的概念，形成身体运动的协调和思维连贯性，以及建立起正确的时间与空间关系。

定向和行走有着密切的关系两者缺一不可。如果视力残疾人不能在环境中辨别方向或不能利用残余感觉所收集的信息来判定自己所在的位置，他就不能到达他想去的地方；另一方面，仅依靠良好的定向能力，也不能够安全地在环境中行走。所以行走决定于定向，而定向服务于行走，影响着行走的效率。两者相辅相成，缺一不可。事实上，定向与行走是共同发生、同时进行的，不存在单纯的定向或行走。定向的目的是行走，而行走又必须依赖于定向，两者只有达到完美的统一，人才能进行有效、安全、有目的地行走。

二、定向——行走对视力残疾人的影响

人在视觉丧失以后，尤其对先天性全视力残疾人来讲，他们定向和行走的能力明显地要比视力正常人差。这样就使他们的生活和学习空间变得狭小，知识和经验的获得也跟着减少，影响了人正常的认知能力发展，造成人知识面狭窄。

视力正常人基本上都是依靠视觉进行学习，有些研究者认为，人的所有信息有90%是通过视觉所获得的。由于视觉的丧失，视力残疾人就必须依靠触觉、听觉及其他的低级感觉进行学习，其中尤以触觉最为重要，但是触觉学习必须依赖于人直接于学习对象发生关系。视觉的丧失，使得视力残疾人的活动范围缩小了，限制了他们直接接触的学习机会，所以提高视力残疾人定向与行走的能力，可以帮助他们扩大学习的空间，增加直接的接触学习机会。

人的语言是通过后天的学习而获得的，视力正常人学习语言时，音、形、义三者可同时进行学习。例如，学习"车"这个词时，视力正常人可以先根据别人的口形来正确发出"车"这个词的音，同时看到车的形状，而了解到了"车"这个词的意义。又比如，在学习颜色这类的形容词时，视力正常人能借助视觉来体验各种颜色。但视力残疾人却没这么多的有利条件，他在学习"车"这个词时，只能依靠听觉来模仿别人说"车"这个词的发音来进行学习，学习之后，如果不给予直接触摸"车"的形状，他也就无从了解"车"的含义。对颜色的体验就更不用说了。所以在视力残疾人中常常存在着语意不合的现象，即视力残疾人学会了这个词的发音，但并不理解其含义。如果能使视力残疾人定向行走的能力得到提高的话，也就减少这种语意不合现象的产生。

视力正常人可以依靠视觉真实的感知客观物体的存在，当他听到某种声音时，可以利用视觉对发出声音的物体进行观察和确认。而视力残疾人如果听见来自远方的声音时，由于不能对发声物体直接进行感知，也就无法获得物体的真实感觉。在他们的脑海里，仿佛物体都是来自虚无的黑暗世界。所以提高视力残疾人的定向行走能力，一方面是为了增加直接接触的机会，另一方面是训练人以听觉线索来判断物体的性质，以增加了解客观世界的真实感。

视力损害造成人定向行走能力的限制，减少了视力残疾人与同龄视力正常人互相进行交往的机会，使他们不懂得待人接物的基本常识，造成视力残疾人社会适应能力较差，表现出怀疑性强、性格内向孤僻、不合群、缺乏自信。因此视力残疾人常常具有孤独、退缩的心理特征，容易产生不健康的心理。

视力残疾人就业被认为是特殊教育中最为重要的课题，同时也是最难解决的课题，其主要原因在于视觉的丧失，使他们的定向与行走能力受到限制，而任何一项工作又都离不开这方面的技能，这样就使他们的就业面受到了限制，如果能有效提高他们独立行走和定向的技能，从小抓起，就必定能增加其就业机会。

从以上定向与行走对视力残疾人种种不利的影响因素中可以看到，培养和提高视力残疾人的定向和行走能力有着重要的意义。因为良好的定向与行走能力有利于扩大视力残疾人的知识面，提高学习效率，克服语意不合的现象，增加客观世界的真实感，培养良好的心理卫生习惯以及扩大未来的就业面。

第二节 定向行走的训练

一、行走前身体训练

（一）站立

站立，是人体最基本活动形式之一，也是行走的开始。

1. 正确的站立姿势　是正常行走的基础,动作方法:足跟并拢,脚尖自然分开(约自己的一横脚),两腿伸直、夹紧;收腹挺胸、展肩拔背、头颈上挺,下颚微收;两臂体侧自然下伸,两手中指贴于外侧裤缝,身体正直。

2. 异常站立的矫正　由于视力残疾人长期不能用眼视物,站立时普遍存在着低头、偏头、含胸、舔腹或弓背、侧身等站姿。这些不正确的站立姿势,对准确定向和正确行走十分不利,必须通过正确站立姿势的训练予以矫正。

矫正方法:让视力残疾人按正确站立姿势背靠墙站立,使之足跟、臀部、肩胛和后脑与墙壁接触。

（二）步伐

走、跑、跳、投是人体四大基本活动能力,走为首要基础。特别是对于视力残疾人来说,正确行走步伐是准确定向和顺利到达目的地的重要保证。

1. 正确行走步伐　身体直立,左腿向前迈出同时右臂自然前摆,左足跟轻着地后身体重心随之前移至全脚掌着地左腿支撑;右足跟离地,左臂自然前摆同时右腿向前迈出足跟着地,身体重心顺势前移至右腿支撑。以此两腿、两臂依次交替向前迈出、摆动,稳步行进。

2. 异常步态矫正　异常步态,指视力残疾人在长期摸探试行进和摸索中不自觉形成的错误步伐和不正确的身体姿态。视力残疾人由于缺乏视觉感知而缺乏自信,普遍存有"蹭步""碎步""八字步"等错误步伐,并伴有偏身低头、手臂前伸摸索或上体后仰躲避等姿态。这些异常步态不仅有损于行走时正确身体姿态和良好形象,也会影响到行走的安全性和有效性。因此,对于视力残疾人应按"正确站立姿势"和"正确行走步伐"有针对性地矫正其异常步态。

（1）蹭步:指行走时两脚掌不离地面的擦行。

蹭步特点:行走时,身体拘谨,没有手臂摆动的协调动作;步幅小而长度不等,易于走偏;步频缓慢,行走吃力。蹭步不能长距离行走。

纠正方法:首先要求视力残疾人以正确姿势站立,做加大摆臂动作的原地踏步练习;然后在平坦的路面上,有人搀扶令其大胆向前迈步行进,最后按正确步伐独立迈步行进,随时纠正错误姿态。

（2）碎步:指行走时全脚掌离地的小步踏行。

碎步特点:行走时,双膝弯曲,身体拘谨;手臂摆动的协调动作不明显;步频虽快但步幅极小,易于疲劳。碎步也不宜于长距离行走。

纠正方法:首先以正确姿势站立,原地做慢速高抬腿踏步练习,强调前脚掌先着地。然后在视力残疾人熟悉的路段上,帮助视力残疾人做大步行进。"碎步"的错误动作纠正后,要求按正确步伐行进并及时纠正错误姿态。

（3）八字步:指行走时两脚尖过于外撇或内扣。

八字步特点:八字步行走时,可使身体摇晃扭动,易于偏离行进方向。

纠正方法:两脚并拢正确姿势站立,左腿脚尖向前迈步,右腿脚尖向前跟进成并脚站立;右腿脚尖向前迈步,左腿脚尖向前跟进再成并脚站立。两脚如此交替做并步行进。在并步行进的基础上,做两腿脚尖向前连续交替慢行,以克服身体摇摆和扭动。

二、行走前心理调整

视力残疾人在做独立行走之前,会怀有各式各样的心理状态,其中最为突出和普遍存在的是恐惧心理,主要表现为不敢独自行走,怕摔、怕撞。怕摔、怕撞等恐惧心理是可以理解的。但是这种恐惧心理必须予以克服,怕字当头必然会导致畏缩不前的后果。

此外,年龄较大的视力残疾人更有不同程度的害羞和自卑感,怕人歧视,怕自己失败等,其实这也是恐惧心理的另一种表现。这些不同形式的恐惧心理现象都会对他们学习独立行走造成不利的影响,甚至形成障碍。因此,在独立行走教学之前,必须对视力残疾人进行必要的心理辅导,帮助视力残疾人克服行走前的恐惧状态。

在行走方面,视力残疾人如果畏畏缩缩裹步不前,很难走向所要到达的目的地。即使勉强行走,也会呈上体后仰,手臂半张前伸或侧身碎步移动的错误步态。可以说,不克服恐惧心理就不可能很好地了解环境,更做不到轻松自如的行走。这是在确保安全的情况下鼓励视力残疾人在其所熟悉的环境里反复练习独立行走,是逐渐消除恐惧心理的最好方法。

三、行走前感觉训练

感觉是机体通过感觉器官,对外界客观事物的某个片面或个别属性等外部现象在头脑中的直接反映,是物质作用于感觉器官的结果,是人们认识产生的最初级形式。

视力残疾人行走的前提是定向,定向的基础是感觉。视力残疾人感知事物的程度,制约着定向能力的发展。感觉训练是非常必要的,它包括感官功能的训练和感官定向能力的训练。

（一）感官功能训练

感官功能,指感觉器官的作用和能力。

视觉器官功能的丧失,使视力残疾人对事物的认知水平受到很大的影响。如果不加强视力残疾人听觉、嗅觉、触觉等感觉器官功能的代偿训练,势必导致视力残疾人整体感觉能力的滞后,直接影响认知水平的发展。因此,考察视力残疾人的感官功能水平,也是考察视力残疾人认知水平和行为能力、评价他们定向与行走能力的过程。

1. 听觉　由耳朵听到声音所产生的感觉是听觉,听觉的代偿通常视力残疾人会自己进行调解和改进,我们要强调视力残疾人注意声音的来源,概括主要因素。

2. 嗅觉　由鼻子闻到气味时所产生的感觉。视力残疾人可以通过嗅觉认知和识别环境中常能接触到的某些物质,以补偿视觉的缺陷。

（1）生活物品气味:食物、调料、日用品等它们之间的气味各有不同。

（2）特定场所气味:卧室、客厅、厨房、卫生间、车库、路面(雨后的土路、烈日下的柏油马路)。

（3）特殊气味:汽油、酒精、油漆、煤气等都是有分别的。

正确的辨识气味,对于正确的定向、行走是非常有用的。

3. 触觉　视力残疾人定向行走时,主要通过手的触摸和脚踏的感觉辨认物体的性质、形状和路面质地。触觉不仅可以直接认知事物,了解环境,而且也是准确定向和安全行走的重要渠道。

4. 视觉(剩余视力、残余视力)　由眼睛视物所产生的感觉。有很多视力残疾人不同程度存有一定的视物能力,我们称之为"残余视力"。残余视力对视力残疾人的日常生活和定向行走无疑是个非常可贵的有利条件,应该充分利用和发挥残余视力的作用。

（二）感官定向训练

感官定向,指利用感觉器官判定方向。视力正常人通过视觉即可顺利地确定方向和方位。而视力残疾人的定向,必须充分利用其他感觉器官的作用,确定自己在环境中所处的方位,判断行进的方向。

1. 听觉定向　是以听觉器官判定声音的方向和方位。

2. 嗅觉定向　是以嗅觉器官确定气味的来自方向。

3. 触觉定向　是以皮肤通过接触性和非接触性感觉判定方向和方位。

（1）接触性感觉:指感觉器官接触实物所产生的感觉。

视力残疾人的接触性感觉，多是以手触摸实物或脚踏地面感知物体和地面的性质、特点，判定方向和方位。

触摸定向：用手触摸已知朝向的固定物体，根据自身的方位判定其他方向；用手触摸未知朝向的物体，并设法与已知朝向物体建立相应联系，判定被触摸物体的朝向。

脚感定位：在较熟悉的环境内，通过脚对室内或室外不同质地和特点地面的感觉，判定自己所在的方位。

（2）非接触性感觉：指不接触实物以皮肤感应所产生的感觉。

非接触性感觉定向，多用于皮肤对阳光、风向或冷热物体的感应，判定方向和方位。

4. 视觉（剩余视力）定向　视觉定向指低视力残疾人运用剩余视力判定方向。低视力人可以通过观察光线、阴影或已知朝向的固定物体进行其他方向和方位的判定。

四、自我保护

视力残疾人在室内外环境中独立行走时，桌椅、门窗或空间其他附设物件都可能成为障碍，也容易碰伤。行走过程中加强自我保护既是保证安全的积极措施，又是探知障碍物的有效方法。

自我保护，包括上部保护和下部保护。其保护方法不仅用于沿物行走，也适用于其他某种情况，如室内弯腰拾物可采用上部保护等。

（一）上部保护

上部保护，指视力残疾人在独自行走过程中，利用上肢对以头部为主的身体上部所做的保护方式。

动作方法：视力残疾人独自行走时，一臂屈肘抬起，上臂略高于肩，使前臂横或斜横于而前，掌心向外，指尖略超过对侧肩，以保护其头面部。上部保护时，抬起的手臂一定要到位，主要保护头及面部。前臂与头部保持适当距离，以便触及障碍物可有足够的反应余地。

（二）下部保护

下部保护，指视力残疾人在室内行走过程中，利用上肢对身体下部的保护方式。

动作方法：一侧手臂于体前斜下伸，掌心向内，五指放松并与身体保持适当距离。下部保护时，手臂与身体的距离不宜太远或过近，否则影响深知障碍物的有效性。当手或臂触及障碍物时，应立即停止行进及时作出判断和处理。

第三节　应 用 训 练

一、定向线索和路标

准确定向是视力残疾人行走的前提，有效行走是视力残疾人到达目的地的保证。所以说，指导视力残疾人行走，首先要做的是指导视力残疾人准确定向。

（一）定向线索

线索，是探求事物发展的脉络和途径。定向线索，特指环境中能为视力残疾人判定方向起引导作用的某些标记。视力残疾人可以利用已掌握的线索，判断自己的位置，确定行走的方向。

1. 线索的条件　能够作为视力残疾人走向的线索，必须是环境中视力残疾人运用听觉、嗅觉、视觉（残余视力）和触觉等感觉器官易于感受得到的，并具有一定特性的标记。

2. 线索的种类

（1）声音线索：视力残疾人运用听觉器官能获得为定向起引导作用的信息，为声音线索。例如：车辆的运行声音可使视力残疾人感知道路的方位。

（2）气味线索：视力残疾人运用嗅觉器官获得为定向起引导作用的信息，为气味线索。例如：花店散发出鲜花的气味，可使视力残疾人知道自己的位置是在花店附近。

（3）感应线索：视力残疾人通过皮肤对温度、湿度的感应获得为定向起引导作用的信息，为感应线索。例如：视力残疾人可根据太阳自东升起至西而落和不同时间光照度差异的自然现象判断方向。

（4）明暗线索：低视视力残疾人能用视觉器官通过光线或阴影获得为定向起引导作用的信息，为明暗线索。例如：视力残疾人户外活动时，视觉感知光线由明转暗，可知自己靠近了建筑物或树荫。

（5）色彩线索：低视视力残疾人能用视觉器官通过颜色获得为定向起引导作用的信息，为色彩线索。例如：视力残疾人在室内或室外可根据周围物体的颜色，确定自己的行为方向。

（二）路标

路标，是道路上指示方向和路线途径的标志。视力残疾人可在经常通行的路面或路旁，以某种固定设施为参照物，标记出路线的途径和行进的方向。

1. 路标的条件　能够作为视力残疾人定向和行走的路标，必须是沿途路面或路边易于感触而有特性的固定标记。室外某些与定向行走有直接关联的路面、常备设施和自然状况包括：

（1）路况：包括主要道路的通向、路面的形状、路面的质地等。

（2）自然状况：包括花草、树木等，掌握某些特殊位置的实物概念，能够使视力残疾人记住其特点和方位，作为定向的线索或行走的路标。

2. 路标的种类

（1）视觉路标：视力残疾者可根据自己可视程度，以沿途的环境、建筑物或其他设施（门窗、消火栓、标牌、路灯等）作为自己行走的路标。

（2）触觉路标：全盲者可根据路面质地、坡度，以及路边可触及的其他设施，作为自己的行走路标。

（三）应用地图

地图，标明某区域地表状况和现象的图示。专供视力残疾人应用的地图，多指以特定符号和触觉线索为图示，专供视力残疾人通过触摸了解地域概况的"触觉地图"。视力残疾人可以通过触摸的形式在地图上"行走"，在触觉地图上摸出该处所示的符号、路标、线索等。

然而更为实用的是通过视力残疾人的记忆所建立起来的"心理地图"。心理地图，指已熟悉的环境和路线在记忆中所形成的印象和图形。心理地图对视力残疾人的定向与行走具有特殊的意义。

二、盲文定向和定位

盲文定向和定位，是依据盲文六个点的排列位置确定方向和方位。

盲文是接受过正规盲校教育的视力残疾人很熟悉的触摸文字，其基本字形由六个突起点按左右各三点竖排所组成。视力残疾人利用盲文各点位的序号判定方向和方位，既简便又实用。

（一）点位序号

点位序号，指盲文六个点位按规定顺序的编号。

把盲文的六个点位按左排上、中、下和右排上、中、下的顺序编成1～6的点位序号。左排：左上点，为"1号点位"；左中点，为"2号点位"；左下点，为"3号点位"。右排：右上点，为"4号点位"；右中点，为"5号点位"；右下点，为"6号点位"。

（二）盲文定向

盲文定向，是依据盲文6个点位确定方向。

动作方法：视力残疾人拟将自己正面置于盲文的中央，其自身的左前方向是"1号点位"；右前方向是"4号点位"；左和右的方向分别是"2号点位"和"5号点位"；左后方向是"3号点位"；右后方向是"6号点位"。例如：告知视力残疾人要行进的方向盲文的"2号点位"时，视力残疾人便可立即左转向行进。

（三）盲文定位

盲文定位，是依据盲文6个点位判断周围事物的方位。

定位方法与"盲文定向"相同，例如：告知视力残疾人某物件在盲文的"6号点位"上，视力残疾人便可知道该物体是在自己的右后方位。

三、时钟定向和定位

时钟定向和定位，是利用时钟面上的钟点位置确定方向和方位。

时钟是人们生活不可缺少的计时工具，常为人们所熟悉。利用时钟面上的钟点位置确定方向和方位，也是视力残疾人常用的一种简便方法，比六点盲文更加精细。但是，利用时钟定向和定位，必须是在视力残疾人基本了解时钟面上布局形式和点位排列顺序的基础上，才能准确有效地运用。

（一）钟面布局

时钟的形状和大小虽然各有所异，但其钟面上都是由1～12点钟的等距点位围成一周；钟面的正中间有三个同心圆的指针，分别是"秒针""分针"和"时针"。专供视力残疾人触摸的盲表没有秒针。

1. 时钟点位　时钟点位指钟面上1～12钟点的排列顺序和位置。

任何形状的时钟面，最上的正中间位置是12点位。以此为基准，镜面向右向下等距排序是1、2、3、4、5、6的点位。6点位在时钟而且下的正中间位置，与12点位呈上下对应。由6点位镜面向左向上等距排序是7、8、9、10、11的点位。这样，1～12个点位在时钟面上呈等距离的围成一周，每个点位各示一个方向和平面方位。由于时钟点位的顺序和位置是固定的，所以每个点位所示的方向和平面方位也是不变的。只要视力残疾人能准确转向已知钟面点位，便可确定所需的方向和平面方位。

2. 定位转向　定位转向指视力残疾人的身体按时钟点位的正反顺序而转动的方向。定位转向包括"顺时针转向"和"逆时针转向"。

（1）顺时外转向：时钟指针按点位的正向顺序走动，称为"顺时针"。身体沿顺时针方向转动的动作，即为顺时针转向。顺时针的转向，也是自身的右转向。

（2）逆时针转向：时钟指针按点位的反向顺序拨动，称为"逆时针"。身体沿逆时针方向转动的动作，即为逆时针转向。逆时针的转向，也是自身的左转向。

3. 时钟定向　时钟定向指视力残疾人按已知时钟点位转动的定向方法。

动作方法：视力残疾人拟将自己位于时钟指针的轴心处，并面对12点位。假如已知要确定的方向是在时钟的7点位上，视力残疾人可先顺时针向后转体面对6点位，再顺时针稍向右转动便可面对7点位，即是要确定的方向。

4. 时钟定位　时钟定位指视力残疾人按已知时钟点位确定事物位置的方法。

时钟定位法与时钟定向法的运用形式基本相同，只是利用时钟的固定点位判断自己周围事物所处的方位。

动作方法：视力残疾人拟将自己位于时钟指针的轴心处，并面对 12 点位。若知某物体在时钟的 5 点位与 6 点位之间，视力残疾人便可知该物体的方位是在自己的右后方。

四、明眼人带路

明眼人（也称导视力残疾人）根据需要站在视力残疾人左边或右边，然后用手背轻轻地触碰视力残疾人的手背或告诉视力残疾人他将被带领。视力残疾人用他的手沿着明眼人的手臂向上触摸，直至肘关节，然后轻轻握住肘关节上方，拇指在肘部外侧，手指弯向内侧。视力残疾人应将肘部紧贴身体，以防行走时左右摆动。视力残疾人在行走时，应总比明眼人慢半步左右。

注意，视力残疾人行走时应注意明眼人的手臂动作，因为明眼人的手臂动作能给视力残疾人一种信号，使视力残疾人知道怎样行走。视力残疾人应用手稳握明眼人手臂肘部上方一寸处，这样便于明眼人活动，开门、拿东西等。行走时视力残疾人应走在明眼人后侧半步距离处，这样一旦遇到障碍物时，视力残疾人有足够的时间对明眼人身体或语言发出的信号采取必要的反应。

若明眼人与视力残疾人在草地或运动场等空旷地带散步时，可以手拉手并肩行走。若明眼人想要离开视力残疾人，不应将视力残疾人单独留在空旷或危险的地方（如水沟、洞穴等），应将视力残疾人带到一个他能触摸的地方（如椅子、栏杆、墙、树等前边），使视力残疾人觉得很安全。明眼人应告诉视力残疾人要离开了，使视力残疾人知道他现在是单独一个人，否则视力残疾人会继续谈话，让别人看见以为他在自言自语，事后视力残疾人会觉得自己很傻，从而伤害了他们的自尊心。

切记：视力残疾人应总是跟在明眼人后面。明眼人不应在视力残疾人后面推他前进，这会使视力残疾人遇到危险。视力残疾人也不要用双手搭在明眼人双肩上，直接跟着明眼人走；虽然这样可由于明眼人的身体保护，使视力残疾人有一种安全感，但若视力残疾人绊倒或失去平衡，他将跌向前方，推倒明眼人，这是非常危险的，特别是在附近有许多汽车的地方尤其危险。

（一）通过狭窄通道

当明眼人与视力残疾人通过狭窄通道或遇到障碍物仅能允许一人通过时，应使用特殊的方法使视力残疾人能在明眼人的正后方走。具体做法为：明眼人将被视力残疾人握着手的手臂伸直，并横过背部，以此向视力残疾人发出通过狭窄通道的信号或直接告诉视力残疾人要通过狭窄通道了。视力残疾人接到要通过狭窄通道的信号后，伸直握着明眼人手的那只手臂，后退半步，斜走向一边，以此作为接到信号后的反应，并使自己位于明眼人正后方一整步远的地方。通过狭窄通道后，明眼人将手臂恢复到原位置，视力残疾人也回到距离明眼人后半步的位置。切记：在通过狭窄通道时，视力残疾人是在明眼人后方一整步远的位置，手臂伸直，否则行走时容易踩到明眼人的后脚跟，造成危险。

（二）180°转向

当明眼人带领视力残疾人走到路口的尽头或遇到某种障碍物需要转向时，可用 180°转向的技巧。具体做法为：明眼人和视力残疾人停下来，互作 90°。转向，面对面站立，并保持接触。视力残疾人用空着的那只手握住明眼人的另一手臂，并放开原来握着明眼人的那只手臂。双方再做 90°转向，并面朝前进的方向，继续行走。

（三）换边

明眼人在给视力残疾人带路时，往往会遇到人多、路窄、道路不平等情况，为确保视力残疾人的安全，需要换边，即视力残疾人从明眼人一例转移到另一侧，做法为：明眼人告诉视力残疾人要换边了，并把被视力残疾人握着的手臂伸向后背，指尖刚好接触另一手臂的肘关节。视力残疾人用另一只手沿着明眼人放在后背的手臂，从背后移到另一侧，握好明眼人的另一只手臂。换边过程中，双方最好一直保持接触，以免使视力残疾人感到不安全。对于配合默契的老搭档，双方不必停下来，只需将脚步放慢点就可以，但对于初次合作的明眼人和视力残疾人，最好双方都停下来，完成换边后，再继续行走。

（四）通过门

视力残疾人应站在门有铰链的一边，否则需要换过。告诉视力残疾人门是拉向自己还是往前推的。明眼人用被握着的手去开门，视力残疾人用另一只手顺着明眼人开门的那只手去寻找门把。如果门道狭窄，可用过狭窄通道的技巧通过。若有门槛，应该稍停一下，并告诉视力残疾人有门槛，以免被绊倒。通过后让视力残疾人用扶着门把的那只手把门关上。若后面有人，要告诉视力残疾人，以免碰伤别人。

（五）上（下）楼梯

告诉视力残疾人要上（下）楼梯了，并告诉视力残疾人楼梯是否有栏杆。如有栏杆，让视力残疾人手背靠着栏杆，他会觉得更舒服。明眼人和视力残疾人在楼梯前停下来，告诉视力残疾人前行约半步，与明眼人平排站立，视力残疾人可以用脚试探一下楼梯的边缘。上（下）楼时，明眼人应该走在视力残疾人前面的一级。一步应只上一级。上（下）完毕后，明眼人应稍停一下，让视力残疾人知道楼梯已经走完，然后再继续走。注意：视力残疾人在上（下）楼梯时不需要数楼级的数目。在上楼时，身体应前倾；下楼时，身体应后仰，以免万一绊倒，从楼梯滚落。

（六）找座位

明眼人将视力残疾人带到座位前，把被视力残疾人握着的手放在椅背上。如椅子没有椅背，直接将手放在椅面上。视力残疾人用另一只手沿着靠背去摸索座位。并查看是否有东西放在座位上，然后坐下。视力残疾人坐下时，最好一只手抓住椅子靠背以免椅子滑动，另一只手扶着椅子边缘，以保证自己坐在椅子中间。如果椅子在桌子下面，明眼人需把视力残疾人的一只手放在靠背上，另一只手放在桌子边缘上，然后视力残疾人将椅子拉出来坐下。视力残疾人坐下后，把两手放在桌子两边来调整座位的位置。切记：坐之前要检查椅子是否空着；用手摸索座位时，头部不要过于前倾，以免碰伤。

（七）乘坐小汽车

站在车旁，明眼人把被视力残疾人握着的手放在车门把手上，并告诉视力残疾人车头方向。把视力残疾人另一只手接于车顶上。视力残疾人将车门打开后，走上汽车。侧身坐下，然后把按于车顶的手放开。视力残疾人用力将车门关上。如乘坐公共汽车，明眼人可以将视力残疾人空着的手放在车门边上。采用上（下）楼梯的方法带领视力残疾人上（下）车。进入车厢后，应立即带领视力残疾人坐下或让视力残疾人握着扶手。

（八）乘坐地铁

在地铁站，如果遇到电梯。带领视力残疾人乘坐电梯时，首先带领视力残疾人站在电梯前的皮垫上。让视力残疾人的手按在扶手上，双方同时踏上电动楼梯。到达端点时，最好告诉视力残疾人，双方同时走出电梯。带领视力残疾人到售票窗口，排队买好票后，带领视力残疾人到达检票口。通过检票口时，让视力残疾人将票交给检票员检票，然后用上（下）楼梯法到达站台。列车进站后，提醒视力残疾人跨过站台与车厢之间的空隙，并带领视力残疾人进入车厢。进入车厢后，带领视力残疾人坐下或让视力残疾人紧握扶手。在使用上述各种方法带领视力残疾人外出时，最好积极使用语言指导，诸如在你右边有个池塘，要向右拐了，这儿有棵大树等，这不仅能密切与视力残疾人的关系，更重要的是能帮助视力残疾人对于所经过的路线在心理上形成地图。

五、独行技巧

（一）沿物行走

沿物行走，指视力残疾人不完全了解环境又需独自在室内外行走时，所采用沿着物体的边缘或墙壁行走的一种自我引导的方法。

视力残疾人沿物行走，安全至关重要。因此，首先要正确运用自我保护方法。

1. 顺墙行走　顺墙行走指视力残疾人以墙壁为导向走到目的地的一种独自行进方式。

动作方法：视力残疾人侧对墙壁面对行进方向站立，体侧与墙壁相距约 20cm；靠墙侧的肩略微下沉，手臂自然向下前伸约 45°，并以小指或环指的指背轻轻点触墙面向前慢行。在视力残疾人了解墙壁与目的地关联的情况下，可做顺墙行走。顺墙行走时，遇到粗糙墙面用手点触时，手可似触非触，以免擦伤手指。必要时可用另一侧手臂做上部保护。

2. 沿物慢行　沿物慢行指视力残疾人在室内独自行走时，沿着桌椅或其他物体边缘慢速行走。

动作方法：靠近物体侧的手臂斜前伸，拇指向内，手指的背部轻触物体的边缘线，行进时随身体前行指背沿物体的边缘轻轻向前滑行。基本了解室内设置的情况下可做沿物慢行，行走时手的位置约在身体前半臂左右，身体不可过于靠近或远离物体。沿物慢行走过一个物体后，根据记忆探索下一个物体再做沿物慢速行走。必要时应辅以上部或下部保护。

（二）直线行走

直线行走，指视力残疾人不改变方向的独自走完两点间的直线距离。

视力残疾人能不能做到独立直线行走，将关系到以后能否顺利独自走向目的地的首要条件。然而，恐惧或自卑等心理状态首先会成为视力残疾人独立行走的最大障碍；同时，由于不同程度盲态的存在，也可致使行前不易对准行进的方向，以及左右步幅不均的异常步伐，都是导致偏离行进方向的主要原因。因此，独立直线行走教学之前，除做好必要的身体训练和心理调整外，加强准确的垂直定位训练十分重要。

1. 垂直定位　垂直定位指视力残疾人根据已知目的地的方位，确定自己垂直面对行进方向的一种简便站位方法。

动作方法：以正对目的地的某固定物体（如墙壁、路沿、桌椅等）作为基准点，按正确站立姿势双足跟或后背靠紧该物体，此时面对的方向即为垂直行进的方向。

2. 直线行进　垂直定位对准行进方向，按“正确行走步伐”行进，走过两点间的距离。训练时可先做短距离的直线行走，及时纠正异常步态。随着行走能力的提高，可逐步加长直线行走的距离，但要强调行走方向的准确性。较长距离的行走过程中，必要时应以声音做引导帮助视力残疾人保持行走的直线性。

3. 穿越空间　当视力残疾人穿过一个空间的时候，假如视力残疾人知道这个空间，就会利用上部保护或下部保护通过。假如空间较大，视力残疾人没有把握准确穿越时，可以先转过一个墙角，然后进行垂直定位，利用直线行走技能通过，最后恢复到原来的行进方向。

（三）进出门

动作方法：视力残疾人行至门前，用手触摸寻找到门的把手后，以靠近门铰链一侧的手握住把手开门；门开启后，握门把的手换握门的另一面把手，同时一脚前伸探知是否有门槛存在，如有可迈过门槛进出门；进出门后应顺势将门轻轻关好。

（四）上下楼梯

1. 上楼　动作方法：行走至楼梯口处用手触摸并扶好墙壁或扶手；一脚轻触第一级楼梯的竖面探知高度和深度后与之垂直站立；运用沿物（墙或扶手）慢行的方法一步一级，逐级上楼直至最后一级(一脚前伸深知平地)本阶楼梯结束,沿墙或扶手转向行至下一阶楼梯继续上楼。视力残疾人要脚踏实地蹬上每一级楼梯,切不可匆忙或越级蹬上,以免踏空或绊倒。每上一阶楼梯时,应默数并记住本阶楼梯的级数,以便做到心中有数。

2．下楼　动作方法:沿楼梯一侧顺墙行走至楼梯口处,一手扶墙或垂直定位直线行走至楼梯扶手一侧扶住扶手;一脚轻轻探触第一级楼梯的边缘后,两脚与边缘垂直站立;运用沿物(墙或扶手)慢行的方法一步一级逐级下楼,直至最底一级本阶楼梯结束。顺墙或扶手转向行至下一阶楼梯,再沿第一级楼梯的边缘逐级下楼。视力残疾人下楼过程中,始终要用一手扶墙或楼梯扶手。时刻控制自己身体,重心不可过于前移和急于下楼,以免身体失控发生危险。

（五）寻捡失落物

寻拣失落物,指寻找和捡拾掉在地上的物品。寻找和捡拾掉在地上的物品,是生活中常有的现象,也是听觉和触觉的综合运用。

1．听音定位　根据物品落地的声音确定失落物的方位。不同性质或不同高度、距离的物品落地时,与地面碰击会发出不同的声音。

（1）松软物品:质地松软的物品(如书本等)落地时,与地面碰击的声音比较浑厚,而物品在地面上的位置也基本是在声音处或附近。视力残疾人可直接到发出声音的地方,采用正确的下蹲方法寻索失落物。

（2）坚硬物品:质地坚硬的物品(如硬币、钥匙等)落地时,与地面碰击的声音比较尖锐、清脆并可能有反弹或滚动,致使失落物远离原落地的位置。

视力残疾人可根据反弹或滚动的声音判断方向和大致高度或距离,转身面对该方向,走近判定的距离,采用适当的下蹲方式寻索失落物。

2．拾物下蹲　是确保视力残疾人寻捡失落物的安全而应采用的下蹲方式。

视力残疾人寻捡失落物的下蹲方式,有"直蹲式"和"上部保护式"。

（1）直蹲式:指上体保持正直姿势的下蹲。

动作方法:下肢缓慢弯曲,上体基本保持正直;下蹲过程上体尽可能不要过于前屈或左右倾斜。直蹲式下蹲时,要强调维持身体平衡,避免摔倒。

（2）上部保护式:指辅以上部保护动作的屈体下蹲。一臂做"上部保护"动作护及头面;下肢微曲,向前屈体下蹲。

3．搜寻失落物　视力残疾人下蹲后寻捡失落物也有两种方法,即"画圆法"和"直排法"。

（1）画圆法:指两手在地面上做画圆式盘旋移动搜寻失落物的方法。

动作方法:双手手指分开,指尖于脚前轻触地面,由内向外,由小到大画圆,以盘旋式充分搜索。未找到失物时,可前后、左右移动脚步继续搜寻。

（2）直排法:指两手在地面上平行式往返直线移动搜寻失落物的方法。

动作方法:双手手指分开,于脚前指尖轻触地面,由内向外,再由外向内直线平行向前移动搜寻失落物。搜寻过程中可适当移动脚步或转向搜索。

（六）避险与防卫

视力残疾人独自行走的教学训练,一般是在无障碍的场地上和在教师指导下进行,视力残疾人可无顾忌地做各种练习。然而,视力残疾人在室内外自行实践过程中,可能会遇到意想不到的问题,甚至发生危险。譬如,室内挪动后的桌椅、偶尔打开的窗户、临时放在桌上或地上的热水瓶,以及室外停放的车辆、新挖的沟坑、掀开的井盖、拉牵的晾衣绳等,特别是自行上下楼梯稍有不慎都是可能出现的问题或险情。加强安全教育,提高防范意识是十分必要的。

1．避险

（1）了解环境：在室内外独自行走时，首先要了解环境，特别是在选定的行走路线上有无新的情况变化。

（2）躲避险情：了解到环境或行走路线如有情况变化，应牢记变化的形式和方位。行走时注意躲避，防止险情发生。

（3）审慎下楼：接近楼梯口时，慢步探索感知起始阶梯后，站稳、扶好再起步下楼。

2．防卫 视力残疾人在室内外独立行走，事先了解环境变化情况，注意躲避险情，这本身就是积极主动的防卫。行走过程中，在有障碍之处采用"上部保护""下部保护"、上下楼梯运用"沿物慢行"的正确方法，都是有效的防卫措施。

第四节 盲 杖 应 用

盲杖是盲人安全行走最有效、最经济的辅助行走工具，盲杖的实质是将盲人的手臂触觉延长，使盲人能了解自己身体周围地面的情况。

随着社会的发展和盲人对盲杖应用的实践，促进盲杖的结构和使用方法有了长足的改进。由起初的树枝、藤条或竹竿等简单的棍棒，逐步演变成更具应用效能的弯把式盲杖（胡佛式盲杖）、直段式盲杖、折叠式盲杖、红白相间的盲杖（盲聋人专用盲杖）等，充分发挥出盲杖对盲人行走的辅助作用。

一、盲杖构成

（一）盲杖结构

盲杖虽然具有多种形式，但基本上是由腕带、手柄、杖体和杖尖四个部分所构成。

1．腕带 盲杖的腕带也称杖带，一般固定在盲杖顶端，一般选择松紧带或其他粗细适宜的带子制成，盲人在行走或持杖时把腕带套在手上，可以防止盲杖滑落；腕带的另一个功能是盲人可以用它将盲杖挂起来。

2．手柄 盲杖的手柄也称杖柄，是盲人持杖时手握的地方。手柄位于盲杖的上端，其长度约20cm。一般是用皮革或者橡胶等其他材料制成，最适宜的手柄是像高尔夫球杆的手柄，一边是平滑的（正好盲人的示指可以平贴着这一平面，以更有效地控制盲杖），便于盲人很舒适、牢固地抓握手柄以及各个手指控制盲杖的方向和运动。

3．杖体 杖体是盲杖的主体部分。盲杖的杖体是由重量较轻的硬质铝合金材料制成直径约13mm的长柱体，上接杖柄下连杖尖，其长度可随盲杖的长度不同而不同。

4．杖尖 杖尖是盲杖的远端，是盲杖和地面接触的部分，一般用质硬的尼龙或硬塑料制成，长度为8cm，上粗下细，较宽部分直径不超过2cm，重量约为25g。盲人行走时地面的信息首先传导到杖尖，再由杖体传至盲人的手部。

（二）盲杖长度和重量

1．盲杖长度 工厂制作的盲杖一般是134cm长，确定自用盲杖的长度，可以自身并足直立时杖尖在两脚中间触地，杖柄顶端抵于心窝处的高度为基准。因为这一盲杖的长度，正是盲人斜握法持杖行走时杖尖可探知前方一步地面的距离。适宜的长度应由导盲教师与盲人共同决定。

2．盲杖的重量 盲杖的重量虽然没有统一的规定，但不宜过重，过重的盲杖会在行走时加重盲人手腕的负担而产生疲劳感，同时也会影响杖体探路移动的灵活性。盲杖的重量一般可在175g左右（即3.5市两）为宜。折叠式盲杖便于携带，但可能稍重些，因为折叠部分的附件较多。但一般不超过250g即不超过半市斤。

3. 盲杖的强度　盲人选用的盲杖必须坚固耐用,要适合在各种路面上使用,正常情况下不易被折断;要有一定的弹性,不易弯曲,受力后能恢复原状,能精确地指向盲人所要求的方向和距离。

4. 盲杖的传震性　选用的盲杖应能保证盲人运用杖尖点触地面,在探索或检查地形构造和地面上的物体时,能敏感地将杖尖探索到的信息经过杖体及时传到盲人持杖的手上,使盲人根据手感的不同来辨别地面的情况,通过盲杖振动传递信息,对于折叠式盲杖来说,接头应牢固嵌紧,不能有松动和摇晃现象,以免信息流失。

（三）盲杖颜色

各地不一,但都必须遵循车辆与行人的高度可见性原则。

1. 杖体颜色　1964 年在美国通过的《国际白杖法》规定,盲杖的杖体应是白色或银白色并有统一规格的红色反光胶带缠裹杖体。

2. 红色胶带规格

(1) 一般盲杖,单纯盲人使用的盲杖,在距手柄底部 9cm 处缠裹着 30cm 宽的红色反光胶带。

(2) 特殊盲杖,兼有耳聋盲人使用的盲杖,在距手柄底部 9cm 处,用三段红色反光胶带缠裹杖体,每段胶带宽 11cm,每段之间的距离为 9cm。

（四）盲人对盲杖的选择

盲人使用的盲杖的好坏直接关系着盲人行走的安全,故盲杖的选择极为重要。盲杖最起码应具备信息传递和提供安全保障两项功能。

1. 盲杖触地的杖头要力求坚韧、耐磨,并且具有滑润度。

2. 传导性要好,即要有相当的强度。

3. 耐久性要好。

4. 重量要适当。

5. 手柄部感觉到舒适而不易疲劳,大小合适。

6. 长度要适合盲人的身高、步幅、肩宽、对障碍物的反应时间。

（五）盲杖使用的优缺点

1. 优点　盲杖能为使用者提供触觉和听觉的信息,是盲人安全行走最有效、最经济的根本保证,在上下坡或遇到障碍物时可以提供一定的反应时间而不至于猛然撞上去,保护身体的下部,可靠、耐用,几乎不需要保养,不需要其他辅助帮助,操纵灵活,明确标志了使用者的身份。

2. 缺点　不能发现身体上部的物体,尤其是悬挂的物体以及外伸的物体,因此它不能保护上部身体;不易存放,有时会绊倒别人;未经正规训练,使用效果不好;标志着使用者是盲人,容易形成社会歧视。

二、持杖与行走

（一）持杖

鉴于盲杖的用法不同,持杖的握法也各有所异。一般常用的持杖方法有"直握持杖"和"斜握持杖"两种。

1. 斜握持杖　斜握持杖简称"斜握法",是使盲杖与持杖手臂连成一体的持杖方法。斜握法持杖,实际上是把盲杖作为手臂的延伸,使杖尖能探索前一步及左右地面的情况。

动作方法:持杖手套进腕带,用握手的方法握住杖柄,大拇指在盲杖的上端,示指自然贴于盲杖扁平一侧,指尖指向杖尖方向,中指和环指与小指托住杖柄的下端,虎口向前;持杖手臂连同盲杖沿身体正中线前伸,在身体的一侧放松下垂,直至手臂完全伸直;盲杖杖尖

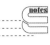

触地向前滑动。持杖手腕稍抬起，持杖手手腕内转使盲杖尖端滑向身体对侧，杖尖略超出对侧肩约5cm，通过手腕的内收和外展使杖尖在体前沿地面左右灵活摆动或点触探索。

注意事项：应先在持杖的那只手上建立起动觉意识，使持杖的手适应盲杖的手柄及重量，然后再结合行走进行训练；必须请定向行走指导教师从三个角度进行观察（正面、侧面、后面），以检查盲人动作的正确性；斜握法是其他更复杂、更高级的盲杖技能的基础，所以一定要使盲人熟练掌握。

2. 直握持杖 直握持杖简称"直握法"，是指盲人持杖手虎口（拳眼）向上握住杖柄，使杖体垂直于地面，探知脚前路面情况的一种握杖方法。

直握法持杖多在雪后、泥泞、破碎路面和探索台阶、楼梯时使用。因此，直握法持杖又有"握拳法"和"握笔法"之分。

（1）握笔法：握笔法持杖像抓铅笔一样，持杖手用握笔的方式抓握杖柄，使杖体垂直地面。

动作方法：竖起盲杖，持杖手以拇指与示指、中指相对捏握并与环指抵夹杖柄，屈肘抬臂于胸前，杖体向下，杖尖垂直于地面。使盲杖与地面保持垂直，持杖手在身体的一侧。

握笔法持杖，可使杖尖在脚前上下、前后和左右灵活探索地面或阶梯。

（2）握拳法：握拳法持杖，指持杖手用握拳的方式抓握杖柄，使杖尖垂直触地。

动作方法：竖起盲杖，持杖手四指并拢与拇指相对，拳眼向上握拳式抓握杖柄。屈肘抬臂于胸前，杖体垂直于地面，杖尖触地。

握拳法持杖，可使杖尖扎实地探知雪后、泥泞或破碎的路面，必要时可做拐棍支撑身体维持平衡。

注意事项：通常是在有视力正常人导盲的情况下使用该技巧。持杖手上臂轻贴身体，不可距身体太远，以免妨碍他人行走；当盲人持杖被导盲且需要换边、通过窄道、上楼时，可把盲杖放在身体的前面，取到保护的作用。如当上楼时盲杖先碰台阶，这样可以发现台阶；在独立行走时握铅笔法用于上楼或进出门；拳式直握法用于支撑自己少部分重量或进出门等。

（二）行走

1. 斜杖而行 一般在过空旷通道、较大空间、有边缘线线索时常用的一种方法，有时在室外比较熟悉的环境中行走时也采用这种方法。

动作方法：采用斜握法握杖，如果盲杖有弯头，可将弯头对着前面；上臂、前臂和手腕伸直，持杖手大约在大腿前方20cm左右，手柄端略超出身体5cm左右；盲杖与身体、地面成一定的角度，杖尖轻触到身体另一侧的地面；杖尖可以在地上滑行，当遇到地面有裂缝和粗糙的路况时，可将盲杖略提起，越过不平整的路面。

注意事项：

（1）先练习站立时的持杖方法。

（2）在熟悉的环境中进行直线行走练习，保持正确的盲杖位置，即使在转弯时也是如此。

（3）行走时保持适当的速度，以便持杖者在碰到障碍物时有足够的反应时间。

（4）身体未能对正前方，肩部扭曲或者手臂伸得太远会导致偏向。

（5）用杖尖沿着墙角、道牙及其他边缘线行走。

2. 持杖沿边缘线行走 边缘线，指路沿、墙根、栅栏、灌木丛等障碍的边缘。本技巧主要是在行走路线上有明显的边缘线时使用，如墙脚跟、马路的道牙、草地边缘线等。

动作方法：

（1）盲人通过盲杖发现边缘线。

(2) 将身体面向边缘线延伸的方向站立(与边缘线平行而行),以边缘线对侧手斜握法持杖。

(3) 跨离边缘线小半步。

(4) 利用斜杖而行技术使盲杖的杖尖与边缘线接触,迈步前进。

3. 盲杖触地辨别 盲杖的作用在于帮助盲人行走时连续探索前面的路况。盲杖在地面敲击或滑行时会将地面信息通过盲杖传递到盲人的手上和耳中,盲人可以根据手部获得的触觉信息和耳朵获得的听觉信息判断地面的情况,如辨别路况、察觉路面上的障碍物、判断障碍物等。

盲杖在不同质地的路面上会得到不同的信息。如在平坦的沥青或水泥路上行走,杖尖与地接触较滑,声音较清脆;在粗糙不平的路上行走,杖尖与地摩擦较大;在松软的地面、草地上行走则没有声音或声音很小,手感也不同。此外,盲人也可通过杖尖的上升或下降了解地面的起伏情况。

4. 盲杖探索障碍物 突出地面或道路上的任何一种物件,都可能成为盲人行走的障碍。利用盲杖探知路面的障碍,是盲人安全行走的一项重要保护措施。

动作方法:盲人在行走过程中,若杖尖碰到障碍物的时候应立即停止前进,利用杖尖探索障碍物的大小、高低以及周围的情况,以便判断可否绕行。不要越过杖尖与物体接触的界线,否则身体就会撞在物体上或被绊倒;如果判断结果不能绕行,以杖尖碰触障碍物,可将杖尖抵住障碍物底部,将盲杖缓缓地竖起换成直握法持杖靠近物体,探知障碍物是台阶、楼梯还是其他庞大障碍物体;将不持杖的手虎口靠紧盲杖,手指外展,拇指在杖身一侧,从手柄处沿杖身慢慢地向下滑动,以了解障碍物的高度、种类和状态。

注意事项:当盲杖碰到物体后根据发出的声音就可以判断是什么物体时,就没有必要再用手去探索,只要绕过物体沿着原来的路线向前行走即可;在碰到障碍物时,盲人可以综合地运用多种感官提供的信息来了解障碍物的情况。如综合利用触觉、听觉、动觉和嗅觉等感觉;如果遇到复杂的障碍物,仅仅使用盲杖还不能了解障碍物的情况时,可结合使用上部保护和下部保护等技巧,以防该物体有空间探伸等造成不必要的伤害;当盲杖碰到物体时,可以用杖尖轻轻探索一下物体的高矮或大小,但不要用力敲打物体,以免把物体打坏;当需要了解物体时,不持杖的手不能乱摸,以防危险。

5. 左右点地式行走(两点式触地行走) 左右点地式行走(两点式触地行走)指盲人持杖行走时以杖尖在体前左右两侧点地探索行进。

动作方法:以右手持杖为例:用握手的方法握住杖柄,大拇指在盲杖的上端,示指自然贴于盲杖扁平一侧,指尖指向杖尖,中指托住杖柄与拇指、示指紧握杖柄,环指与小指起辅助作用,虎口向前;手臂自然前伸,手的正确位置应保持在身体中心线附近前20cm左右,盲杖应尽可能在身体中心线延伸位置自然伸出;以手腕关节部位为支点,很自然地像鱼尾巴左右摆动手及盲杖,避免手腕僵直而使盲杖滚摇、由左(右)侧转至右(左)侧的错误,正确的操作应使手腕左右弯曲摆动,手臂保持相对静止;盲杖依赖于手腕运动左右振摆。盲杖的杖尖在地面的左右两侧击地,左右两侧击地点的距离稍宽于盲人肩宽约5cm。杖尖的摆动轨迹如弧状。杖尖在移动过程中略高于地面,弧顶高度离地2~5cm;配合盲杖的运动迈步的节奏。当右足前进(踏出)时,盲杖同时摆移至左侧地面上轻叩。

当左足前进(踏出)时,盲杖同时摆移至右侧地面上轻叩;在节奏上,手脚协调性要好,手左右摆动快则步频就快,手的摆动慢则步频就慢,手脚同步。

6. 持杖进出门 进出房门是盲人每天活动的必经之路。在家庭或熟悉场所的进出门自然是方便的,但在陌生环境的进出门需凭借盲杖的探索。

动作方法:斜握法持杖行至门口处,如果盲杖探知门是开着且无门槛时,盲人可用杖尖左右点触门框后,将盲杖置于中间即可进出门;如有门槛可将杖尖在门框中间抵住门槛底部,慢慢竖起盲杖并换成握笔法持杖,同时小步前移至门槛前,用杖尖探知门槛的高度后迈过门槛进出门。

盲杖探知门是关闭时,可将杖尖抵住门底,竖杖换握走近门前;先用非持杖手触摸找到门的把手试探门的开启方向,然后用靠近门铰链一侧的手(如是持杖手,可换另手直握持杖)推或拉将门充分打开;持杖手把盲杖移至体前直握探索进出门。进出门后,一定要将门轻轻地关上。

7. 持杖上下楼梯

(1)上楼:盲人走到楼梯正前面停下,脚尖接触台阶且与之垂直,用盲杖探索台阶的高度、宽度、深度及是否有扶手。若有扶手,人靠扶手一侧,持杖手伸直换成提笔法持杖,使盲杖与地面垂直,沿起始级楼梯外缘划动并平行移靠楼梯扶手;扶稳后两脚尖写起始级楼梯壁垂直接触,同时杖尖探知起始级楼梯的高度和深度,起步上楼。上楼过程中杖尖要始终与上一级楼梯的边缘接触,当盲杖触及不到楼梯时,表明此段阶梯已经结束,但还需再上一级。上完一段阶梯后,可沿楼梯扶手转向走到下一段阶梯的起始级楼梯,用同样的方法继续上楼。楼梯上完后,可改换斜法持杖探索行送走到室内。上楼时,要注意两腿交替一步一级,不可并步或越级。

(2)下楼:盲人在下楼时,斜握法持杖缓步走近楼梯口处,首先用盲杖探索台阶最上一层的边缘,用双脚的前脚掌感觉台阶的前沿,杖尖探索楼梯的边缘和扶手;杖尖沿楼梯前沿划动,平移靠近扶手,一手扶稳。两脚尖垂直于楼梯前沿站立;另一手斜提法持杖用杖尖探击下一级楼梯的前沿后,一脚起步下楼。下楼过程中,始终先用杖尖探准下一级楼梯的前沿后方可起步,直至探到平地时表明此段阶梯结束,但还需再下一级楼梯。下楼过程中一定要注意安全、加强保护,不要并步下楼。沿扶手转向继续下楼时,也需要在下一段阶梯前沿站好,待探准下一级楼梯后起步下楼。

8. 携杖与置杖

(1)携杖:指盲人在行走、站立和落座时不再使用盲杖探索的持杖方法。

1)行走携杖:盲人持杖在熟悉环境行走或在导盲随行过程中不需使用盲杖时,可将盲杖竖立提起收于身体一侧。

2)站立携杖:盲人停止持杖探索行走时,应立即竖起盲杖将杖尖收回体前或拄在脚面上。

3)落座携杖:盲人持杖落座后,一般情况下可将盲杖竖起夹于两腿中间,手扶杖体靠近体前;如有学习、工作或其他行为时,应将杖体斜靠不影响自己动作的一侧肩部,或将盲杖置于脚下,以便腾出手来做事。

盲人行走、站立和落座时的携杖方法可有多种形式,无论采用哪种方式都应以既不影响他人,又方便自己为准则。

(2)置杖:指盲人不使用盲杖时放置盲杖的方法。盲人持杖走进室内不再使用盲杖时,应将盲杖悬挂或稳固的竖立于固定的位置,以便再用时能及时、准确提取。不可随意乱置盲杖,以免影响他人或自己再用时不易及时找到。

9. 两点式点触的延伸——三点式触地　三点式触地指盲人持杖行走时以杖尖在体前三次点地探索行进。三点式触地行走,是两点式触地的拓宽,主要用于较复杂地段和对边缘线的探索。

动作方法:三点式触地探索行走的动作方法基本与两点式相同,只是行走过程中杖尖在体前做三次触地探索。前两点触地仍然是对行进路面的左右探索,而第三点则是点触进缘线或其他地面,此次点触杖尖需要稍远超出肩部,以探知边缘线或其他地段。

三、异常天气行走

异常天气行走,指盲人在刮风、下雨和下雪天气的持杖行走。

(一)风天行走

风对盲人行走影响不大,但盲人可适当利用风向和风声作为判定方向和方位的辅助手段。

1. 以风定向 盲人在风天外出行走时,首先要明确风向,行走过程中可以风向为基准判定自己行进的方向。

2. 以声定位 风刮在不同的物体上可产生不同的声音,盲人可根据风声判断周围环境和自身所处的方位,确定行走的方向。

(二)雨天行走

1. 下雨时行走

(1)雨具选择:盲人在下雨时外出行走,应穿雨衣不宜打伞。

因为撑开的伞面较大,一手打伞一手持杖行走,风吹雨伞晃动不仅不易保持身体平衡,而且也影响盲杖探索动作的协调性和准确性。另外,雨点打在较大伞面的声音会干扰盲人听觉对其他声音的辨别,同时伞边也容易刮碰其他物体而影响行走。

(2)盲杖探索:下雨时,地面积水或雨水流动会增加盲杖探索的阻力。因此,持杖探索时应适当加大杖尖对地面点去和移动的力度,以便探索到位。

2. 雨后行走

(1)积水道路行走:雨后路面有积水,杖尖探到积水处要探知水的深浅,绕过深水坑行走。特别是在有下水道处,一定要探准下水道上是否还有井盖存在。

(2)泥泞道路行走:雨后泥泞的土路或地面既滑又会陷脚,对盲人行走十分不利。因此,盲人在泥泞的道路或地面行走时,应采用握拳法持杖探索慢行,必要时可借助盲杖挂地维持身体平衡。

3. 雪天行走

(1)下雪时行走:盲人在下雪时外出行走,也不宜打伞。下雪时地面积雪虽然松软,但仍然会使脚底对地面的感觉和盲杖探索动作产生不同程度的阻碍。因此,盲人下雪时行走一定要防滑慢行,杖尖探索的动作力度更要加大。特别是坡路行走更要倍加小心,可用握拳法持杖适当帮助维持身体稳定,必要时应请他人扶助。

(2)雪后行走:雪后地面积雪较厚,路面雪实而滑,有些路标和线索可能被雪覆盖,更使盲人行走艰难。因此,盲人雪后最好结伴而行,以便共同判定方向和相互扶助行走。若知前面有去同目的地视力正常人行走,盲人可随其脚步的踏雪声同向行进。

雪后溶化,路面积水、土路泥泞、地面堆积雪堆,甚至人为将积雪撒向路面而时有雪块存在,这些都可能成为盲人行走的障碍。所以,盲人雪后行走不可掉以轻心,应持杖仔细探索路面。

第五节 城市与农村的道路

一、城镇街道

城镇街道,指城市和集镇内旁边有房屋或其他建筑物的路面。

(一)街道类型

街道类型,城镇街道有"大街""街巷"和"夹道"之分。

1. **街** 宽阔而繁华的街道,为"大街"。大街是城镇里的主要干道。

2. **街巷** 相对窄的街道,为"街巷"。也叫"胡同"或"里弄"。街巷多为大街的分支道路。

3. **夹道** 最窄通道,为"夹道"。夹道分布在市民的居住区内。

(二)街道路式

街道路式,指街道路面的形式。街道路面的形式多种多样,比较常见的有"十字路""丁字路""岔路""环行路""坡路"等。

(三)路面规制

路面规制,指路面对车辆和行人运行的有关规定和制约。为了车辆和行人能在街道路面上安全、有序地运行,街道的路面有很多具体的规定和划分,以制约车辆和行人各行其道。但是,巷内街道的路面却多为人车混行。

1. **车行道** 指街道上专供车辆运行的路面,俗称"马路"。有的车行道路面上,又用标志统分成"机动车行道"和"非机动车行道"。

2. **路沿** 是车行道和人行道及其他地面的分界线,也是盲人行走的边缘路标线。

3. **人行道** 指专供行人行走的路面,俗称"便道"。有的人行道上专为盲人行走铺设了导盲板,简称"盲道"。因此,人行道上又有"正常人行道"和"盲人行道"之分。

4. **路口** 指道路汇合处的相通路面。

由于路口是过马路和转换行进方向的地方,因此路口正是行人和车辆交叉行进汇集的场所,也是盲人定向和行走最为困难之处。可在路口处通过人行横道、过街天桥、地下通道等路面设置横过马路。

(四)路面设置

指为保持交通秩序和安全而建立的设施和装置。包括:交通岗、路口护栏、人行横道、安全岛、过街天桥、地下通道、公交车站等。

二、农村道路

农村道路与城镇街道有所不同,以土路最为多见。此外,还有公路、砖路、石子路、田间路和山路等。

(一)公路

农村与城镇通往的道路,为"公路"。公路的路面较宽,多为柏油路。公路上常有客、货长途汽车、拖拉机等机动车辆和马车、手推车、自行车等非机动车辆运行。公路两边与土地相接,没有路沿和交通设施,但有树木或其他标志物。

盲人行走时,可在公路一侧沿地面运用三点式持杖行走,前两次点地探索脚前路面,第三次点触柏油路边。横过公路时,应首先转向路面站好,听其两边过往车辆的声音,待近处没有车辆运行时可持杖横过路面。必要时应请他人帮助。

(二)土路

以泥土夯实铺设的路面,为"土路"。土路多有行人脚印或车辆的辙痕,雨雪天气路面泥泞,刮风时尘土较大。盲人行走时,可靠路边用斜握法持杖,杖尖轻触路面平行划动慢行,以探索坑洼或其他杂物,防止磕绊。

(三)石子路

以扁石块或鹅卵石拼铺的路面,为"石子路"。石子路虽然坚实,但路面粗糙凸凹不平。石子路多在住户院内通道或井台周围铺设。盲人在石子路上行走脚感明显,易于判断。但在户外遇有石子路时,应谨慎从事,探知是否有水井并存。

(四)田间路

田地里的通道,为"田间路"。田间路的路面很窄,多为只能一人通行的土路。不同的田地,可有不同的田间路面。

1．旱田 土地表面不蓄水的耕地,为"旱田"。旱田的田间路面多为平地踩踏形成,路边可有杂草和垄台沟痕。

2．水田 有蓄水的耕地,为"水田"。水田的周围是人工堆积成的"坝埂",以便蓄水。每条坝埂都是水田的田间路。

3．菜田 种植蔬菜的耕地,为"菜田"。菜田的田间路面多为侈整平坦低矮的"田坎",便于田间管理。

盲人在田间路行走时,可用斜握法持杖,杖尖探触旱田路旁的杂草或垄台沟痕;水田、菜田行走时,可用杖尖在身体中间向前连续直点"坝埂"和"田坎"缓步行走,如有杖尖点空时,应立即停止行走,用杖尖探索是否走到路的尽头或偏向。

（五）山路

指开设在山坡上的通路。可根据山坡的陡势开成"盘山路"和"蛇形路"。

1．盘山路 盘绕在山坡上的道路,为"盘山路"。盘山路均为"坡路",路面粗糙,时有石尖裸露或游离小石块及砂粒等。较宽的路面可运行车辆,狭窄的路面只能行人通行。

2．蛇形路 同在一面山坡上的连续弯路,为"蛇形路"。蛇形路坡度较大,多为车辆运行的弯曲山路。

盲人在山路行走时,可用斜握法持杖,杖尖平划于路面,以探索裸露的石尖或石块,下坡行走时更应小心谨慎,防止滑倒。

低视力人群由于存在残余视力,在日常生活中使用盲杖的机会并不多。但由于其视力较视力正常人相比仍有较大差距,而且许多低视力患者将来有成为盲人的可能,因此低视力患者掌握盲杖的使用方法和使用环境还是很有必要的。

（朱剑锋）

参 考 文 献

1. 孙葆忱. 低视力学. 北京:人民卫生出版社,2004.

2. 沈剑辉. 盲人定向行走训练指导师培训教材. 北京:华夏出版社,2008.

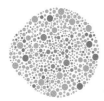

第十章　低视力合并其他残疾及其心理康复

学习要点

1. 掌握：低视力合并其他残疾的病史采集、眼科检查及临床处理。
2. 熟悉：低视力对患者的心理影响、低视力合并其他残疾心理康复的重要性。
3. 了解：听觉、智力评估方法、心理评估及康复方法。

近年来，随着医学尤其围生期、儿科医学的飞速发展，危重早产儿及患病新生儿的存活率显著提高，这些患儿多伴有先天发育异常或严重器质性病变，常累及全身多个系统，这也是低视力合并其他残疾的发病率升高的主要原因之一。目前，已知的伴有视功能损伤的全身性疾病多数为先天性或婴幼儿时期发生的，如眼下颌面目综合征（Hallermann-Streiff）、克-穆-比三综合征（Laurence-Moon-Biedl）、克鲁宗病（Crouzon's disease）等。

此外，随着老龄化社会进程的加快，各种老年常见疾病如糖尿病、高血压、心脑血管疾病等的发病率逐年升高，多引发包括视觉障碍在内的多系统残疾，在低视力群体中的比重已不容忽视，如糖尿病所致的低视力合并行动障碍等。

由于此类患者为多系统残疾，相对于一般低视力而言，其临床检查、功能评估及康复保健更加复杂、特殊，因此，低视力工作者在工作中必须遵循"全面、综合、针对"的原则，即全面地检查分析包括视功能在内的全身各项指标，如全身病史、行为状况等；综合性地评估患者的功能状况及身体各系统间的相关性；根据每个患者的实际情况给予针对性的治疗及保健康复计划，真正切实有效地增强其视觉功能、提高其生活学习能力、改善其生活质量。

第一节　低视力与听力障碍

一、概述

感觉器官是人类从外界获取信息并进行交流沟通的重要通道，其中以视觉和听觉最为重要。听觉是仅次于视觉的重要信息来源，听觉系统中任何部位发生结构或功能障碍时均可导致程度不同的听力损伤，即听力障碍，也可称为听力损失或耳聋。

低视力合并听力障碍的发病率虽然不高，却是低视力合并其他残疾中的常见类型，据不完全统计数据显示，目前临床已知的此类病变多达几十种，其中最常见的为 Usher 综合征，在盲、聋患者中的发病率高达 50%，是耳聋儿童致盲的主要病因。视觉伴听觉障碍严重影响了患者的身心健康及生活工作，因此本节将重点介绍其病因、检查、心理评估及处理，以更好地指导学习者对此类患者进行临床诊疗。

低视力合并听力障碍的发病原因可分为先天性和后天性两类。

1. 先天性　为视觉和听觉器官的结构或功能发育异常所致，常合并有全身其他异常。

多为遗传因素所致，常表现为常染色体显性、隐性遗传，少数为性连锁遗传病、染色体病。该病变可在出生时发病，如 Klippel-Feil 综合征，也可在出生后一定年龄阶段发病，如 Bone Dysplasia-Retinal Detachment-Deafness 综合征。视觉和听觉残疾多在不同年龄阶段先后发生，极少数可在出生时同时表现。此外，妊娠期母体由于感染、药物、射线等因素的影响，均可造成胎儿的生长发育异常，导致先天性视觉及听觉障碍。

2. 后天性　即获得性，是由于各种疾病、外伤、药物、理化因素、年龄等病因导致视觉及听觉系统结构或功能受损所致。

（1）疾病：目前，临床上常引发视觉和听觉障碍的全身性疾病主要为糖尿病和脑血管疾病。其发病机制包括神经损伤、缺血等多因素。此外，各种感染性疾病，如风疹、梅毒、带状疱疹、巨细胞病毒等均可损伤视觉及听觉器官，导致低视力合并听力障碍。

（2）年龄：随着年龄的增长，血管硬化、血液黏稠度异常、机体代谢减退等因素常导致感觉器官的器质性或退行性改变，使得视觉及听觉功能减退。

（3）外伤：颅脑外伤、颞骨骨折等均可通过直接或间接损伤的方式导致视觉及听觉器官的损伤。

（4）药物及理化因素：药物如奎宁、水杨酸盐等都可导致视觉及听觉器官的损伤，不过多与机体的易感性有密切关系。此外不良的环境因素，如辐射、噪声、雷电、高压电、气压等理化因素，也可引起不同程度的视觉及听觉障碍。

二、低视力合并听力障碍的病史采集

由于低视力合并听力障碍患者的听觉及视觉有不同程度缺陷，常导致医患交流极为困难，医生进行病史采集时，除了遵循常规低视力病史采集原则及技巧以外，还应特别注意以下几点：

（一）病史内容的完善

除了询问常规病史内容以外，还应包括：患者的日常生活能力状况、行为情况（包括各种突出的全身习惯行为、视觉及听觉行为等）、视觉及听觉及其他感觉功能状况、有效的鼓励方式（如音乐、拥抱等）、心理状况、受教育情况、视觉及听觉功能保健康复资料等。

（二）交流方法的选择

因为不同发病年龄的低视力合并听力障碍患者，会有着不同的认知、语言交流能力。常根据语言能力情况，将患者分为 3 组：①低视力合并听力残疾，语言交流能力正常；②低视力合并听力残疾，语言交流能力受限；③低视力合并听力残疾，语言交流能力丧失。因此在临床诊疗过程中，应根据患者的实际情况采用不同的交流方法，必要时可借助于"翻译"进行有效沟通，即通过患者熟悉的亲友或专职人员进行"沟通翻译"，沟通过程中应尽可能避免复杂难懂的专业术语，以免影响翻译表达。

（三）交流距离及范围的确定

由于面对的患者为视觉、听觉障碍者，过远的交流距离及过大的交流范围均不利于临床诊疗的有效实施。因此必须首先确定合适的交流区域，包括医生或"翻译"与患者之间的距离以及医生或"翻译"进行手语讲解的幅度范围大小。通常情况下，可根据低视力患者的视野范围确定交流范围的大小：1°视角在 57cm（或 2 英寸）距离处所看到的范围大约为 1cm，一般低视力患者的视野范围为 10°以上，由此可确定手语幅度范围。如 15°视角作为适合于低视力患者的交流范围时，57cm（或 2 英寸）交流距离处，手语的幅度范围大约15cm，115cm 距离处约 30cm 幅度。对于视野受限者，应适当减小手语幅度范围。

当初步选定交流距离和交流范围后，可让患者进行实际体验，结合其感受及反应进行适当调整，以最终确定合适的交流距离和范围。

三、低视力合并听力障碍的眼科检查

对于低视力合并听力障碍患者应进行详细全面的眼科检查，包括眼部健康检查、屈光状态和视功能检查，必要时可行进一步的眼科影像学检查。具体检查内容及方法见本书相关章节，在此主要就低视力合并听力障碍患者屈光状态检查的特殊事项作进一步说明。

主觉验光对于低视力合并听力障碍患者而言是有相当大的难度的，最好通过触觉信息进行交流，而不要用手语或唇读，且检查开始前应让患者明白每个触觉信息的含义。比如，在向患者讲解第一、二面镜片过程中，当第一面镜片时，检查者或"翻译"可伸出一根手指并放在患者手掌上，让患者通过触觉知道"这是第一面"，同样的方法让患者知道"这是第二面"。

再者，由于患者是低视力人群，对于"哪一面更清晰"的判断较为困难，尤其当两片镜片都不能产生清晰视觉时。所以，当患者无法准确判断两面镜片的清晰度差别时，可适当采用较大度数的镜片以产生较为明显的差别，便于低视力患者进行判断。

四、低视力合并听力障碍的听觉检查

专业的听觉检查及评估应由耳科医生或听力学医生实施完成。主要包括耳部健康检查、主观听力评估及客观听力评估，以明确听力损失程度、分析耳聋的病因和性质、给出准确的诊断，为进一步的治疗和康复训练提出指导性建议。

（一）耳部健康检查

主要对位听器官，包括：外耳、中耳和内耳以及听觉神经系统进行健康检查，排除器质性病变。

（二）主观听力评估

又称行为测听法。主要根据受试者对声音刺激的行为反应来评估听力。行为反应包括口述、举手、按指示灯电钮，以及其他受试对象主观意识支配的行为活动与躯体活动。常用的检查方法有：言语测听、音叉试验、纯音听阈测试（俗称电测听）及阈上功能检查等。

（三）客观听力评估

整个测试过程及测试结果不受被测者主观意识的影响。它不但可以测试传导性聋的病变性质，亦可判断感觉神经性耳聋的病变部位，即明确病变部位是在中耳、耳蜗、听神经、脑干还是听觉皮质中枢。客观测听法的优点是简便、快速、精确、重复性好，并且可应用于婴幼儿、精神病患者或其他不合作的患者以及法医鉴定等。客观测听法包括声导抗测试法、电反应测听法（即听觉诱发电位）和耳声发射等。

五、低视力合并听力障碍的心理状况评估

视觉、听觉对于个体身心发展有着不可替代的重要性，视觉、听觉的共同残疾必然对个体的身心健康有着极大的负面影响。而且，患者的心理状况对各项治疗、康复、保健措施的有效实施至关重要。因此，合理的心理状况评价是低视力康复治疗过程中不可替代的环节。具体评价方法将在本章第三节中详细介绍。

六、低视力合并听力障碍的临床处理

低视力合并听力障碍患者的有效诊疗及康复必须依赖于亲友、指导者的支持和帮助，需要他们共同参与，鼓励并协同患者争取最大程度的康复效果。

（一）处理原则

1.眼科、低视力、耳科、心理学医生及康复训练者以及相关专业人员应积极配合，共同

制订合理有效的诊疗康复计划。

2. 对于有活动性眼耳部或全身性病变者，应先进行积极临床治疗，当病变转为陈旧性且功能无望恢复时，可考虑各种康复训练。

3. 康复治疗过程中，应首先为患者量身制订针对性的、切实可行的康复目标，让患者既有明确的努力方向，更有努力的动力和信心。

4. 康复过程中，应根据具体情况及时调整康复训练计划。

（二）功能视力康复及教育训练

具体方法详见本教材第五章。

（三）听觉康复

1. 药物或手术不能有效改善听觉功能时，可根据患者的听力、认知及身体情况，为患者进行助听治疗。常用的助听措施包括助听器选配、人工耳蜗植入、听觉辅助装置使用（感应线圈、红外线、无线调频、触觉助听等）、导听犬引领等。

2. 指导患者充分利用残余听力进行听力康复，并可结合语言训练提高其理解能力。

听觉康复可以有效改善医患之间的沟通交流，从而极大地推动低视力康复计划的实施，并将明显改善视觉康复效果，因此对于低视力合并听力障碍患者，必须重视其听力康复。

（四）心理康复

低视力合并听觉障碍者几乎丧失了与外界的正常交流与沟通。无可置否，患者所遭受的身心重创必定导致不同程度的心理障碍，比如沮丧、抑郁等，会使患者丧失康复甚至生活的信心，从而严重影响低视力康复治疗计划的制订、实施。因此，心理康复对于低视力康复的成功与否至关重要，医生和康复训练师在康复治疗过程中应特别重视患者的心理评估及康复。具体方法和原则将在本章第三节中介绍。

（五）语言康复

为了帮助患者掌握必要的交流技巧，提高其生活、工作、学习能力，增强其独立生活的自信心，进行必要的语言康复训练尤为重要。由于患者具有视觉、听觉多重障碍，语言康复训练的难度可想而知，医生和康复训练师必须在综合评价的基础上，进行循序渐进的、针对性地指导、康复。

综上所述，全面准确评估患者的功能状况、充分利用患者的残余视力及听力、最大限度地调动患者的其他感官功能、克服各种心理障碍、合理制订康复计划和方案、科学实施康复训练，是帮助低视力合并听力障碍患者走出病患阴影、重拾生活信心、回归快乐生活的有效途径。

第二节　低视力与智力障碍

一、概述

智力障碍（mental disability），又称智力落后、智力残疾等。一般指的是由于大脑受到器质性的损害或是由于脑发育不完全而造成认识活动的持续障碍以及整个心理活动的障碍。按照1987年全国残疾人抽样调查的定义，智力障碍是指：人的智力明显低于一般人的水平，并显示出适应行为的障碍，包括：在智力发育期（18岁之前），由于各种有害因素导致的精神发育不全或智力迟缓；智力发育成熟以后，由于各种有害因素导致的智力损害或老年期的智力明显衰退。其特征表现为智力功能以及适应性行为两个方面的显著限制。

低视力合并智力障碍并不少见，比如临床常见的脑麻痹即脑瘫患者，由于各种原因导致神经系统发育不全，致使脑部发生非进展性损害而引起全身运动障碍，伴智力低下，同时也常合并严重的视功能障碍,严重危害了患者的身心健康。视力障碍合并智力障碍的发生可能是单一病因,也可能是多病因综合所致,主要通过干扰中枢神经系统的发育、破坏其正常的组织结构或直接侵犯视觉、大脑等多个组织器官所致,常合并有一种或多种其他残疾,如运动障碍、言语障碍等,极大地影响了患者的生活质量。

（一）发病原因

低视力合并智力障碍的发病原因可分为先天性和后天性两类。

1. 先天性　为神经系统伴或不伴视觉器官的结构或功能发育异常所致,多合并有全身其他异常。

（1）遗传因素:包括常染色体畸变、性染色体畸变等,可表现为单基因遗传或多基因遗传,后者受遗传因素和环境因素共同影响。

（2）环境因素:妊娠期中母体受环境中有害物质、病原体等的侵犯可对胎儿产生影响,导致发育异常。如病毒感染、情绪、年龄、高热、糖尿病等全身性疾病、铅汞等化学物质、放射线、烟酒等均可影响大脑的发育,引起智力及视功能低下。

2. 后天性　即获得性,即出生时或出生后由于各种疾病、外伤、缺氧、理化因素、年龄等病因导致视觉及神经系统结构或功能受损所致。

（1）疾病:各种感染性疾病,如风疹、麻疹、脑炎等均可损伤神经系统及视觉组织器官,导致低视力合并智力障碍。此外,严重营养不良、某些内分泌疾病也可影响智力及视觉发育,如新生儿糖尿病等。

（2）年龄:随着年龄的增长,由于血管硬化、血液黏稠度异常、机体代谢减退等因素常导致感觉器官的器质性或退行性改变,如脑萎缩等,使得视觉及智力减退。

（3）外伤:产伤、交通事故等所致的颅脑外伤可通过直接或间接损伤的方式导致视觉及神经系统的损伤。

（4）缺氧及理化因素:由于脑组织对缺氧尤为敏感,多种原因,如产程过长、高热、动脉硬化、栓塞等均可引起脑组织、视觉器官不同程度的缺氧,进而破坏其正常的组织结构,导致功能减退。此外不良的理化因素,如辐射、雷电、高压电、气压等理化因素,也可引起不同程度的视觉及智力障碍。

（5）视觉障碍:低视力尤其发生在婴幼儿时期的视觉障碍,也会导致智力的发育异常。智力包括观察力、记忆力、注意力、想象力、思维能力,均为正常生活、学习所需的基本心理条件。低视力患儿因为视觉障碍导致观察力较差,无法获得清晰的物像,不能建立完善的双眼单视功能,因此在感知事物时,往往不细致、不全面,甚至出现错误性感知,进而影响了智力的发育。此外,视觉障碍也会影响儿童特有的好奇心、探究性,往往表现为对客观事物冷漠、缺乏兴趣,这又进一步干扰了智力的发展。

（二）常见临床特征

1. 智力障碍　智力障碍主要表现为智商、感觉运动功能、言语功能、适应行为、生活能力不同程度的低下,临床表现具有明显的个体差异性,为了便于分析、诊疗,世界卫生组织（WHO）、美国智力落后协会（American Association on Mental Deficiency,AAMD）依据智力水平,将智力障碍分为轻、中、重、极重度四类。1987 年 4 月至年底,全国五类残疾人抽样调查年制定的《残疾人标准》中,将智力障碍根据智力测验和社会适应能力评定结果分为四个级别。

一级智力残疾（极重度）:IQ 值在 20 或 25 以下,较少见。大多数在出生时就有明显的先天畸形。完全缺乏生活自理能力,终身需别人照料,不会讲话,不会走路,无法接受训练。

二级智力残疾（重度）:IQ 值在 20~35 或 25~40 之间,社会适应能力明显缺陷,日常一切生活均须别人照护,不知危险和防御。言语发育明显障碍,或只能学会一些简单的词句,不能理解别人的言语。运动功能发育受限，严重者不能坐、立和走路，不能接受学习教育。常伴有癫痫、先天畸形。

三级智力残疾（中度）：IQ 值在 35～50 或 40～55 之间，部分自理日常简单的生活，能做简单的家务劳动。语言、运动功能和技巧能力明显落后于同龄正常儿童。阅读、计算能力很差，理解能力差，缺乏学习能力。成年时期不能完全独立生活。少数患者伴有躯体发育缺陷和神经系统异常的体征。

四级智力残疾（轻度）：IQ 值在 50～70 或 55～75 之间，最为多见，但因程度轻，往往不易被识别。躯体一般无异常。语言发育迟滞。适应社会能力低于正常水平，可以社会交往，具有自理生活等实用技能。能从事简单的劳动或技术性操作，但学习能力、技巧和创造性均较正常人差。读写、计算机和抽象思维能力比同龄儿童差，学习困难，经过特殊教育可使他们的智力水平和社会适应能力得到提高。

2. 视觉障碍

（1）麻痹性斜视：是脑瘫所致的智力障碍患者常见的并发症，比如脑瘫患儿中斜视的发生率远高于正常人群，大约为 45.12%。由于脑部病变，破坏了神经中枢对双眼单视、双眼协同性的支配及调控作用，或者当病变累及眼外肌支配神经时，也会导致麻痹性斜视。

（2）高度屈光不正：即近视超过 −6.00DS；远视超过 +4.00DS；散光超过 4.00DC，且随年龄增长正视化倾向不明显，提示患儿眼球发育出现异常。

（3）弱视：一般表现为中重度弱视，矫正视力<0.3。

（4）调节力低下：调节幅度多小于 8D。

（5）眼球运动功能减退：可能与神经中枢、外周神经支配以及眼外肌发育异常有关。

（6）其他眼部异常：如视神经萎缩、眼球震颤、小眼球、先天性白内障、黄斑病变等。

3. 心理问题　智力障碍儿童的生理缺陷以及情绪特点会产生系列心理问题，比如心理认知障碍、意志和适应行为障碍、情绪体验及表达不良、缺乏自制性、意志力薄弱，人际与社会交往障碍等。而且智力障碍儿童自我评价较低，容易产生挫折感，引发心理冲突。此外，智障儿童往往缺少与正常儿童的融合教育，再加上家庭关系差、教养方式极端、社会重视程度低等，也增加了其产生心理问题的概率。

由此可见，低视力合并智力障碍对患者的影响涉及视觉、智力、运动感觉、心理功能、适应行为、生活等多方面，显著降低了患者的生活质量，而且给临床治疗、康复保健工作带来了极大的困难。因此，家庭、医疗机构及社会必须高度重视，充分认识该病变的严重性及复杂性，积极有效地开展各项治疗、康复保健、教育训练及遗传咨询工作，提高其生存及生活自理能力。

二、低视力合并智力障碍的病史采集

低视力合并智力障碍患者是一组特殊人群，由于其视功能减退、智力低下、语言沟通能力异常，临床医生很难直接与患者进行正常的沟通交流，因此，主要通过患者的家人亲友了解病史资料，当然对于仍有一定交流能力者如智力残疾三、四级者，应与其进行必要的交流，除了获取一定的病史资料以外，还可了解患者的各项认知行为能力。

除了询问常规病史内容以外，还应了解患者母亲的妊娠史、分娩史、患者的生长发育史、日常生活能力状况、行为情况（包括突出的习惯行为、视觉行为等）、视觉及其他感觉功能状况、有效的鼓励方式（如音乐、拥抱等肢体接触等）、心理状况、受教育情况、视觉及智力康复资料等。

此外，在病史采集时应注意观察患者的各种行为反应，如患者进入诊室时的姿态、走姿、站姿；交流过程中的反应情况；对诊室环境的适应情况；有无特殊行为等，以便更好地了解患者的病情、认知水平及行为能力,并有助于发现某些潜在异常。

医学上对智力障碍儿童健康资料的收集可以采取医学检查和直接询问两种方式。收集的材料要全面、客观、准确,并且要对材料进行综合评价和分析,从中找出某些有价值的信息。

三、低视力合并智力障碍的全身系统检查

由于低视力合并智力障碍患者多伴有全身病变,因此必须对患者进行全面、客观的全身系统检查,主要包括:全身体格检查、实验室及影像等特殊检查。

1. 体格检查　即以神经系统为重点的全身一般检查,包括生长发育状况,如身高、体重、头围、头形、有无畸形、听力以及皮肤、毛发有无异常等。

2. 实验室检查　包括生化检验、遗传学及细胞学检查等。

3. 影像学检查　包括脑电图、头颅影像学检查、脑诱发电位等。

四、低视力合并智力障碍的眼科检查

具体眼科检查内容及方法本书已有专门介绍,在此主要就低视力合并智力障碍患者的屈光状态和视功能检查的特殊事项作进一步说明。

(一)屈光状态检查

主觉验光对于智力障碍患者难以实施,因为患者难以理解和配合,这时可通过观察患者戴镜后的行为变化来判断其视觉清晰度的改变情况,并作出相应的调整。

(二)视力检查

对于轻度智力障碍患者,可以通过讲解演示的方法,指导其进行视力表检查,应使用低视力专用视力表,如灯塔视力表等。但对于中重度智障患者,则无法进行视力表检查,可通过瞳孔对光反射、强迫优先注视及其相关检查、追踪反应等简单的方法对视力进行评估。

还要注意,检查低视力患者的视力时,除要左右眼分别检查外,还应检查双眼视力。

(三)视野检查

视野检查对于低视力合并智力障碍者而言尤为重要,因为患者多有颅脑病变,多会出现不同程度的特征性视野缺损,因此视野检查多具有不可替代的诊断意义。但常规视野计检查是一项需要患者主观配合的有一定认知要求的检查,对于多数患者来说很难实施,目前常用的是指数对比法,先进行单侧检查,再进行双侧检查,以检查患者是否存在感觉性单侧忽略(hemi-inattention)的情况。感觉性单侧忽略,又称为单侧不注意,即视野两侧同时给予同等的刺激时,患者对其中一侧的刺激感觉不到,但分别给予左、右侧刺激时感觉正常。主要由于一侧大脑病变引起的,常见于右大脑的顶 - 枕 - 颞交界区,以脑血管病最常见,也可见于脑外伤及脑肿瘤等。

(四)对比敏感度检查

常用对比敏感度测试仪、测试卡、Arden图表等进行检查,不过对于低视力合并智力障碍患者,要因人而异地选择检查方法。对于严重智障者,可将患者感兴趣的一些图案、物品等设计成不同对比度视标,通过观察患者对各个对比度视标的反应或注意力等情况进行简单评估。

(五)色觉检查

色觉也是影响视功能的一个重要因素,因此色觉检查至关重要。由于患者多具有认知缺陷,很难进行准确的色觉检查,所以可自行设计一些简单的色觉检查法,如让患者找出与医生颜色相同的物品等。

(六)其他

此外,还有暗适应、电生理检查等,可根据患者的具体情况决定是否进行及如何进行。

五、低视力合并智力障碍的智力评定

低视力合并智力残疾患者另一项重要的检查即智力评定，包括智力评估、社会适应能力评定等。目前国内常用的有多种智力、适应行为评估量表，可根据个体具体情况正确运用。

（一）智力评估

主要使用标准化的智力评估量表，对个体的智力活动进行评估测量，判断其智力发展水平及心理功能缺陷程度。常用的智力评估量表包括：斯坦福 - 比纳智力量表、韦克斯勒智力量表、瑞文智力测验等。

（二）适应行为评定

适应是指个体对其周围的自然和社会环境的适应能力。适应行为和智力测验必须结合，才能全面评估个体的智力水平。适应行为的评定主要通过量表进行，如文兰社会成熟量表、文兰适应行为量表、美国智力低下协会适应行为量表（AAMD 适应行为量表）。

（三）其他评定

智力障碍的评定受多方面因素的影响，比如社会文化背景的差异、早期信息的齐全与否、个体的生理条件和健康状况、能否使用常规量表评定等，因此智力评定时需要结合多方面的信息综合评估。

六、低视力合并智力障碍的心理状况评估

低视力合并智力障碍患者由于自身缺陷、异常家庭关系、不良教养方式、消极的同伴影响、社会歧视等的影响，多表现出明显的心理异常，显著影响了各项临床治疗、康复措施的有效性。因此，合理的心理状况评估是低视力合并智力障碍患者康复治疗过程中不可替代的环节。具体评估方法将在本章第三节中详细介绍。

七、低视力合并智力障碍的临床处理

低视力合并智力障碍是一组特殊的人群，由于其视功能以及心理认知水平的限制，使得临床诊疗及康复训练有着相当的难度，需要相关专业临床医生通力合作，如眼科、低视力、眼视光、神经科、心理学专业，针对患者的具体情况制订有效的诊疗康复计划，并最大限度地争取患者的亲友、老师等熟悉者的支持和帮助。

（一）临床治疗

对于有活动性眼部、神经系统或全身性病变者，应先进行积极临床治疗，包括药物、手术、理疗等，当病变转为陈旧性且功能无望恢复时，可考虑各种康复训练。

（二）视觉康复

在制订视觉康复计划时，必须充分了解并结合患者的智力障碍情况及全身情况，以保证计划的全面性、可行性及有效性。

具体方法详见本教材相关章节介绍。

（三）心理康复

应在家长和社会的支持和配合下，给予患者尽可能多的鼓励、帮助和关爱，及时了解患者的心理需求并予以满足，以充分取得他们的信任，从而有效地帮助其形成良好的心态，使其能够接受并主动参与康复训练，从而保证康复效果。

此外，对于合并有智力障碍的低视力患儿，还应积极推进融合教育，尽可能让其与正常儿童融合及随班就读，不仅要重数量还要重质量，使其有效利用同伴关系，增加社会交往、接触主流社会，并且通过与正常儿童积极互动进而积累丰富的社交经验，从而增加自信心，

促进心理发展。

心理康复的具体方法和原则将在本章第三节中介绍。

（四）认知功能训练

认知功能障碍是影响低视力合并智力障碍患者生活、工作、学习质量的另一主要因素。应通过有效的临床治疗、康复训练及教育有效地改善神经系统功能、减轻智力障碍的危害程度、促进认知能力的正常发展、提高认知水平，对于儿童患者尤为重要。

具体训练及康复将在本书相关章节中详细介绍，在此仅作简单介绍。

1. 首先应该让患者，尤其儿童患者认识身边的事物、正确掌握常用概念。

2. 应及时进行感知运动康复。指导并鼓励患者充分利用残余的健全感觉器官去获取外界信息，以取代残疾的视功能。

3. 可以通过各种有效的教育方法，如游戏、音乐、图片、文字等刺激神经系统及各个感觉器官的发育和功能恢复，充分挖掘其潜在的学习能力，有效提高其智力水平。

4. 对于合并有运动障碍的患者，应有计划地进行运动功能的训练，包括大动作训练和精细动作训练，从而有效地改善其运动功能，并有利于智力及认知水平的提高。

5. 可针对患者的言语、思维、记忆等问题，进行合理的指导及康复训练。

第三节　低视力人群的心理康复

一、概述

由于视觉对个体身心发展有着无法替代的促进作用，视功能障碍必定会危害患者的身心健康，导致各种心理问题。临床研究发现患者的心理状况直接影响着临床康复效果，甚至比言语能力、教育背景的影响还要显著，应该给予高度重视，同时也要重视对患者承受能力的评估。对于承受能力差者，要注意其心理障碍发生的高风险性，及时采取有效预防措施消除各种心理问题的发生及影响。

本章节将就低视力相关的心理学概况、临床特征、诊断检查及康复治疗作相关介绍。

二、心理学概况

心理学是一门从哲学中独立出来的科学，主要研究人的心理活动发生、发展的规律。心理是客观世界的反映，是在周围环境的刺激下发生和发展的。人的心理现象比自然及生物现象更为复杂多样，但却有规律可循。

一般情况下，心理现象包括：心理过程和个性心理特征两个方面。心理过程是指人的心理活动的过程。最基本的心理过程是认知过程、情绪和情感过程以及意志过程，简称知、情、意，是人脑对客观现实的反映过程。个性心理特征是指心理活动在不同个体身上所表现的不同特点，即每个人较稳定的、经常表现出来的心理特征，多因生活条件、教育背景、经历和知识经验的不同而不同。心理过程和个性心理特征是心理学研究的两个重要方面，两者密切相关。个性心理特征是通过心理过程形成并表现出来的，而个性心理特征又会制约心理过程的进行和发展。

心理学的科学知识渗透到人类的各种实践领域，对于各项实践活动的具有十分重要的指导意义。同时，各项实践活动又对心理活动规律的形成有着不可低估的影响。

低视力康复治疗作为医学领域的一项重要实践活动，必须遵循人的心理活动规律，才能有效提高其康复效果，另一方面，视觉障碍对个体心理活动的不利影响也不容忽视。因此低视力治疗及康复工作者必须重视患者的心理过程及个体心理特征，利用心理学规律及方法有效地指导各项康复治疗工作,最大程度地改善患者的视觉活动能力,全面提高其生活质量。

三、低视力对于患者的心理影响

低视力对于患者心理的影响主要涉及个性心理特征和心理过程两个方面。

（一）低视力对心理特征的影响

心理特征是指个体自身经常表现的较稳定的、独特的心理活动特点,包括能力、气质、性格等。

1. 认知能力　认知能力是指人认识客观事物的能力,通过对信息的加工处理,由表及里、由现象到本质地认识客观事物,包括感觉、知觉、记忆、注意、思维和想象等认知要素。

低视力患者多表现出特殊的认知需求,即更多地需要通过其他正常感觉器官的感知功能来代偿减退的视觉功能,且认知能力的形成不再以视觉信息为主。因此,视觉障碍对患者的各项认知能力产生了不同程度的影响:

（1）感觉:感觉是人们对客观事物个别属性(如颜色、形状、声音等)的直接反映过程,包括:视觉、听觉、味觉、嗅觉、触觉、平衡觉、运动觉、机体觉。其中视听信息占人们所获信息的80%～90%。由于视觉障碍,患者无法通过视觉信息来实现正常的信息交流,只能通过其他感觉器官来弥补代偿,因而低视力患者视觉以外的其他感官功能较正常人群要发达、敏锐。比如触觉就是低视力患者的"眼睛",它可以准确地分辨物体的各种属性,包括尺寸、形状、质地、方位等。

（2）知觉:知觉是人脑对直接作用于感官的客观事物的整体的综合的反映,是以感觉为基础,对大量感觉信息进行综合加工后形成的有机整体,分为空间知觉、时间知觉和运动知觉。

由于低视力患者的知识经验来源不再以视觉为主,其知觉体系必定会发生显著变化:知觉的感觉基础已由视觉主导变为听、触、嗅觉等主导;虽然患者的知觉水平可以通过训练有效提高,但却无法达到常人的准确性及整体性。此外,视觉障碍对于儿童患者知觉水平的影响更为明显。由于视觉是儿童获取并积累知识和经验的主要途径,视觉障碍通过阻断这一有效途径,使这些儿童缺乏视觉记忆和视觉经验,从而影响了其知觉的形成与发展。

（3）其他:视觉障碍对其他认知能力,如思维、记忆、想象、注意等也产生了不同程度的影响,且表现形式不一,比如患者的注意力较为专心稳定性较高、记忆表象缺乏完整性、有比较丰富的听觉想象、形象思维缺乏等。

当然,各项认知能力的发展情况,又对视觉康复训练产生着深远的影响,因为良好的触、听等感知功能可以有效地代偿视觉功能,有助于提高低视力患者的独立生活能力。因此,对患者的认知功能进行有效评估及康复训练已成为低视力康复中必不可缺的环节,尤其对于儿童低视力患者。

2. 气质与性格　气质是个人生来就具有的心理活动的动力特征,可以指个人的性情或脾气,也可以指个人心情随情境变化而改变的倾向。

性格是个人对现实的稳定态度和习惯化的行为方式所表现出的心理特征。

视觉障碍多会给患者带来极大的打击,常常表现出错误的自我评价、较差的自控能力、缺乏独立生活的信心等,气质性格也会发生不同程度的改变,如敏感、依赖、自卑、忧郁、焦躁、易怒等。

（二）低视力对心理过程的影响

心理过程是人的心理活动的过程。最基本的心理过程包括认识过程、情绪和情感过程以及意志过程。

临床研究显示，低视力人群中抑郁症的发生相当普遍。Rovner 等学者对低视力诊所的78 个患者进行前瞻性研究发现，38.7% 的患者临床诊断为抑郁症。抑郁是一种情感性精神障碍，以心境低落为主，悲伤、自尊心低下、注意力不集中、悲痛欲绝为特征。严重者可出现幻觉、妄想等精神病性症状。严重地影响了患者的身心健康。

低视力导致抑郁症发生的原因主要有两个：

首先为视觉障碍所致的日常生活能力的丧失。视觉障碍本身并不会直接导致抑郁症，主要由于独立生活能力的丧失，对患者的心理过程尤其情绪情感过程产生了负面影响，从而导致了低落的情绪情感障碍。众所周知，相对于其他残疾而言，视觉障碍对于日常生活能力的影响最大，因此对心理过程的影响也就更为严重。

再者为人们对视觉障碍的恐惧心理。1988 年的一项民意调查发现，面对各种机体障碍，42% 的成人最为担心害怕的是视觉障碍。因此，低视力发生后，人们的心理状态会发生显著改变，变得恐惧、忧虑，进而影响了他们对视觉障碍的认识和适应能力，导致忧郁症的发生。

抑郁症对患者的危害极大，悲观厌世甚至自杀，严重影响了患者的自我认知和自我控制力，因此，康复训练过程中，医生及相关人员应该通过各种量表对患者进行抑郁症分析评估，做到早发现、早诊断，早治疗，以免对后续康复治疗带来不良影响。

（三）低视力患者心理状况的影响因素

低视力患者的心理状况取决于患者对于视觉障碍的认识和接受程度，而这种认识和接受程度受多方面因素影响，主要包括视觉障碍类型、社会文化（cultural）及家庭态度、年龄阶段等。

1. 视觉障碍类型　视觉障碍类型包括：先天性还是后天性，后天性者又分为新近发生和既往发生（longstanding）、突然发生和逐渐发生。不同的病变类型有着不同的影响：对于逐渐发生的视觉障碍，如年龄相关性黄斑变性，患者较为容易接受，且认识较为理性。同样先天性视觉障碍者较后天获得者的接受程度更高，新近发生的视觉障碍患者，多数缺乏理性认识，对视力恢复仍抱有幻想，因此很难面对现实，心理影响较为严重。

2. 社会文化及家庭的态度　社会文化及家庭态度对于视觉障碍患者的认识及接受程度有着显著的影响。患者的自卑感、残疾的感知程度、家庭对于康复的期望值等均会因社会文化的差异而表现各异，在一些宗教社会尤为明显。此外，家庭的不接受及嘲笑、不融洽的家庭关系甚至过分的怜悯及保护都会给患者带来不良的影响。因此，在康复训练过程中，医生首先需要与患者的家庭成员进行良好的沟通，取得他们的支持与配合至关重要。

3. 年龄阶段　视觉障碍发生的年龄阶段对患者的心理特征也有一定的影响。老年阶段多会面临较多的压力及不幸，比如痛失亲人、病痛的折磨等，且多数为独居生活，视觉障碍意味着独立生活能力的丧失，因此老年低视力人群的心理问题不容忽视。

4. 重大的生活事件　经历了较多的痛苦及人生大事件的患者，如家庭的离散、事业的重创等，往往难以继续承受重大挫折。因此，了解患者近来有无重大的生活压力是非常重要而且必要的，因为巨大的生活压力使者没有能力继续承受视觉障碍的痛苦，更没有精力及兴趣进行视觉康复。

5. 个人的期望值　低视力医生及康复训练师在康复训练前必须了解患者对康复治疗的期望值和目标要求。处于康复治疗后期的患者对自身的病变情况已有一定的认识，多会有较为合理的期望值和目标，因此容易取得良好的康复效果。而那些始终抱有视力恢复幻想的患者，多会有不现实的康复目标，无法接受视觉障碍的现实，更不能正确认识临床康复治疗的有效性。

6. 自我概念或自控能力　自我概念就是通过对现实中的自我的分析而得出的关于自

我的总结性论断,主要来源于他人对自己的印象、评价和反应以及自我的评价。视觉等功能障碍会对个人的自我概念及控制能力产生负面影响,因为患者常常得到的是别人的否定态度,因而会错误地认为自己已丧失独立能力,而这种错误的自我概念进而会导致异常的心理特征。自我感知和控制力是可以通过积极肯定的方式加以改变的,因此,康复训练过程中,对于患者取得的任何成绩,都应给予积极的回应和表扬,以恢复其正确的自我感知和控制力,训练初期要避免对其进行过多的错误纠正。

7. 性格特点　每个患者由于性格的差异,对于视觉障碍的反应是不同的。比如,焦虑人格的患者相对于独立积极进取人格者,容易出现沮丧等心理问题,因而很难正确认识视觉障碍,进而对视觉康复治疗效果的影响也会较为明显。

四、低视力患者的心理评估

心理评估是采用心理学的理论与方法,对人的心理、行为及精神价值观进行评估的过程。临床工作人员主要通过访谈、观察、问卷调查等方法了解患者的心理状态,常用的评估方法介绍如下:

(一)交谈法

交谈法,也称访谈法,是最基本的心理评估方法,主要通过患者的语言评估其心理状况,并为其他评估方法的实施提供依据和指导。此法对临床工作者要求较高,必须具备敏锐的直觉和分析能力,扎实的心理学理论和实践基础,故比较少采用。

(二)观察法

观察法为心理评估的常用方法,主要是对患者的行为表现进行直接或间接观察,分为自然观察和标准情形下观察两种。自然观察指在自然条件下,对表现心理现象的外部活动进行观察;标准情形下的观察指在特殊实验环境下观察个体对特定刺激的反应。临床心理评估以自然观察法为宜。

(三)作品分析法

作品分析法受主观因素影响较大,并且要求检查者有丰富的心理学、病理心理学、社会学知识,熟练的心理评估操作技术,还要有与不同年龄、性别、教育水平、职业、经历、社会地位等的患者交流的经验,所以此方法主要由专业人士采用。

(四)量表法

量表法可以较为集中地评估患者的情绪反应、感知患者的主观体验。常用的量表包括心理健康测试量表、情绪状态量表、焦虑自评量表、抑郁状态调查量表、家庭支持量表、线性模拟自我评价量表和症状自评量表等。由于量表具有主观性、局限性、片面性,因此只能作为心理评估的辅助工具,不做疾病诊断。

(五)医学检测法

医学检测法就是通过体格检查、各类实验室检查等判断患者的心理状态。例如,生物体微弱磁场检测技术能够对肿瘤患者的心理状态进行相对量化的评估。

心理评估的方法各有优缺点,临床上可同时或交替使用 2～3 种评估方法,通过多渠道获取信息,从而准确评估患者的心理状态。

五、低视力患者的心理康复

低视力患者的心理康复是指运用心理学方法,对患者的视觉及其相应的心理障碍进行干预,以恢复其健康的心理状态的治疗方法。可以有效地预防和治疗视觉障碍所致的各种心理问题甚至人格变化,因此心理康复在视觉康复过程中扮演着不可替代的重要角色。

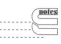

（一）心理康复系统的建立

1. 心理康复原则的遵循　按照循序渐进的原则，由易到难，由简单到复杂，逐渐改善患者的心理状况。此外，康复过程中应根据患者的具体进展情况，实时调整训练难度和内容，不断重复，举一反三，逐渐巩固训练成果。

2. 心理康复计划的制订　根据患者全面的临床评估结果，结合视觉康复情况及患者的具体要求选择可行的心理康复治疗方法、制订全面有效的心理康复计划，以帮助患者逐渐适应生活、学习、社会、工作等方面的变化，并树立独立生活的信心，保持心理的健康状态。此外，在整个方案实施过程中，应根据实际情况及时调整康复计划。

3. 心理康复团队的建立　心理康复是一项复杂而具有挑战性的工作，需要一支技术过硬并富有实战经验的专业团队，它需要各相关专业的合作参与，比如低视力、眼科、神经科等。团队成员必须具有很强的综合素质与能力，不仅掌握心理治疗的理论、技能与临床经验，还要有敏锐的观察力、准确的分析和解决问题的能力，更要有耐心、关爱、奉献的敬业精神及态度。

4. 争取患者亲友同事及相关人员的大力支持及密切配合　亲友同事等的态度对于低视力患者的心理状态有着极大的影响。鼓励、关怀、融洽和谐的关系、恰当的帮助等会对患者产生积极的影响，有利于患者形成良好的自我感知及适应能力。因此，在康复训练过程中，医生首先需要与患者的亲友进行良好的沟通，必要时可进行相关的心理辅导，让他们正确理解视觉障碍所致的心理影响，并意识到鼓励帮助对于康复治疗的重要性，为患者的心理康复创造良好的环境及氛围。

5. 定期随访及反馈　心理康复是一个复杂渐进的过程，在这个过程中医生要建立定期随访制度，定期了解患者的心理状态、新近出现的问题、目标的实现情况以及生活工作环境状况，并给予相应的指导与改进，帮助他们逐渐摆脱消极心理的影响，建立起积极的人生目标。此外，可通过社区医疗、服务站的辅助支持，为患者提供长期的康复保健及咨询服务。

（二）心理康复方法的选择

心理康复是指针对视觉障碍对患者心理过程及个性心理特征的影响情况，利用心理学的原则与方法，治疗各种情绪、认知、行为等心理问题。治疗方法较多，基本方法列举如下：

1. 自我概念及控制能力的康复　自我概念主要来源他人对自己的印象、评价和反应以及自我评价，与自我控制一样，随环境的改变而改变。因此可通过改造周围环境来提高患者的自我概念及控制能力。首先针对患者的心理状况，选择合适的交流方法，定期进行沟通与交流，帮助患者正确认识低视力：低视力尚存有相当程度的残余视力，可以通过各种助视器及康复训练有效利用该残余视力恢复其各种日常生活能力，甚至可以恢复以前的正常生活、工作和学习，从而消除各种恐惧心理，增强其适应及控制能力。其次，可通过其亲友同事为患者营造一种积极向上的氛围。再者，对于患者取得的任何成绩，都应给予积极的回应，利用各种语言、动作、感官交流等方式进行表扬、鼓励，让患者从他人的认可中，逐步形成正确的自我概念和控制力。

2. 认知能力的康复治疗

（1）感觉：为了改善低视力患者的感觉能力，使其有效地获取外界信息，应指导他们在有效利用残余视觉的同时，最大限度地提高其他正常感觉器官的功能，如听觉、触觉、温度觉、嗅觉、味觉、运动觉等，以代偿视觉的缺陷，促进患者的身心发展，并有效提高患者的生存能力。

1）视觉：充分利用残余视力获取尽量多的视觉信息，可有效提高患者的认知及各项社会生活能力。残余视力的利用可通过各种助视器获得，如放大镜、望远镜、照明、大号字体、移近距离等，本书相关章节已有介绍。

2）听觉：可以指导患者通过各种声音认识事物的特征，比如各种乐器的声音、动物的叫声等；通过对声音方向、大小等的辨别来判断物体的位置；通过声音判断人的情绪情感等。还可进一步训练患者识别音频、音强、音色细微变化的能力，从而提高听觉系统的精细辨别能力。此外，患者可进行声音阅读，有条件的患者还可利用声音翻译器（audio-transcription）将各种文字实时转换为声音，进行阅读及信息获取。

3）触觉：触觉敏感度是在实践中逐步提高的，因此利用各种实践训练指导患者用皮肤的感触来辨别物体的不同特征及变化，如软、硬、大、小等。还可训练患者通过触觉进行盲文学习，可首先练习触摸直径较大的点字，然后逐渐缩小点的直径和点距，直至可以进行"正常"阅读。

4）味觉和嗅觉：指导患者利用味觉和嗅觉识别物体并准确判断其各种变化，比如，区分各种水果、蔬菜、调料的气味；还可结合味觉和嗅觉进行有效定向行走，比如行走过程中通过气味可避开新刷了油漆的物体等。

5）其他感觉：通过平衡觉、运动觉、机体觉训练，让患者能够准确判断自身位置、机体状况、生理活动周期等，比如身体倾斜时可及时调整避免摔倒。

（2）知觉：当患者可以通过各种感觉器官感受物体的局部特征时，应训练患者将各种感觉信息整合，进而认识物体整体特性的知觉能力，包括：指导患者全面认识周围事物，掌握各种概念，如餐具、家电等；指导患者整合各种感觉信息建立自己的空间知觉，从而能够对周围物体及自身进行准确定位，有利于提高其生活能力、定向行走能力等；帮助患者根据感觉信息建立自己独特的时间知觉及运动知觉，如通过阳光或灯光来判断时间、通过机体觉感知自身的生物节律而判断时间、通过身体的某些变化感知运动与否等。

（3）其他认知能力：有计划的指导患者有效利用残余视力及其他感觉，全面提高其注意、记忆、想象、思维以及语言等认知能力，有助于改善患者的学习、工作、社会及生活能力。

3. 其他心理康复 结合各种有效的心理疗法，如心灵重塑疗法（包括：催眠再生法、誓言法、观息法），通过积极的临床治疗有效摆脱低视力的困扰，消除抑郁、自卑、偏执等不良情绪及性格，形成独立、自信、乐观的健康人格，让其终身受益。

（三）儿童低视力患者的心理康复

儿童正处于生长发育阶段，其心理过程及个体心理特征尚未发育成熟，需要各种信息的有效刺激才能正常发展，其中视觉是主要的信息来源，因此，视觉障碍对儿童的心理发育过程影响甚大。此外，儿童心理发育又有其特殊性，因此对于低视力患儿必须尽早实施心理康复治疗，主要方法如前所述，下面仅对儿童患者心理康复训练的特殊事项进行介绍。

1. 儿童患者的感觉功能尚未发育成熟，无法通过听觉、触觉、嗅觉等有效地辨别各种物体，因此对于感觉功能低下的儿童患者，应首先进行常规感觉功能训练，帮助他们通过感官正确认识物体的局部特征，如酸、甜、冷、热等，再考虑各种精细感觉功能的训练。

2. 儿童患者的知觉系统尚不完善，对各种概念的认知水平较低，更无法形成有效知觉，因此对于儿童患者，应尽快地帮助他们掌握各种常用概念及生活常识，具备一定的认知能力，再进行各种知觉的形成训练，如空间知觉、时间知觉、运动知觉等。

3. 鼓励患儿充分利用残余视力，以有效促进其身心发育。

4. 注重健康人格的培养 家庭及社会的关爱鼓励对于儿童患者的心理状况及人格形成至关重要，不要吝啬表扬，可通过各种方式让患者感受到他人的认可。

5. 注重对患者独立能力的培养 帮助要恰当，不可完全替代，让患儿真正具有独立生活的能力，以便于将来可以更好地适应社会。

儿童患者的心理康复必须遵循心理发育的基本规律，并符合儿童心理发展的年龄特征，例如幼儿早期（1~3岁）出现思维及最初的独立性、5~6岁才初步表现出自控能力且情绪情感开始出现稳定，因此儿童心理康复过程中不可急于求成，应循序渐进，以帮助患儿形成健康的心态和性格。

（四）成人低视力患者的心理康复

首先，成人患者多具有一定的感觉及认知能力，因此在康复训练过程中，可根据患者的具体情况选择可行的治疗方案。如患者已具备正常的听觉、触觉等感觉功能时，可直接进行精细功能训练，使其替代视觉的主导地位。

其次，在成人的康复训练过程中，应特别注意对患者情绪、情感、性格等的不良影响，因此应选择合适的交流方式、避免患者敏感的字眼、及时表现出亲近及尊重之意，从而尽可能地避免或消除患者的自卑抑郁及抵触情绪。

另外，让患者正确了解视觉障碍的相关知识，并通过各种案例及优秀事迹激励患者坚强自信、不畏艰难，并形成乐观开朗、不断进取的健康性格。

此外，还可鼓励患者走出家门，积极参加各项社会活动，或发挥自己的优势从事一定的工作，可全面促进患者的心理康复。

（张艳玲）

参 考 文 献

1. McDonnall MC, Crudden A, LeJeune BJ, et al. Availability of Mental Health Services for Individuals Who Are Deaf or Deaf-Blind. J Soc Work Disabil Rehabil, 2017, 16(1): 1-13.

2. McMahon CM, Schneider J, Dunsmore M, et al. Screening, Education, and Rehabilitation Services for Hearing Loss Provided to Clients with LowVision: Measured and Perceived Value Among Participants of he Vision-Hearing Project. Ear Hear, 2017, 38(1): 57-64.

3. Swenor BK, Ramulu PY, Willis JR, et al. Research letters: the prevalence of concurrent hearing and vision impairment in the United States. JAMA Intern Med, 2013, 173: 312-313.

4. Dammeyer J. Deafblindness: a review of the literature. Scand J Public Health, 2014, 42: 554-562.

5. Schneider JM, Gopinath B, McMahon CM, et al. Dual sensory impairment in older age. J Aging Health, 2011, 23: 1309-1324.

6. Saunders GH, Echt KV. An overview of dual sensory impairment in older adults: perspectives for rehabilitation. Trends Amplif, 2007, 11: 243-258.

7. Crews JE, Campbell VA. Vision impairment and hearing loss among community-dwelling older Americans: implications for health and functioning. Am J Public Health, 2004, 94: 823-829.

8. Voss P, Collignon O, Lassonde M, et al. Adaptation to sensory loss. Wiley Interdiscip. Rev. Cogn. Sci, 2010, 1: 308-328.

9. Sakai S, Hirayama K, Iwasaki S, et al. Contrast sensitivity of patients with severe motor and intellectual disabilities and cerebral visual impairment. J Child Neurol, 2002, 17(10): 731-737.

10. Warburg M. Visual impairment in adult people with moderate, severe, and profound intellectual disability. Acta Ophthalmol Scand, 200, 79(5): 450-454.

11. Pérez-Carpinell J, de Fez MD, Climent V. Vision evaluation in people with Down's syndrome. Ophthalmic Physiol Opt, 1994, 14(2): 115-121.

12. Mitchell Scheiman, Maxine Scheiman, Stephen G, et al. Low Vision Rehabilitation: A practical guide for occupational therapists. SLACK Incorporated.

13. Jane Macnaughton. Eye Essentials: Low Vision Assessment. Oversea Publishing House, 2005.

14. Woo GC. Low Vision: Principles and Applications. Proceedings of the International Symposium on Low

Visio. Springer，2012.

15. Paul B Freeman，Randall T. Jose. The art and practice of low vision. Elsevier Health Sciences，1997.

16. Christine Dickinson. Low Vision：Principles and Practice. Butterworth-Heinemann，1998.

17. 严茹. 影响智力障碍儿童心理发展的因素分析. 教育教学论坛，2018，15：105.

18. 李雪洁，王位琼，李红赞，等. 心理评估存在的问题与对策. 卫生职业教育，2016，34（6）：120-121.

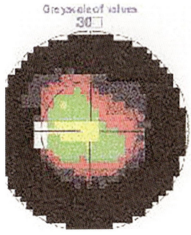 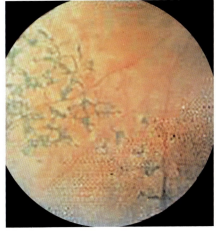

彩图 2-4　病理性视野（视网膜色素变性——管状视野）

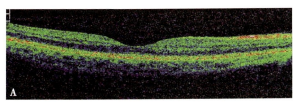 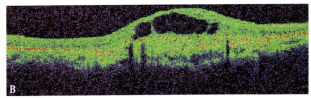

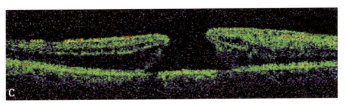

彩图 2-6　OCT 图像
A．正常；B．黄斑裂孔；C．黄斑水肿

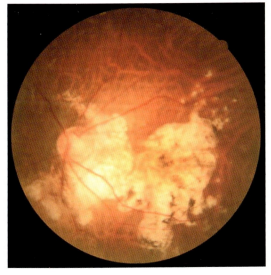 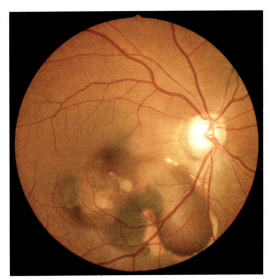

彩图 7-1　高度近视眼底
后极部脉络膜视网膜萎缩

彩图 7-2　右眼湿性 ARMD
黄斑下区视网膜下及色素上皮下大片不规则形暗红色出血，病变区隆起，超越下血管弓。病变区内及边缘有黄白色脂性渗出

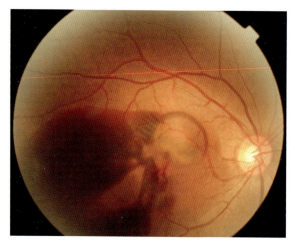

彩图 7-3　右眼 PCV
黄斑区浆液性脱离，黄斑颞侧和下方视网膜下出血

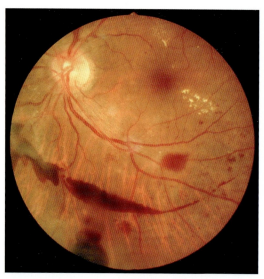

彩图 7-4　糖尿病视网膜病变
视网膜散在出血和黄斑区硬性渗出，下血管弓下方可见视网膜前出血

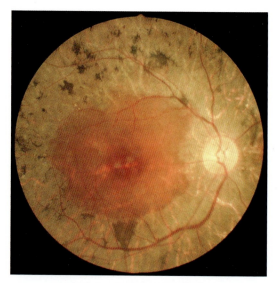

彩图 7-6　右眼视网膜色素变性
视盘呈蜡黄色萎缩，视网膜血管变细。视网膜呈青灰色，赤道部视网膜血管旁色素沉着，典型的呈骨细胞样

索 引